U0396914

例说影像诊断报告的规范书写

Examples and Explanations for Standardized
Writing of Imaging Diagnostic Reports

丁　可　刘满荣　**主　编**

广西科学技术出版社

图书在版编目（CIP）数据

例说影像诊断报告的规范书写 / 丁可，刘满荣主编
.—南宁：广西科学技术出版社，2023.12
ISBN 978-7-5551-2061-2

Ⅰ.①例… Ⅱ.①丁… ②刘… Ⅲ.①影像诊断—报
告—书写规范 Ⅳ.① R445

中国国家版本馆 CIP 数据核字（2023）第 188812 号

例说影像诊断报告的规范书写

LISHUO YINGXIANG ZHENDUAN BAOGAO DE GUIFAN SHUXIE

丁可　刘满荣　主编

策划编辑：饶　江　　　　　　　　　　　责任编辑：马月媛
封面设计：韦宇星　　　　　　　　　　　责任印制：韦文印
责任校对：夏晓雯

出 版 人：梁　志
出版发行：广西科学技术出版社　　　　地　　址：广西南宁市东葛路66号
邮政编码：530023　　　　　　　　　　网　　址：http://www.gxkjs.com

经　　销：全国各地新华书店
印　　刷：广西彩丰印务有限公司

开　　本：787 mm×1092 mm　　1/16
字　　数：557千字　　　　　　　　　　印　　张：25.5
版　　次：2023年12月第1版　　　　　　印　　次：2023年12月第1次印刷
书　　号：ISBN 978-7-5551-2061-2
定　　价：226.00元

编委会

本专著获得以下项目资助：

广西壮族自治区临床重点专科建设项目、广西壮族自治区住院医师规范化培训重点专业基地建设项目、广西壮族自治区"劳模创新工作室"－全国职工创新补助资金项目、国家自然科学基金项目（81560278）、南宁市科技重大专项（20213122）、广西医学高层次骨干人才培养"139"计划项目、广西壮族自治区卫生健康委西医类自筹经费科研课题（Z–A20221157）

鸣谢：

南宁市第二人民医院、南宁市放射诊断质量控制中心

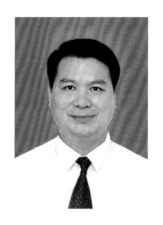

第一主编简介

丁可，医学博士，主任医师，广西医科大学教授、硕士研究生导师，留学美国回国人员，从事医学影像的临床、教学与科研工作二十余年，具有丰富的临床实践经验，擅长于疾病的 CT 和 MRI 诊断。现任南宁市第二人民医院放射科主任及学科带头人，中国研究型医院学会放射学专业委员会、磁共振专业委员会常务委员，中华医学会放射学分会基层放射科能力提升工作组专家，广西医学会放射学分会副主任委员，广西医师协会放射医师分会副主任委员，广西预防医学会感染影像分会名誉主任委员，广西抗癌协会肿瘤影像专业委员会副主任委员，广西中西医结合学会医学影像专业委员会副主任委员，南宁市放射学会主任委员，南宁市放射诊断质量控制中心主任，国家自然科学基金项目、广西科技厅科技项目评审专家，广西等级医院评审专家，广西本科高校教学指导委员会委员，全国五一劳动奖章、广西先进工作者、广西五一劳动奖章获得者，广西"新世纪十百千人才工程"第二层次人选、广西医学高层次骨干人才、南宁市拔尖人才，曾获评中国好医生、全国住院医师规范化培训优秀专业基地主任等称号。主持包括2项国家自然科学基金项目在内的10余项科研课题，荣获广西科技进步奖三等奖、广西医药卫生适宜技术推广奖一等奖、南宁市青年科技奖、南宁市自然科学优秀论文一等奖等奖项，获得国家专利10项。在包括 SCI 收录的期刊在内的国内外医学刊物上发表学术论文80余篇，主编、参编专著6部。

前言

影像诊断报告既是临床诊疗的重要客观依据，又是医疗文书的重要组成部分。影像诊断报告的质量反映了影像科医师的业务水平和临床严谨性，也体现了影像科的学科建设水平。

影像诊断报告的规范书写是确保放射科医疗质量与医疗安全的极为重要的基础性工作，也是国家等级医院评审中影像部门的重要考核指标之一。但做好此项工作并非易事，尤其是对于刚入影像科的年轻医师、住培学员和专硕研究生，当他们面对患者全身各系统纷繁复杂的疾病时，如何对疾病进行规范的影像学描述和诊断是个巨大挑战，因而迫切需要一本指导书。南宁市第二人民医院放射科是首批国家级住院医师规范化培训放射科专业基地、广西住院医师规范化培训重点专业基地（放射科专业基地）、广西临床重点专科，同时也是广西医科大学影像医学专业校外研究生培养基地、南宁市放射诊断质量控制中心挂靠单位，为了帮助"未来的医生"尽快成长为合格甚至优秀的医生，南宁市第二人民医院放射科牵头组织专家梳理出中枢神经系统、颌面部及颈部、胸部、心血管、腹盆部、妇儿乳腺、骨关节等共100多种（类）常见疾病，从疾病概述、影像规范描述和诊断、放射诊断报告示例等方面对影像诊断报告的规范书写做了详细介绍。全书力图通过丰富、直观的病例影像图片来强化读者的理解和记忆。另外，为了帮助影像科医师结合肿瘤TNM分期，全面、规范和准确地书写影像诊断报告，很多恶性肿瘤内容章节提供了结构式诊断报告模板示例，以提高影像诊断报告的书写效率和质量，增强医生诊断信心。

由于编者知识有限且编写时间仓促，本书难免存在一些问题和不足，希望广大读者批评指正。

编者

2023年8月

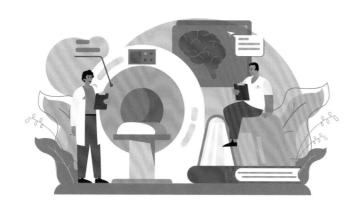

扫码获取结构式
诊断报告书写模板

目 录

第一章
中枢神经系统常见疾病影像诊断报告的规范书写

第一节　脑胶质瘤

一、脑胶质瘤概述

脑胶质瘤是最常见的颅内原发性肿瘤（约占60%），起源于神经胶质细胞，可发生于中枢神经系统的任何部位，具有侵袭性强、预后差、易复发等特点。临床表现主要为颅内高压及肿瘤发生部位引起的神经障碍、认知功能障碍、癫痫发作三大类。2021年版世界卫生组织（WHO）中枢神经系统肿瘤分类将脑胶质瘤分为1—4级，1、2级为低级别脑胶质瘤，3、4级为高级别脑胶质瘤。作为脑胶质瘤影像诊断的重要检查方式，CT、MRI对脑胶质瘤的诊断及疗效评估具有极其重要的作用，其中MRI的优势更明显。

二、脑胶质瘤的影像规范描述和诊断

（一）书写诊断报告前准备

（1）严格核对患者的基本信息和影像检查技术，避免检查图像与患者信息不一致，确保医疗质量和医疗安全。

（2）认真查阅患者相关资料，包括患者现病史、既往史及相关各项辅助检查资料等。

（二）脑胶质瘤影像表现的描述

影像表现是影像诊断报告的重要组成部分，影像描述需与影像检查方法一致，书写做到内容完整但简明扼要，格式规范且重点突出。重点描述脑胶质瘤病灶，主要包括以下几方面内容。

1.脑胶质瘤

（1）病变部位。发生于幕上者以额、顶、枕、颞、岛叶、基底节、丘脑进行定位（可多脑叶受累），发生于幕下者以左、右小脑半球及脑干进行定位，再者需进一步描述病灶主要位于白质或灰质区域。（2）数目。脑胶质瘤多数为单发，若出现多发可以计数的描述具体个数［1个、2个、多个（3个及以上）］，无法计数的描述为弥漫多发。（3）形态。结节形/肿块、球形、类球形或不规则形。（4）大小。类球形病灶需测量三维径线，规则球形病灶只描述直径即可，多发病灶可只测量最大病灶；长度单位务必统一，建议用厘米且精确到小数点后一位，三条径线都要有单位，如5.0cm×3.5cm×4.0cm。（5）边缘。描述边缘是否清楚。（6）密度／信号。参照脑实质背景直接描述病灶密度／信号高低及其均匀度，密度／信号不均匀代表肿瘤异质性。概括性描述具有鉴别诊断价值的影像征象，如病灶内是否有钙化（钙化形态、位置）及囊变等。（7）DWI 病灶扩散受限情况。

2. 增强扫描情况

病变强化与血脑屏障破坏程度及病灶血供有关，常包括以下内容。①强化程度（与对比剂血药浓度有关），CT 强化程度描述为：无强化——与平扫对比密度无变化，轻度强化——CT 值增加 30HU 以下，中度强化——CT 值增加 30—60HU，明显强化——CT 值增加超过 60HU，等血池强化——增强密度接近同期的血管腔。MRI 强化程度目前无量化标准，单期扫描一般描述为无强化、轻中度强化、明显强化。脑胶质瘤可以垂体柄为参考，分为无强化，轻度强化——强化程度低于垂体柄，明显强化——强化程度高于垂体柄。②强化均匀度：均匀强化／不均匀强化（不规则／花环状／斑块状／结节状），病灶内是否有无强化的液化坏死区／囊变。

3. 对脑胶质瘤的病灶周边情况进行描述

主要包括以下几方面。①向外是否侵犯皮层，向内是否侵犯深部结构，有无跨越大脑中线侵犯对侧大脑半球。②病灶周围有无水肿环绕，若周围有水肿应进一步描述水肿的程度（以瘤体最大径的 1/2 为标准，小于 1/2 为轻度水肿，大于 1/2 为明显水肿）或范围，周边水肿形态（环形／指压迹样），蛛网膜下腔有无扩张。③有无占位效应，是否继发脑疝（邻近脑沟／脑裂／脑室／脑池受压变窄或消失，中线结构是否居中；若继发中线结构偏移，应具体描述偏移多少厘米）。④若发生于幕下，应注意肿块是否压迫／侵犯幕下脑室系统继发幕上脑积水及间质性脑水肿等。⑤描述有鉴别诊断价值的阴性征象。

4. 扫描所及其他结构情况

主要是观察颅骨骨质、头皮软组织、眼球、眼眶、鼻窦及鼻咽部等有无异常。

（三）脑胶质瘤的影像诊断

影像诊断需要与影像表现相对应。影像诊断首先必须做到定位诊断（采用脑叶进行定位），尽量作出定性诊断（典型脑胶质瘤直接给出明确定性诊断，即低／高级别脑胶质瘤；不典型病灶给出不超过 3 个的可能诊断，以可能性由大到小的顺序排列）。如果有多个疾病诊断，按疾病的重要程度先后排列，而且诊断结论的顺序应与影像描述的顺序一致。

三、脑胶质瘤的影像诊断报告示例

病例　患者男性，42 岁。3 年前无明显诱因下出现头晕，伴右上肢体抽搐，每次持续约 10 秒钟，能自行缓解；发病时无呕吐、头痛、耳鸣、口吐白沫等。

检查部位及方法：头颅 MRI 平扫＋增强＋DWI。影像图如图 1–1。

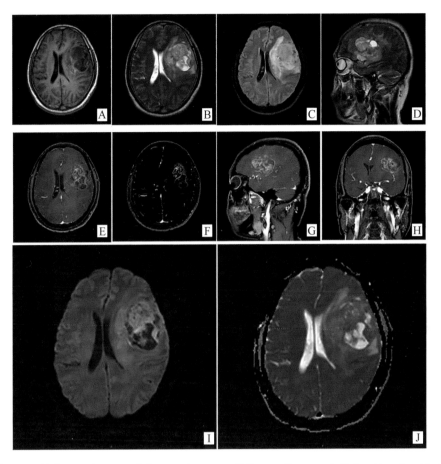

A. 为 T1WI 轴位，B. 为 T2WI 轴位，C. 为 FLAIR 轴位，D. 为 T2WI 矢状位，E.、G.、H. 分别为增强轴位、矢状位及冠状位，F. 为增强轴位减影，I. 为 DWI（b 值 =1000）轴位，J. 为相应 ADC 图轴位。

图 1-1　脑胶质瘤病例 MRI 平扫 + 增强 +DWI 扫描图像

影像诊断报告

影像所见

左额颞叶见不规则形占位病变，大小约 5.3cm×3.0cm×4.3cm，信号不均匀，以 T1WI 稍低信号、T2WI 稍高信号为主，FLAIR 为稍高信号，周边见小灶状 T1WI 高信号，病灶内尚可见斑片状 T1WI 高、T2WI 低信号，边界不清，DWI（b 值 =1000）病灶实性部分呈不均匀稍高信号，相应 ADC 图呈稍低信号；增强扫描病灶呈明显不均匀花环状强化，其内可见不规则无强化区；病灶周围见明显片状水肿带，具有占位效应，邻近左侧侧脑室及脑沟脑裂受压变窄 / 消失，中线结构向右侧偏移约 0.7cm。颅骨骨质及头皮软组织未见异常。

扫及右侧上颌窦、两侧筛窦黏膜增厚，眼眶及鼻咽部未见异常。

影像诊断

（1）左额颞叶占位，考虑高级别胶质瘤（胶质母细胞瘤？）并出血。

（2）右侧上颌窦、两侧筛窦炎症。

第二节　颅咽管瘤

一、颅咽管瘤概述

颅咽管瘤是颅内较常见的肿瘤，多发生于儿童，占儿童鞍区肿瘤54%—56%，在2016年版中枢神经系统肿瘤分类中归为鞍区肿瘤，WHO Ⅰ级。组织学上分为成釉质型颅咽管瘤和乳头型颅咽管瘤，成釉质型好发于儿童，多为5—14岁；乳头型好发于成人，多为50—70岁。肿瘤易囊变，多为囊实性或完全囊性，实性较少见。肿瘤生长缓慢，较大时压迫周围组织结构如垂体、视交叉、三脑室、室间孔而产生相应临床症状。影像诊断建议采用结构式报告。

二、颅咽管瘤的影像规范描述和诊断

（一）书写诊断报告前准备

（1）严格核对患者的基本信息和影像检查技术，避免检查图像与患者信息不一致，确保医疗质量和医疗安全。

（2）认真查阅患者相关资料，包括患者现病史、既往史及相关各项辅助检查资料等。

（二）颅咽管瘤影像表现的描述

影像表现是影像诊断报告的重要组成部分，影像描述需与影像检查方法一致，书写做到内容完整但简明扼要，格式规范且重点突出，主要包括以下几方面内容。

1. 重点描述颅咽管瘤病灶

（1）部位。常位于鞍上，可累及鞍内。（2）数目。描述病灶是单发还是多发。（3）形态。结节形/肿块，球形、类球形或不规则形。（4）大小。类球形病灶需测量三维径线，规则球形病灶只描述直径即可，多发病灶可只测量最大病灶；长度单位务必统一，建议用厘米且精确到小数点后一位，三条径线都要有单位，如5.0cm×3.5cm×4.0cm。（5）边缘。描述边缘是否清楚。（6）密度/信号。参照脑皮质直接描述病灶密度/信号高低及其均匀度，其中密度/信号高低可分为明显低、中等低、稍低、等、稍高、中等高、明显高7级。（7）增强扫描情况。①强化程度：无强化（与平扫对比密度或信号无变化）/轻度强化/中度强化/明显强化/等血池强化（增强密度或信号接近同期的血管腔）。②强化均匀度：强化均匀/不均匀。

2. 对颅咽管瘤病灶周边情况进行描述

主要观察肿瘤是否压迫垂体、视交叉、三脑室、室间孔等。

（三）颅咽管瘤的影像诊断

影像诊断是影像检查的结论，需要与影像表现相对应。影像诊断首先必须做到定位诊断（鞍区），尽量作出定性诊断。

三、颅咽管瘤的影像诊断报告示例

病例　患者男性，60岁，双眼视力下降，右眼失明10天。

检查部位及方法：颅脑 MRI 平扫＋增强扫描。影像图如图 1-2。

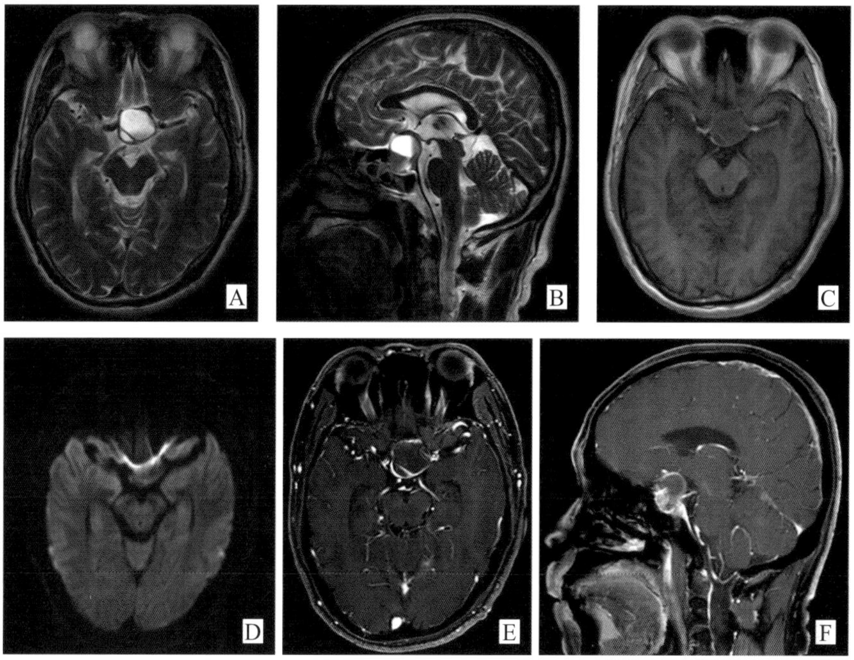

A. 为 T2WI 轴位，B. 为 T2WI 矢状位，C. 为 T1WI 轴位，D. 为 DWI 轴位，E. 为 T1WI 增强轴位，F. 为 T1WI 增强矢状位。

图 1-2　颅咽管瘤病例 MRI 平扫＋增强扫描图像

影像诊断报告

影像所见

1. 肿瘤情况

部位（鞍区）；数目（√单发／多发）；形态（√结节／肿块，球形／√类球形／不规则形）；内部结构（实性／√囊实性，无／√有分隔，无／√有壁结节）；大小（2.5cm×2.2cm×2.8cm）；边缘（√清楚／不清楚，无／√有包膜）；√无／有（CT 平扫呈＿＿＿密度，密度均匀／不均匀）；无／√有 MRI（T1WI 呈稍低、低信号，T2WI 呈高信号，信号均匀／√不均匀，DWI√无／有扩散受限）；增强扫描（实性部分轻中度／√明显强化，均匀／√不均匀强化，囊性部分无强化）。

2. 其他征象

垂体、视交叉无／√有异常（病变与垂体分界不清，垂体柄、视交叉显示不清）。

3. 扫描所及其他组织结构情况

√无／有异常（　　　）。

影像诊断

鞍区占位，考虑颅咽管瘤。

第三节 脑转移瘤

一、脑转移瘤概述

脑转移瘤是指源于中枢神经系统以外的肿瘤转移到脑组织的恶性肿瘤，预后差。脑转移瘤占颅内肿瘤的10%左右。恶性肿瘤颅内转移的途径包括血行转移、邻近部位恶性肿瘤侵犯、蛛网膜下腔或淋巴系统转移。对于脑转移瘤，CT/MRI平扫及增强检查均能作出比较明确的诊断，其中CT更有利于转移瘤微钙化的观察，而MRI平扫及增强更有利于微小转移灶的检出。影像报告可以采用结构式报告进行书写。

二、脑转移瘤的影像规范描述和诊断

（一）书写诊断报告前准备

（1）严格核对患者的基本信息和影像检查技术，避免检查图像与患者信息不一致，确保医疗质量和医疗安全。

（2）认真查阅患者相关资料，包括患者现病史、既往史及相关各项辅助检查资料等。

（二）脑转移瘤影像表现的描述

影像表现是影像诊断报告的重要组成部分，影像描述需与影像检查方法一致，要求内容完整但简明扼要，格式规范且重点突出，脑转移瘤的影像描述主要包括以下几方面内容。

1. 脑转移瘤病灶

（1）定位。以病灶发生的解剖部位（如右额叶灰白质交界、顶叶、枕叶、小脑半球等）进行定位描述。（2）数目。脑转移瘤常为多发，单发亦不少见；若为多发病灶可以计数的描述具体个数［1个、2个、多个（3个及以上）］，无法计数的描述为弥漫多发。（3）形态。结节形/肿块、球形、类球形或不规则形。（4）大小。类球形或不规则形病灶需测量三维径线，规则球形病灶只描述直径即可，多发病灶可只测量最大病灶；长度单位务必统一，建议用厘米且精确到小数点后一位，三条径线都要有单位，如5.0cm×3.5cm×4.0cm。（5）边缘。描述边缘是否清楚。（6）密度/信号。参照病灶所在位置的脑实质背景直接描述病灶密度/信号高低及其均匀度，其中密度/信号高低可分为明显低、中等低、稍低、等、稍高、中等高、明显高7级。观察病灶内有无钙化（钙化形态、位置）、肿瘤内有无囊变、液化坏死区。

2. 病灶增强扫描情况

常包括以下三个方面。①强化程度（与对比剂血药浓度有关）。CT强化程度描述为：无强化——与平扫对比密度/信号无变化，轻度强化——CT值增加30HU以下，中度强化——CT值增加30—60HU，明显强化——CT值增加超过60HU，等血池强化——增强密度接近同期的血管腔。MRI强化程度目前无量化标准，单期扫描一般描述为无强化、轻中度强化、明显强化。②强化均匀度：强化均匀、不均匀；环状强化多见，亦可呈结节状、团块状强化。③增强多期扫描的强化模式：概括性描述具有诊断及鉴别诊断价值的强化

方式。

3. 对脑转移瘤病灶周边情况进行描述

主要包括以下几方面。①病灶周围有无水肿，若周围有水肿应进一步描述水肿的程度（以肿瘤最大径的 1/2 为标准，小于 1/2 为轻度，大于 1/2 为明显），周边水肿形态（环形 / 指压迹样）。②有无占位效应，有无邻近脑室 / 脑池 / 脑沟、脑裂受压变窄或消失，中线结构是否居中，若继发中线结构偏移，应具体描述偏移多少厘米，需注意观察有无继发脑疝。③若发生于幕下，观察肿块是否压迫 / 侵犯幕下脑室系统并继发幕上脑积水及间质性脑水肿等。④邻近骨质有无破坏 / 增生 / 硬化，颅外有无侵犯破坏。⑤描述有鉴别诊断价值的阴性征象。

4. 扫描所及其他结构情况

主要是观察颅骨骨质（包括颅底）、头皮软组织、眼球、眼眶、鼻窦及鼻咽部等有无异常。

（三）脑转移瘤的影像诊断

影像诊断需要与影像表现相对应。影像诊断首先必须做到定位诊断，尽量作出定性诊断（典型病灶直接给出明确定性诊断；不典型病灶给出不超过 3 个的可能诊断，以可能性由大到小的顺序排列）。如果有多个疾病诊断，按疾病的重要程度先后排列，而且诊断结论的顺序应与影像描述的顺序一致。

三、脑转移瘤的影像诊断报告示例

病例　患者男性，58 岁，发现左肺癌半年余。

检查项目：头颅 MRI 平扫 + 多期增强扫描。影像图见图 1-3。

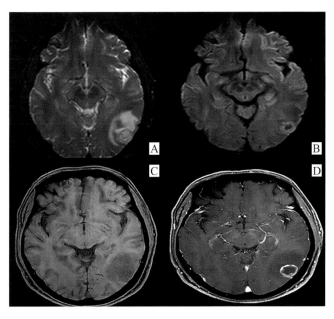

A. 为 T2WI 轴位，B. 为 T2WI 水抑制轴位，C. 为 T1WI 轴位，D. 为 MRI 增强扫描。

图 1-3　脑转移瘤病例 MRI 平扫 + 多期增强扫描图像

影像诊断报告

影像所见

1. 肿瘤情况

部位（左枕叶）；数目（√单发 / 多发）；形态（√结节 / 肿块，√球形 / 类球形 / 不规则形）；大小（2.1cm×1.8cm×1.5cm）；边缘（√清楚 / 不清楚）；√无 / 有 CT（平扫呈高 / 稍高 / 等 / 稍低密度，密度均匀 / 不均匀）；无 √有 MRI（T1WI 呈稍低信号、T2WI 呈稍高信号，信号均匀 √不均匀，FLAIR 呈环状稍高信号；增强扫描（轻中度 /√明显强化，均匀 /√不均匀强化，薄壁环状 /√厚壁环状 / 结节状 / 肿块状强化）。

2. 肿瘤周边情况

（1）无 /√有周围水肿（轻度 /√明显，√环形 / 指压迹样 / 不规则片状）。

（2）无 /√有占位效应（邻近脑室 / 脑池 /√脑沟、脑裂受压变窄或消失，√无 / 有中线结构向左 / 右偏移约＿＿cm，√无 / 有继发脑疝）。

（3）√无 / 有梗阻性脑积水（＿＿＿＿）。

（4）√无 / 有邻近骨质破坏或增生、硬化（＿＿），√无 / 有颅外侵犯（＿＿）。

（5）其他有鉴别诊断价值的征象无。

3. 扫描所及其他组织结构情况

√无 / 有异常（＿＿＿＿）。

影像诊断

（1）左枕叶 √单发 / 多发占位，结合病史考虑脑转移瘤。

（2）＿＿＿＿＿＿＿＿。

第四节　脑膜瘤

一、脑膜瘤概述

脑膜瘤是最常见的来源于脑膜上皮细胞（颗粒细胞）的肿瘤，约占颅内原发肿瘤的15%—20%，绝大多数为良性；好发于中老年人，女性多见；大多数位于脑室外，少数位于脑室内，极少数位于颅外；以单发为主，少数为多发。临床症状有颅内压增高及肿瘤所在部位引起的相应神经、精神症状。据2021年第五版WHO中枢神经系统肿瘤分类，脑膜瘤被认为是单一类型，共有15个亚型，各个亚型反映了广泛的形态谱，影像表现有所差别，现在强调不典型或间变性脑膜瘤的定义标准适用于任何潜在的亚型。脑膜瘤影像报告可采用结构式报告进行书写。

二、脑膜瘤的影像规范描述和诊断

（一）书写诊断报告前准备

（1）严格核对患者的基本信息和影像检查技术，避免检查图像与患者信息不一致，确保医疗质量和医疗安全。

（2）认真查阅患者相关资料，包括患者现病史、既往史及相关各项辅助检查资料等。

（二）脑膜瘤影像表现的描述

影像表现是影像诊断报告的重要组成部分，影像描述需与影像检查方法一致，书写做到内容完整但简明扼要，格式规范且重点突出，主要包括以下几方面内容。

1. 脑膜瘤病灶

（1）病变部位。以病灶发生的部位区域（如右额部、右桥小脑角区、大脑镰左旁、海绵窦区、鞍结节等）进行定位描述。（2）数目。脑膜瘤多数为单发，若出现多发可以计数的描述具体个数［1个、2个、多个（3个及以上）］，无法计数的描述为弥漫多发。（3）形态。规则/不规则，球形/团块/结节。(4)大小。病灶需测量三维径线，长度单位务必统一，建议用厘米且精确到小数点后一位，三条径线都要有单位，如5.0cm×3.5cm×4.0cm。(5)边缘。描述边缘是否清楚。（6）密度/信号。参照病灶所在位置的脑实质背景直接描述病灶密度/信号高低及其均匀度，注意观察有鉴别诊断价值的影像征象，如病灶内有无钙化(钙化形态、位置)等。

2. 病灶增强扫描情况

常包括以下三个方面。①强化程度（与对比剂血药浓度有关），CT强化程度描述为：无强化——与平扫对比密度无变化，轻度强化——CT值增加30HU以下，中度强化——CT值增加30—60HU，明显强化——CT值增加超过60HU，等血池强化——增强密度接近同期的血管腔。MRI强化程度目前无量化标准，单期扫描一般描述为无强化、轻中度强化、明显强化。②强化均匀度：强化均匀/不均匀。③注意观察具有诊断及鉴别诊断价值的脑膜瘤强化方式，如明显强化、边界清晰、脑膜尾征、其内有无供血小血管影等。

3. 对脑膜瘤病灶的周边情况进行描述

主要包括以下几方面。①病灶与周围结构情况：呈宽/窄基底。②是否具备脑外肿瘤证据，如脑白质受压、宽基底与脑膜相连、静脉窦受压阻塞等。③病灶周围有无水肿密度/信号环绕，若周围有水肿应进一步描述水肿的程度（以肿瘤最大径的1/2为标准，水肿小于1/2为轻度，大于1/2为明显）或范围，周边水肿形态（环形/指压迹样），蛛网膜下腔有无扩张。④有无占位效应，有无继发脑疝（邻近脑沟/脑裂/脑室/脑池受压变窄或消失，中线结构是否居中；若继发中线结构偏移，应具体描述偏移多少厘米）。⑤若发生于幕下，应注意肿块是否压迫/侵犯幕下脑室系统，是否继发幕上脑室系统积水及间质性脑水肿等。⑥邻近骨质有无增生/硬化。⑦对于间变性，描述邻近脑实质及颅骨、颅外有无侵犯破坏，邻近血管、神经、垂体有无受压移位/包埋/侵犯。⑧增强：注意观察有无脑膜尾征。⑨描述有鉴别诊断价值的阴性征象。

4. 扫描所及其他结构情况

主要是观察颅骨骨质、头皮软组织、眼球、眼眶、鼻窦及鼻咽部等有无异常。

（三）脑膜瘤的影像诊断

影像诊断需要与影像表现相对应。影像诊断首先必须做到定位诊断，尽量作出定性诊断（典型脑膜瘤直接给出明确诊断；不典型病灶给出不超过3个的可能诊断，以可能性由大到小的顺序排列）。如果有多个疾病诊断，按疾病的重要程度先后排列，而且诊断结论的顺序应与影像描述的顺序一致。

三、脑膜瘤的影像诊断报告示例

病例 患者女性，57岁，反复头晕、疼痛伴右侧眼视力下降3年余，癫痫发作1年余。检查方法：头颅 MRI 平扫+增强+DWI。影像图如图1-4。

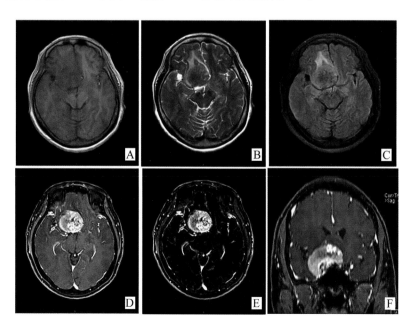

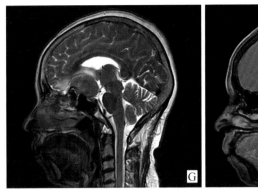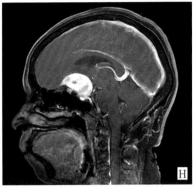

A. 为 T1WI 轴位，B. 为 T2WI 轴位，C. 为 FLAIR 轴位，G. 为 T2WI 矢状位，D.、F.、H. 分别为增强轴位、冠状位及矢状位，E. 为增强轴位减影。

图 1-4 脑膜瘤病例 MRI 平扫 + 增强 +DWI 扫描图像

影像诊断报告

影像所见

1. 肿瘤内部情况

部位（右侧鞍旁 - 鞍上区）；数目（√单发 / 多发）；形态（结节 /√肿块，球形 /√类球形 / 不规则形）；内部结构（√实性 / 囊实性）；大小（4.1cm×3.5cm×2.9cm）；边缘（√清楚 / 不清楚，无 /√有包膜）；√无 / 有 CT（平扫呈钙化高 / 稍高 / 等 / 稍低密度，密度均匀 / 不均匀）；无 /√有 MRI（T1WI 呈稍低信号、T2WI 呈稍低、稍高信号，信号均匀 /√不均匀；增强扫描（轻中度 /√明显强化，均匀 /√不均匀强化，无 /√有供血小血管影显示。

2. 肿瘤周边情况

①病灶与周围结构呈（√宽 / 窄）基底相连（病灶与右侧鞍旁颅底呈宽基底相连），邻近蛛网膜下腔无 /√有增宽。

②无 /√有邻近脑膜增厚，无 /√有脑膜尾征，脑膜尾征（√是 / 否）规则。

③无 /√有脑外肿瘤证据（√脑白质受压 /√宽基底与脑膜相连 / 静脉窦受压阻塞）。

④无 /√有周围水肿（   ），水肿程度（√轻度 / 明显），周边水肿形态（√环形 / 指压迹样）。

⑤无 /√有占位效应（邻近脑沟 / 脑裂 / 脑室 / 脑池受压变窄或消失），无 /√有中线结构向 √左 / 右偏移约 0.9cm，√无 / 有继发脑疝（   ）。

⑥√无 / 有邻近脑实质及颅骨、颅外侵犯破坏（   ），无 /√有邻近血管、神经、垂体受压 √移位 /√包理 / 侵犯（   ）。

⑦√无 / 有肿瘤继发其他改变（压迫幕下脑室系统继发幕上脑积水及间质性脑水肿 / 其他异常改变____）。

⑧√无 / 有邻近骨质增生硬化或破坏（   ）。

3. 扫描所及其他组织情况

√无 / 有异常（   ）。

影像诊断

右侧鞍旁-鞍上区脑膜瘤。

第五节　听神经瘤

一、听神经瘤概述

听神经瘤是发生在桥小脑角区、内听道最常见的良性肿瘤，生长缓慢，好发于青壮年。一般单侧发病，少数双侧发病，双侧发病常见于神经纤维瘤病 2 型。主要临床表现为耳鸣、听力减退等听神经受损、面神经麻痹以及小脑、脑干症状。肿瘤较大时压迫四脑室可引起脑积水而形成颅内高压。听神经瘤一般来源于听神经鞘的施旺细胞，肿瘤主要由细胞排列紧密的 Antoni A 区和细胞排列疏松的 Antoni B 区两种形态构成，Antoni B 区常变性而出现囊变。影像报告建议采用结构式诊断报告。

二、听神经瘤影像规范描述和诊断

（一）书写诊断报告前准备

（1）严格核对患者的基本信息和影像检查技术，避免检查图像与患者信息不一致，确保医疗质量和医疗安全。

（2）认真查阅患者相关资料，包括患者现病史、既往史及相关各项辅助检查资料等。

（二）听神经瘤影像表现的描述

影像表现是影像诊断报告的重要组成部分，影像描述需与影像检查方法一致，书写做到内容完整但简明扼要，格式规范且重点突出，主要包括以下几方面内容。

1. 重点描述听神经瘤病灶

（1）部位。(左侧 / 右侧 / 双侧)桥小脑角区。（2）数目。可以计数的描述具体个数［1 个、2 个、多个（3 个及以上）］。（3）形态。结节形 / 肿块，球形、类球形或不规则形。（4）大小。类球形病灶需测量三维径线，规则球形病灶只描述直径即可，多发病灶可只测量最大病灶；长度单位务必统一，建议用厘米且精确到小数点后一位，三条径线都要有单位，如 5.0cm×3.5cm×4.0cm。（5）边缘。描述边缘是否清楚，有无包膜。（6）密度 / 信号。参照脑皮质直接描述病灶密度 / 信号高低及其均匀度。（7）增强扫描情况。①强化程度：无强化 / 轻度强化 / 中度强化 / 明显强化 / 等血池强化。②强化均匀度：强化均匀 / 不均匀。

2. 对听神经瘤病灶周边情况进行描述

主要包括以下几方面。（1）内听道有无喇叭口样扩大，有无骨质破坏。（2）脑干、小脑受压情况，是否伴有脑实质水肿。（3）四脑室有无受压变形，幕上脑室有无扩张。（4）颅内有无其他病灶，如有其他病灶需对其影像特点进行描述。（5）描述有鉴别诊断价值的阴性征象。

（三）听神经瘤的影像诊断

影像诊断是影像检查的结论，需要与影像表现相对应。影像诊断首先必须做到定位诊断，尽量作出定性诊断。

三、听神经瘤的影像诊断报告示例

病例　患者女性，53 岁，反复头晕半年余，加重伴左侧耳鸣、面部麻木、行走不稳 1 月余。

检查部位及方法：颅脑 MRI 平扫 + 增强扫描。影像图如图 1-5。

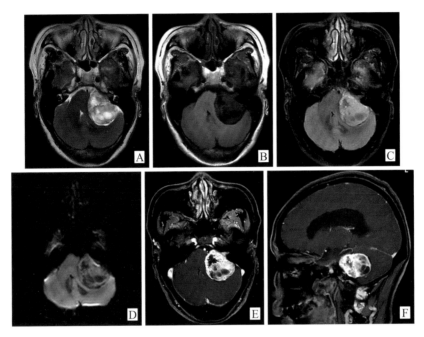

A. 为 T2WI 轴位，B. 为 T1WI 轴位，C. 为 T2 FLAIR 轴位，D. 为 DWI 轴位，E. 为 T1WI 增强轴位，F. 为 T1WI 增强矢状位。

图 1-5　听神经瘤病例 MRI 平扫 + 增强扫描图像

影像诊断报告

影像所见

1. 肿瘤情况

部位（左侧桥小脑角区）；数目（√单发 / 多发）；形态（结节 /√肿块，球形 /√类球形 / 不规则形）；内部结构（实性 /√囊实性，无 /√有分隔、壁结节）；大小（3.1cm×4.0cm×2.9cm）；边缘（√清楚 / 不清楚，√有 / 无包膜）；√无 / 有 CT（平扫呈____密度，密度均匀 / 不均匀）；无 /√有 MRI（T1WI 呈稍低、低信号，T2WI 呈稍高、高信号，信号均匀 /√不均匀，DWI√无 / 有扩散受限）；增强扫描（轻中度 /√明显强化，均匀 /√不均匀强化，囊性部分不强化）。

2. 其他重要征象

无 /√有内听道扩大（左侧内听道扩大）；无 /√有脑干、小脑、四脑室受压（小脑及脑干受压变形，第四脑室受压变窄，伴幕上脑室扩张）；√无 / 有脑实质异常信号。

3. 扫描所及其他组织情况

√无 / 有异常（　　　　）。

影像诊断

左侧桥小脑区听神经瘤并小脑、脑干、四脑室受压及梗阻性脑积水。

第六节　垂体瘤

一、垂体瘤概述

垂体瘤为起源于垂体的鞍区常见肿瘤，占脑肿瘤的10%—15%。患者以30—60岁常见，性别无明显差异。按肿瘤大小以1cm为界，分为大腺瘤和微腺瘤。按内分泌功能分为功能性和无功能性垂体瘤。按周围组织受累程度分侵袭性和非侵袭性垂体瘤，虽然部分腺瘤局部侵袭性生长，但几乎所有垂体瘤都是良性，垂体癌少见。垂体瘤以泌乳素瘤多见。MRI平扫及多期增强扫描是垂体瘤首选的影像检查方法。影像报告可以采用结构式报告进行书写。

二、垂体瘤的影像规范描述和诊断

（一）书写诊断报告前准备

（1）严格核对患者的基本信息和影像检查技术，避免检查图像与患者信息不一致，确保医疗质量和医疗安全。

（2）认真查阅患者相关资料，包括患者现病史、既往史以及相关各项辅助检查等。

（二）垂体瘤影像表现的描述

影像表现是影像诊断报告的重要组成部分，影像描述需与影像检查方法一致，书写做到内容完整但简明扼要，格式规范且重点突出，重点描述垂体瘤病灶，主要包括以下几方面内容。

1. 垂体瘤病灶

（1）病灶定位。以病灶发生的部位/区域（如鞍上、鞍旁等）进行定位描述。（2）病灶数目。垂体瘤多数为单发。（3）病灶形态。结节形/肿块、球形、类球形、"8"字形或不规则形。（4）垂体高度及病灶大小。大腺瘤高度增高，微腺瘤高度可无变化；"8"字形及类球形病灶需测量三维径线，规则球形病灶只描述直径即可，多发病灶可只测量最大病灶；长度单位务必统一，建议用厘米且精确到小数点后一位，三条径线都要有单位，如5.0cm×3.5cm×4.0cm。微腺瘤可只测量直径。（5）病灶边缘。描述边缘是否清楚。（6）病灶密度/信号。参照病灶所在位置的脑实质背景直接描述病灶密度/信号高低及其均匀度，观察病灶内有无出血、囊变、液化坏死等。

2. 病灶增强扫描情况

需包括以下三个方面。①强化程度（与对比剂血药浓度有关），CT强化程度描述为：无强化、轻度强化、中度强化、明显强化。MRI强化程度目前无量化标准，扫描一般描述为无强化、轻度强化、中度强化、明显强化。②强化均匀度：强化均匀/不均匀。③动态增强扫描的强化模式：分别描述早期、中期、晚期的病灶强化情况，大腺瘤与微腺瘤强化方式不同，垂体微腺瘤早期强化程度较垂体低，大腺瘤则早于正常垂体强化；概括性描述具有诊断及鉴别诊断价值的垂体瘤强化方式。

15

3. 对垂体瘤病灶周边情况进行描述

主要包括以下几方面。(1)垂体柄有无偏移,视神经是否受压迫。(2)注意肿块是否向上生长压迫/侵犯鞍上池,是否继发脑室系统积水及间质性脑水肿等,是否向下生长引起蝶鞍扩大、鞍背有无变化、鞍底骨质有无吸收。(3)海绵窦旁血管是否被包埋/侵犯/推移。(5)描述有鉴别诊断价值的阴性征象。

(三)垂体瘤的影像诊断

影像诊断需要与影像表现相对应。影像诊断首先必须做到定位诊断,尽量作出定性诊断。如果有多个疾病诊断,按疾病的重要程度先后排列,而且诊断结论的顺序应与影像描述的顺序一致。

三、垂体瘤病变的影像诊断报告示例

病例 患者女性,53 岁,反复头晕半年余。

检查项目:垂体 MRI 平扫 + 增强扫描。影像图如图 1-6。

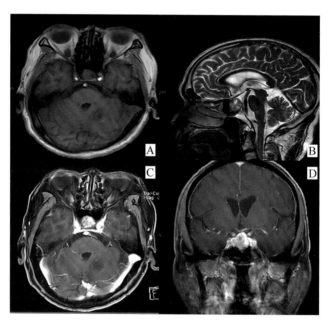

A. 为 T1WI 轴位, B. 为 T2WI 矢状位, C.、D. 为增强扫描轴位、冠状位。

图 1-6 垂体瘤病例 MRI 平扫 + 增强扫描图像

影像诊断报告

影像所见

1. 肿瘤情况

部位(√鞍区 /√鞍上 / 鞍旁);数目(√单发 / 多发);形态(结节 /√肿块,球形 /√类球形 /"8"字形 / 不规则形);内部结构(√实性 / 囊实性),有 /√无出血;大小(2.1cm×1.5cm×1.3cm);边缘(√清楚 / 不清楚);√无 / 有 CT(平扫呈高 / 稍高 / 等 / 稍低密度,密度均匀 / 不均匀);无 /√有 MRI(T1WI 呈<u>等</u> / 稍低信号、T2WI 呈<u>等</u> / 稍高信号,信号

均匀 /√ 不均匀，DWI√ 无 / 有扩散受限 ）；增强扫描（轻中度 /√ 明显强化，均匀 /√ 不均匀强化，无 /√ 有液化、坏死囊变区；表现为 √ 早期 / 中晚期强化）。

2. 肿瘤周边情况

垂体柄无 /√ 有偏移（向左偏移）；视神经 √ 无 / 有受压迫；鞍上池 √ 无 / 有压迫或侵犯，脑室系统 √ 无 / 有积水（　　　），√ 无 / 有间质性脑水肿（　　　）；蝶鞍 √ 有 / 无扩大，鞍背 √ 有 / 无下陷，鞍底骨质有 /√ 无吸收;(左侧 / 右侧 / 双侧)海绵窦颈内动脉 √ 无 / 有被包埋、侵犯或推移（　　　）。

影像诊断

鞍区占位，考虑垂体瘤。

第七节 单纯带状疱疹病毒性脑炎

一、单纯带状疱疹病毒性脑炎概述

单纯带状疱疹病毒性脑炎也称急性坏死性脑炎，是由单纯疱疹病毒脑内感染引起的中枢系统性疾病，为病毒性脑炎最常见的类型，约占其中的10%，好发于40岁以上及20岁以下人群。病毒常侵犯颞叶、岛叶和眶额区，分布不对称，具有高致残率、高致死率、后遗症严重、临床表现不典型、易误诊等特点。随着影像技术的发展特别是 T2-FLAIR 和 DWI 等序列的应用，病毒性脑炎早期诊断的敏感性和特异性不断提高。

二、单纯带状疱疹病毒性脑炎的影像规范描述和诊断

（一）书写诊断报告前准备

（1）严格核对患者的基本信息和影像检查技术，避免检查图像与患者信息不一致，确保医疗质量和医疗安全。

（2）认真查阅患者相关资料，包括患者现病史、既往史及相关各项辅助检查资料等。

（二）单纯带状疱疹病毒性脑炎影像表现的描述

影像表现是影像诊断报告的重要组成部分，影像描述需与影像检查方法一致，要求内容完整但简明扼要，格式规范且重点突出，主要包括以下几方面内容。

1. 重点描述脑炎病变

（1）部位。以病变所累及具体脑实质进行定位描述。（2）数目。可以计数的描述具体个数［1个、2个、多个（3个及以上）］，无法计数的描述为弥漫多发。（3）形态。片状 / 团片状 / 不规则形。（4）大小。（5）边缘。描述边缘是否清楚。（6）密度 / 信号。参照背景脑实质直接描述病灶密度 / 信号高低及其均匀度。（7）周围水肿。描述周围水肿的范围、形态，是否引起中线移位、是否形成脑疝。（8）MRI-DWI 序列。观察有无扩散受限。（9）增强扫描情况，需包括以下两个方面。①强化程度：轻度强化 / 中度强化 / 明显强化 / 等血池强化。②强化的形态：斑片状 / 片状 / 脑回样强化。（10）特征性征象描述。病灶内是否有出血，是否出现"刀切"征象（即病灶与豆状核分界清楚）。

2. 其他病变的观察和描述

对其他病变进行观察和描述。

（三）单纯带状疱疹病毒性脑炎的影像诊断

影像诊断需要与影像表现相对应。影像诊断首先必须做到定位诊断，尽量作出定性诊断（典型病灶直接给出明确定性诊断；不典型病灶给出不超过3个的可能诊断，以可能性由大到小的顺序排列）。如果有多个疾病诊断，按疾病的重要程度先后排列，而且诊断结论的顺序应与影像描述的顺序一致。

三、单纯带状疱疹病毒性脑炎的影像诊断报告示例

病例 患者男性，31岁，发热5天余，反应迟钝、对答不切题1天。

检查部位及方法：头颅 MRI 平扫 +DWI+ 增强扫描。影像图如图1-7。

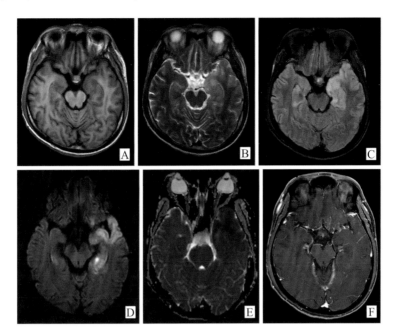

A. 为 T1WI 轴位，B. 为 T2WI 轴位，C. 为 T2FLAIR 轴位，D. 为 DWI（b 值 =1500）图，E. 为 ADC 图，F. 为 T1WI 增强轴位。

图 1-7　单纯带状疱疹病毒性脑炎病例 MRI 平扫 +DWI+ 增强扫描图像

影像诊断报告

影像所见

左侧岛叶、颞叶及双侧海马区可见斑片状、脑回状异常信号影，呈 T1WI 稍低信号、T2WI 稍高信号影，FLAIR 高信号，信号较均匀，边缘模糊，DWI 序列示病灶扩散受限，增强扫描病灶未见强化；余脑实质未见异常信号影及异常强化灶。脑室系统及脑池、脑沟、脑裂未见异常，中线结构居中。颅骨骨质信号未见异常，其余未见异常征象。

影像诊断

左侧岛叶、颞叶及双侧海马区异常信号影，病毒性脑炎可能性大，请结合临床相关检查。

第八节　脑脓肿

一、脑脓肿概述

脑脓肿是化脓性细菌引起的中枢神经系统感染性疾病，目前在我国发病率为2%—8%。其主要临床表现为发热、头痛和局灶性神经功能缺损，主要感染途径包括邻近组织感染、血源性感染、开放性颅脑外伤及手术引起的感染和隐源性感染。脑脓肿的治疗方式主要包括药物治疗和手术治疗，具体治疗方式需综合考虑多方面因素，因为脓肿的解剖位置、数目、大小以及患者的年龄、神经功能状态等都会影响脑脓肿治疗方案的制订。对于脑脓肿，影像可以采用结构式报告进行书写，并注重对脓肿解剖位置、数目、大小的描述以及邻近组织感染的辨别，为临床医生制订治疗方案提供有价值的影像信息。

二、脑脓肿的影像规范描述和诊断

（一）书写诊断报告前准备

（1）严格核对患者的基本信息和影像检查技术，避免检查图像与患者信息不一致，确保医疗质量和医疗安全。

（2）认真查阅患者相关资料，包括患者现病史、既往史及相关各项辅助检查资料等。

（二）脑脓肿影像表现的描述

影像表现是影像诊断报告的重要组成部分，影像描述需与影像检查方法一致，要求内容完整但简明扼要，格式规范且重点突出，主要包括以下几方面内容。

1. 重点描述脑脓肿病灶

（1）部位。按病变所在具体解剖位置定位。（2）数目。可以计数的描述具体个数［1个、2个、多个（3个及以上）］，无法计数的描述为弥漫多发。（3）形态。单房环形／多房。（4）大小。类球形病灶需测量三维径线，规则球形病灶只描述直径即可，多发病灶可只测量最大病灶；长度单位务必统一，建议用厘米且精确到小数点后一位，三条径线都要有单位，如5.0cm×3.5cm×4.0cm。（5）脓肿壁。密度／信号高低（参照周围脑实质背景）、厚薄程度、是否光滑、是否外缘清楚、是否有壁结节、T2WI序列上是否存在暗带征／靶环征。（6）脓腔。密度／信号，是否有液－气平面／液－液平面。（7）周围水肿。描述周围水肿的范围、形态、是否引起中线移位、是否形成脑疝。（8）DWI序列。脓腔有无扩散受限、脓肿壁有无扩散受限。（9）增强扫描情况，需包括以下三个方面。①强化程度：无强化／轻度强／中度强化／明显强化／等血池强化；②强化均匀度；③强化的形态：脓肿壁是否强化，脓腔是否强化，球形／类球形／均匀环形／不均匀环形强化。（10）MRS序列。有无乳酸峰水平升高或胞质氨基酸峰水平升高。

2. 对脑脓肿周边情况进行描述

主要包括以下两个方面。①是否累及邻近脑膜而引发脑膜炎，②描述有鉴别诊断价值的阴性征象。

3.扫描所及颅内其他部位及邻近组织的情况

主要观察有无硬膜下积脓、脑膜炎，邻近颌面部、颈部组织有无感染病灶。

（三）脑脓肿的影像诊断

影像诊断需要与影像表现相对应。影像诊断首先必须做到定位诊断，尽量作出定性诊断（典型病灶直接给出明确定性诊断）。

三、脑脓肿的影像诊断报告示例

病例 患者男性，58岁，突发言语不清2天。影像图如图1-8。

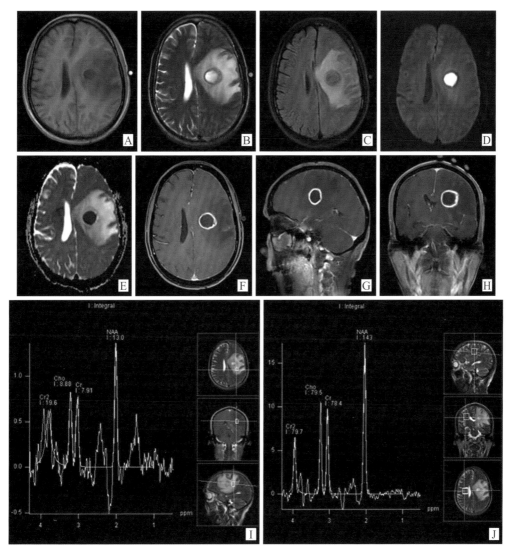

A.为T1WI轴位，B.为T2WI轴位，C.为T2FLAIR轴位，D.为DWI（b值=1000）图，E.为ADC图，F.为T1WI增强轴位，G.为T1WI增强矢状位，H.为T1WI增强冠状位，I.为MRS图（ROI位于患侧），J.为MRS图（ROI位于健侧）。

图1-8 脑脓肿病例MRI平扫+扩散加权成像+增强扫描+MRS图像

影像诊断报告

影像所见

1. 病灶情况

部位（左侧额叶）；数目（√单发／多发）；形态（√单房环形／多房型）；大小（2.7cm×2.3cm×2.6cm）；脓肿壁结构：√无／有 CT（   ），无 √有 MRI（T1WI 呈等信号，T2WI 呈稍高信号，FLAIR 呈稍高信号，信号均匀 √不均匀，厚／较厚／薄 √较薄，壁 √光滑／不光滑，外缘 √清楚／不清楚，√无／有壁结节，T2WI 序列上无 √有暗带征，DWI √无／有扩散受限）；脓腔结构：√无／有 CT（   ），无 √有 MRI（T1WI 呈低信号，T2WI 呈高信号，FLAIR 呈低信号，信号 √均匀／不均匀，√无／有液 – 气平面或液 – 液平面，DWI 无 √有扩散受限呈明显高信号）；无 √有周围水肿（形态为大片状、√无／有引起中线移位、√无／有形成脑疝）；增强扫描（轻度／中度 √明显强化、脓肿壁无 √有强化、脓腔 √无／有强化、√均匀环形／不均匀环形强化）；MRS 无 √有乳酸峰水平升高，√无／有胞质氨基酸峰水平升高。

2. 周边情况

邻近脑膜 √无／有异常强化（   ）。

3. 颅内其他部位及邻近组织的情况

√无／有硬膜下积脓，√无／有脑膜炎，√无／有邻近颌面部、颈部感染病灶（   ）。

影像诊断

左侧额叶脑脓肿。

第九节 脑囊虫病

一、脑囊虫病概述

脑囊虫病是最常见的人类中枢神经系统寄生虫感染。脑囊虫病的病因是猪绦虫感染。该病临床表现无特征性，常表现为颅内压增高、癫痫、视力障碍、头痛等。影像上按脑囊虫累及的部位分为脑实质型、脑室型、脑膜型、混合型，其中脑实质型最为常见。临床病理分期又将脑囊虫病分为活动期、退变死亡期、钙化期及混合期。脑囊虫病的影像表现具有特征性，MRI 对脑囊虫病的诊断、分型及分期明显优于其他影像检查手段。对于脑囊虫病，影像报告可以采用结构式报告，并注重病灶分型及分期的判断，为临床医生制订治疗方案提供有价值的影像信息。

二、脑囊虫病的影像规范描述和诊断

（一）书写诊断报告前准备

（1）严格核对患者的基本信息和影像检查技术，避免检查图像与患者信息不一致，确保医疗质量和医疗安全。

（2）认真查阅患者相关资料，包括患者现病史、既往史及相关各项辅助检查资料等。

（二）脑囊虫病影像表现的描述

影像表现是影像诊断报告的重要组成部分，影像描述需与影像检查方法一致，要求内容完整但简明扼要，格式规范且重点突出，主要包括以下几方面内容（因脑实质型最为常见，故下文均以脑实质型为例）。

1. 重点描述脑囊虫病的病灶

（1）部位。按病变所在解剖部位进行定位。（2）数目。可以计数的描述具体个数［1个、2个、多个（3个及以上）］，无法计数的描述为弥漫多发（脑囊虫病病灶以散在多发为主）。（3）形态。结节形/肿块，球形、类球形或不规则形。（4）大小。类球形病灶需测量三维径线，规则球形病灶只描述直径即可，多发病灶可只测量最大病灶。（5）边缘。描述边缘是否清楚。（6）密度/信号。参照周围脑实质直接描述病灶密度/信号高低及其均匀度。（7）有无头节。头节的密度/信号。（8）周围水肿。描述周围水肿的范围、形态，是否引起中线移位，是否形成脑疝。（9）DWI 序列：观察有无扩散受限。（10）增强扫描情况，需包括以下两个方面。①强化程度：无强化/轻度强化/中度强化/明显强化/等血池强化。②强化的形态：结节样/环形强化，头节是否强化。

2. 扫描所及颅内其他部位的情况

主要观察脑室、脑膜有无病灶。

（三）脑囊虫病的影像诊断

影像诊断需要与影像表现相对应。影像诊断首先必须做到定位诊断，尽量作出定性诊断（典型病灶直接给出明确定性诊断）。

三、脑囊虫病的影像诊断报告示例

病例 　患者男性，47岁，神志不清、四肢抽搐5天。

检查部位及方法：MRI平扫＋增强扫描。影像图如图1-9。

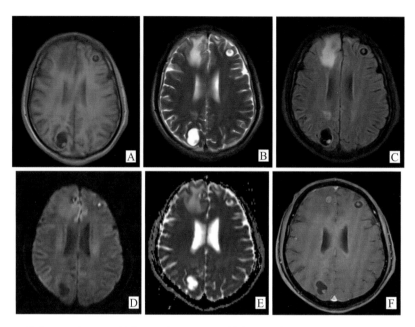

A.为T1WI轴位，B.为T2WI轴位，C.为T2FLAIR轴位，D.为DWI（b值=1000）图，E.为ADC图，F.为T1WI增强轴位。

图1-9　脑囊虫病病例MRI平扫＋增强扫描图像

影像诊断报告

影像所见

（1）病灶情况：部位（脑桥及两侧大脑半球）；数目（单发 /√ 多发）；形态（√ 结节 / 肿块、√ 球形 /√ 类球形 / 不规则形）；内部结构（实性 /√ 囊实性，√ 无 / 有分隔、无 /√ 有壁结节）；较大者大小（3.8cm×3.5cm×2.9cm）；边缘（√ 清楚 / 不清楚，√ 无 / 有包膜）；√ 无 / 有 CT（　）；无 /√ 有 MRI（囊壁部分：T1WI 呈等信号，T2WI 呈等信号，FLAIR 呈稍高信号，信号均匀 /√ 不均匀，DWI√ 无 / 有扩散受限；壁结节部分：T1WI 呈稍高信号，T2WI 呈等信号，FLAIR 呈稍高信号，信号均匀 /√ 不均匀，DWI 无 /√ 有扩散受限）；增强扫描（轻度 /√ 中度 / 明显强化，均匀 /√ 不均匀强化，囊壁无 /√ 有强化，壁结节无 /√ 有强化）。

（2）分期关键信息：无 /√ 有头节，√ 无 / 有钙化。

影像诊断

脑桥及两侧大脑半球多发异常信号灶，考虑脑囊虫病（活动期）。

第十节　缺血性卒中

一、缺血性卒中概述

缺血性卒中亦称为脑梗死，是指脑血液循环障碍导致脑血管堵塞或严重狭窄，使脑血流灌注下降，进而引起缺血、缺氧导致脑血管供血区脑组织死亡，是目前我国最主要的高致死率、高致残率疾病之一。

大约40%以上的缺血性卒中由颅内大血管急性闭塞引起，由于血供快速减少导致一部分组织发生不可逆转的缺血损伤甚至坏死，由其构成缺血核心区；而其周围则是功能受损但由于侧支血供而尚未坏死，是还可能挽救的半暗带组织。目前针对缺血性卒中患者的治疗策略主要是为其尽早开通闭塞血管，恢复血流，从而挽救缺血半暗带。闭塞血管的开通，治疗前指南推荐影像的检查方式是"一站式"多模态评估，而多模态评估有CT模式和MRI模式。影像报告推荐使用结构式诊断报告。

二、缺血性卒中的影像规范描述和诊断

（一）书写诊断报告前准备

（1）严格核对患者的基本信息和影像检查技术，避免检查图像与患者信息不一致，确保医疗质量和医疗安全。

（2）认真查阅患者相关资料，包括患者现病史、既往史及相关各项辅助检查资料等。

（二）缺血性卒中影像表现的描述

影像表现是影像诊断报告的重要组成部分，影像描述需与影像检查方法一致，书写做到内容完整但简明扼要，格式规范且重点突出，主要包括以下几方面内容。

1.缺血性卒中病灶的描述

（1）部位及血管情况。以中线结构为准，分左右两侧，具体定位按病灶出现在前、后循环供血区的具体解剖部位进行描述，如左侧额叶、左侧颞叶，左侧/右侧大脑中动脉/椎动脉/基底动脉可见管状/斑点状CT高密度，MRI-T2WI流空效应消失，SWI呈低信号。（2）数目。计数不用很精确，脑叶和（或）基底节区以3个病灶为计数分界，小于等于3个的描述为少许，超过3个的描述为多发。（3）形态。大片状、片状、斑点状、斑块状、楔形，腔隙性脑梗死有明确数值为界（小于15mm）。（4）边缘。描述边缘模糊或清楚。（5）密度/信号。以正常脑实质背景为参考，直接描述病灶密度/信号高低及其均匀度，其中密度/信号高低可分为明显低、低、稍低、等、稍高、高、明显高7级，密度/信号高低代表脑梗死发病时间长短。（6）占位效应。与发病部位、面积和组织水肿强度有关，描述为有占位效应、无占位效应及负占位效应，中线结构有无向对侧/本侧移位（约__cm）。（7）毗邻结构。主要观察并描述脑室、脑沟、脑裂情况，具体为脑室扩张/受压变窄，脑沟脑裂变浅/增宽，脑室与病灶有/无相通。（8）增强扫描情况。与血流重建及血脑屏障破坏程度有关，描述为早期/进行性、脑回状/均匀强化。（9）对急性脑梗死有特异性的扩散加权成像（DWI）序列。区分脑梗死为急性/亚急性/慢性期；对比DWI与FLAIR序列可提示

发病时间及是否存在缺血半暗带，具体为 DWI 高 / 等 / 低信号，相应 ADC 低 / 等 / 高信号，对应 FLAIR 序列呈高 / 等 / 低信号。

2. 对脑血管进行描述

主要按照前后循环血管分别进行描述，包括以下几方面。（1）前、后循环血管有无畸形和变异。责任血管情况：闭塞、轻度 / 中度 / 重度狭窄，累及长度__cm，狭窄段窄约__%；非责任血管：管壁光整 / 毛糙，有无高密度 / 低信号钙化斑块。（2）侧支循环评估：CT "一站式" 检查将 CTP 拆分并进行血管重建，重建后可进行多时相评估。侧支循环为评分制，描述为 0/1/2/3/4/5 分（与对侧半球相比：缺血区任何时相均无血管为 0 分；任何 1 个时相有血管可见为 1 分；软脑膜血管充盈有两个时相延迟且充盈血管数减少，或有1 个时相延迟且部分区域无血管充盈为 2 分；软脑膜血管充盈有 2 个时相延迟，或有 1 个时相延迟，但充盈血管数显著减少为 3 分；软脑膜血管充盈程度正常，有 1 个时相延迟为 4 分；软脑膜血管充盈程度正常，没有延迟为 5 分）。单时相 CTA 或 MRA 评估使用 Tan 评分法，侧支循环描述为 0/1/2/3 分（梗阻的中动脉区缺少侧支供血为 0 分；梗阻的中动脉区侧支供血＞0 但＜50% 为 1 分；梗阻的中动脉区侧支供血＞50% 但＜100% 为 2 分；梗阻的中动脉侧支完全供血为 3 分）。

3. 灌注成像描述

鉴于人工智能分析软件（如 Rapid 系统）收费、续费花费较大等原因，未能大规模推广，目前仅以机器扫描后伪彩图重建进行描述。（1）CBF、CBV、MTT、TTP 分别具体描述，主要为升高 / 减低。（2）缺血半暗带评估：CT 模式——CBF 和 CBV 灌注降低面积不匹配，CBF 面积大于 CBV 面积；MRI 模式——CBF 面积大于 DWI 面积；FLAIR 面积大于 DWI 面积。

4. 血管壁高分辨检查

描述应提供病变所在部位、形态、狭窄程度、信号特征、强化程度和重构效应等重要信息。描述按照颈动脉系及椎 - 基底动脉系分别描述。

（1）颈动脉系。左 / 右颈内动脉 C1–7 段 / 大脑中动脉 M1、M2 段血管偏心性 / 向心性狭窄，狭窄区最大壁厚约__cm，累及长度约__cm，血管狭窄程度约__%［颈动脉使用 NASCET 法测量：狭窄率（%）=（1– 最狭窄处管腔直径 / 狭窄段远端正常血管直径）×100%，颅内动脉使用 WASID 测量：狭窄率（%）=(1– 狭窄处直径 / 狭窄近心端正常直径)×100%］；斑块分布于腹侧 / 背侧 / 上象限 / 下象限，信号均匀 / 不均匀，T1WI 高 / 等 / 低信号，增强后无 /1 级 /2 级强化；斑块周围形态及成分：有 / 无低信号钙化、纤维帽薄 / 厚，表面不规则凹陷 / 光滑；脂质核心形态是否光整，内部有无出血、有无溃疡及破裂；无 / 正性 / 负性重构效应。

（2）椎 - 基底动脉系。左 / 右椎动脉、基底动脉血管偏心性 / 向心性狭窄，狭窄区最大壁厚约__cm，累及长度约__cm，血管狭窄程度约__%［WASID 测量：(1– 狭窄处直径 / 狭窄近心端正常直径)×100%］，斑块分布于腹侧 / 背侧 / 左侧象限 / 右侧象限，信号均匀 / 不均匀，T1WI 高 / 等 / 低信号，增强后无 /1 级 /2 级强化；斑块内形态及成分：有 / 无低信号钙化、纤维帽薄 / 厚，脂质核心形态是否光整，内部有无出血、有无溃疡及破裂；无 / 正性 / 负性重构效应。

（三）缺血性卒中的影像诊断

影像诊断是影像检查的结论，需要与影像表现相对应。影像诊断首先必须做到定位诊断（采用解剖定位），尝试对缺血性卒中进行分期；对急性期脑卒中，需要 ASPECT 评分；有多模态检查的，应为临床提供有无缺血半暗带信息；血管壁高分辨检查应为临床提供斑块性质的稳定性，引起血管狭窄的病因为夹层 / 动脉硬化斑块 / 血管炎。

三、缺血性卒中的影像诊断报告示例

病例　患者男性，51 岁，被发现言语不清 4 小时余。

检查部位及方式：头颅 CT 平扫 + 头颅 CTA+ 灌注。影像图如图 1-10。

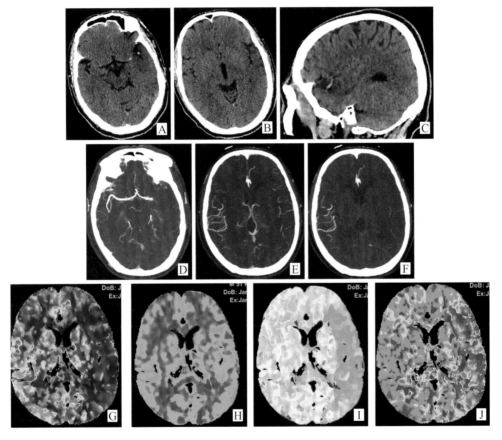

A.、B. 为 CT 平扫轴位，C. 为矢状位，D.、E.、F. 为 CTP 拆分多时相 CTA 轴位，G. 为 CBF，H. 为 CBV，I. 为 TTP，J. 为 MTT。

图 1-10　脑梗死病例头颅 CT 平扫 + 头颅 CTA+ 灌注扫描图像

影像诊断报告

影像所见

1. 病灶情况

（1）部位及血管情况：部位（√ 左 / 右侧），（额叶 /√ 颞叶 / 顶叶 / 枕叶 / 基底节区），（√ 有 / 无）责任血管（√ 大脑中动脉 / 椎动脉 / 基底动脉），血管阳性征象（√ 管状 / 斑点状，√CT 高密

度 /MRI–T2WI 流空效应消失，SWI 低信号）。

（2）数目：（少许 /√ 多发）。

（3）面积及形态：（楔形 / 大片状 /√ 片状 / 斑片状 / 斑点状）。

（5）CT 密度（√ 低密度 / 高密度），MRI 信号（DWI 高 / 等 / 低信号，ADC 低 / 等 / 高信号，T1WI 低 / 等 / 高信号，T2WI 高 / 等 / 低信号，FLAIR 高 / 等 / 低信号）。

（6）占位效应：（无 / 正 /√ 负）占位效应，中线结构（√ 无 / 健侧 / 患侧）偏移（约__cm），（有 /√ 无）大脑镰下疝 / 小脑扁桃体疝。

（7）毗邻结构：脑室系统（有 /√ 无受压偏移，有 /√ 无狭窄 / 扩张）；脑沟脑裂（√ 变浅 / 增宽）；病灶与脑室关系（相通 /√ 不相通）。

（8）增强扫描：（早期 / 进行性、脑回状 / 均匀强化）

2. 脑血管情况

侧支循环：0/1/2/3/4/√5 分。

3. 灌注成像情况

①灌注检查。双侧镜像对比，√ 左侧 / 右侧（√ 额叶 /√ 颞叶 /√ 顶叶 / 枕叶 / 基底节区）/（大 / 小）半球 CBF（升高 / 正常 /√ 降低）、CBV（升高 /√ 正常 / 降低），相应 MTT（轻度 /√ 明显 / 无）延迟、TTP（轻度 /√ 明显 / 无）延迟。CT 模式：CBF、CBV 匹配 /√ 不匹配，CBF 面积 √ 大于 / 等于 / 小于 CBV 面积；PWI 模式：CBF 与 DWI 模式不匹配，CBF 面积大于 / 等于 / 小于 DWI 面积；FLAIR/DWI 面积不匹配：FLAIR 面积大于 / 等于 / 小于 DWI 面积。

②血管壁高分辨 MRI 检查：部位（_____）；形态（偏心性 / 向心性 / 无狭窄），狭窄段累及长度__cm，最大壁厚__cm，

4. 血管壁高分辨检查

狭窄程度约__%；斑块分布于上壁、下壁、腹侧壁（前壁）、背侧壁（后壁）；斑块内信号均匀 / 不均匀，T1WI 高 / 等 / 低信号，T2WI 低 / 等 / 高信号，斑块表面光滑 / 毛糙 / 凹陷；增强明显 / 轻度 / 无强化；管腔呈无 / 正性 / 负性重构。

影像诊断

（1）左侧大脑中动脉 M1 段高密度，考虑血栓形成；左侧颞叶脑梗死（ASPECT：9 分，PC–ASPECT：10 分）。

（2）CTP：左侧额颞顶叶异常灌注，CBF 降低，CBV 正常，MTT 及 TTP 延迟，提示脑梗死前期（Ⅱb 期），侧支循环良好。

第十一节 出血性卒中

一、出血性脑卒中概述

出血性卒中亦称为脑出血，是脑血管破裂，血液从破裂口流出聚集在脑实质内或破入脑室或蛛网膜下腔中，从而导致神经功能障碍。好发于中老年人。按出血部位分为脑实质出血、脑室内出血、硬膜外出血、硬膜下出血及蛛网膜下腔出血；按病因分为外伤性和非外伤性，非外伤性又称自发性或原发性，目前我们所说的脑出血主要是指自发性脑出血。引起脑出血的最常见病因是高血压动脉粥样硬化，其次为动脉瘤、脑血管畸形、淀粉样血管变性，较少见病因为血液病、肿瘤卒中、抗凝和溶栓治疗。临床症状与出血部位及出血量有关。

脑出血在卒中患者中仅占10%—15%，但其死亡率及致残率较高，对社会造成沉重负担。临床的首要任务是明确出血原因，减轻颅内压，最大程度挽救脑细胞。影像科最重要的作用不仅仅是诊断脑出血，而是通过各种多模态影像检查帮助临床查找出血的原因，为临床治疗在源头上解决问题提供客观依据。影像评估的主要内容为出血部位、血肿定量、血肿是否破入脑室并预测血肿扩大风险。

二、出血性脑卒中的影像规范描述和诊断

（一）书写诊断报告前准备

（1）严格核对患者的基本信息和影像检查技术，避免检查图像与患者信息不一致，确保医疗质量和医疗安全。

（2）认真查阅患者相关资料，包括患者现病史、既往史及相关各项辅助检查资料等。

（二）出血性脑卒中影像表现的描述

影像表现是影像诊断报告的重要组成部分，影像描述需与影像检查方法一致，书写做到内容完整但简明扼要，格式规范且重点突出，主要包括以下几方面内容。

1.出血性脑卒中病灶的描述

（1）解剖部位。以中线结构为界，分左右两侧。脑实质出血灶具体定位按解剖部位进行描述，脑外出血按所毗邻脑叶描述，脑室及脑池出血按出血具体所在解剖部位描述，如鞍上池。（2）数目。需要对脑出血的血肿数量进行描述，≤3个的描述具体个数，超过3个的描述为多发。（3）形态。脑实质按照病灶的形态进行描述，如团片状、大片状、片状、斑片状；脑室系统出血使用铸形、片状进行描述，因脑室内有脑脊液，出血与脑脊液比重不一，少量出血时可能出现血液及脑脊液平面，此时可以描述液–液平面；脑外出血根据位于硬脑膜、蛛网膜和软脑膜之间的关系，分为硬膜下血肿、硬膜外血肿、蛛网膜下腔出血，亦以形态进行描述，比如梭形、新月形、线状、铸形。（4）血肿大小及定量。人工观测血肿一般需测量三维径线，长度单位务必统一，建议用厘米且精确到小数点后一位，三条径线都要有单位，如5.5cm×4.0cm×6.0cm。多使用多田公式：血肿体积 $T(mL)=\pi/6×L×S×Slice$，其中 L 为最大血肿层面长轴（cm），S 为最大血肿层面短轴（cm），Slice 为

所含血肿层面的厚度（cm）。配备有计算机辅助容积分析软件的可自动测算出血肿量。多发血肿只需测量最大血肿即可。（5）边缘及水肿。描述边缘是否清楚，水肿以血肿最大截面长径的一半为准，大于1/2为明显，反之为轻度。（6）密度/信号。以病灶所在背景为参考，直接描述病灶密度/信号高低及其均匀度，MRI具体描述各个序列呈什么信号；其中密度/信号高低可分为低、稍低、等、稍高、高密度/信号5级，密度/信号的高低可推测脑出血时期。（7）占位效应。与发病部位、体积、组织水肿程度有关，描述为有占位效应、无占位效应或负占位效应，中线结构无/向对侧移位约＿＿cm。（8）毗邻结构。脑室扩张/受压，脑沟脑裂变浅/增宽，出血是否破入脑室或蛛网膜下腔。（9）脑积水情况。有/无。（10）增强扫描情况。与出血演变及血脑屏障的完整性有关，多表现为环状强化；观察血肿周围有无对比剂外渗浓聚。

2. CTA、CE-MRA

按照前后循环分支血管进行描述、定位责任血管，描述为左/右侧＋血管解剖分段定位。同时描述血管壁边缘光滑/毛糙，有/无钙化斑，管腔粗细均匀/不均匀，血管有无狭窄及异常血管团（动脉瘤/动脉畸形）。CTA、CE-MRA若提示为动脉瘤，需要测量以下多个径线。①瘤颈（N）：沿载瘤动脉走行方向，动脉瘤突起处的根部连线即为动脉瘤的瘤颈；②最大径（D）：动脉瘤最大径是指广义的瘤颈中点至动脉瘤瘤顶的最大距离；③宽度（W）：指最大径的垂直线与动脉瘤壁相交形成的最长线段；④高度（H）：指广义的瘤颈垂直线至动脉瘤瘤顶的最大距离。长度单位统一用厘米且精确到小数点后一位，每个径线都要有单位。若提示为动静脉畸形需要测量畸形血管团大小＿＿cm×＿＿cm×＿＿cm，＿＿支引流静脉引流入＿＿＿窦/静脉。（如CTA或CE-MRA检查提示颅内动脉瘤或颅内动静脉畸形，诊断报告参考本章第十四节、第十五节）。

3. 血肿扩大预测

（1）CT平扫：混合密度征（血肿是/否混合密度，密度差是/否大于18HU），黑洞征（血肿内是/否出现球形或卵球形低密度区域，边界清，高低密度区密度差是/否大于28HU），岛征（血肿边缘是/否出现散在小血肿并与主血肿分离），低密度征（高密度血肿内的低密度是/否与血肿边缘相连）。

（2）CTA：点征（增强后颅内血肿有/无对比剂外渗浓聚）。

渗漏征阳性：CTA选取动脉期和延迟期图像的密度变化最大区域，勾画直径1cm的感兴趣区，（延迟期CT值－动脉期CT值）/动脉期CT值＞10%，即可认为渗漏征阳性。

（三）出血性脑卒中的影像诊断

影像诊断是影像检查的结论，需要与影像表现相对应。影像诊断应该做到定位诊断（采用解剖定位）并对血肿定量和扩大风险进行评估。可以采用结构式诊断报告模板。

三、出血性脑卒中的影像诊断报告示例

 病例 患者男性，50岁，突发头晕、头痛后昏迷约9小时。

检查部位及方法：头颅CT平扫+CTA。影像图如图1-11。

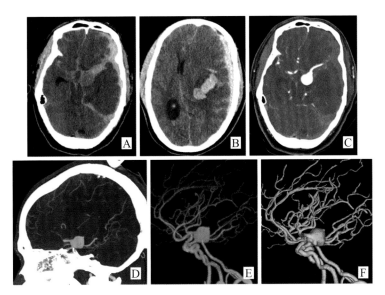

A.、B. 为 CT 平扫轴位，C.、D. 为 CTA 最大密度投影图像，E.、F. 为 3D 及 VR 重建图。

图 1-11　出血性脑卒中病例 CT 平扫 +CTA 扫描图像

影像诊断报告

影像所见

（1）解剖部位：左 / 右侧 /√两侧，（　　　）叶 / 半球，（　　）脑室 / 脑池，√蛛网膜下腔（左侧为著）/ 颅骨内板下。

（2）数目：1个 /2个 /3个 /√多发。

（3）形态：团片状 / 大片状 / 片状 / 斑片状 /√铸形 / 梭形 / 新月形 / 线状。

（4）大小及血肿量：（最大血肿）大小＿＿＿cm×＿＿＿cm×＿＿＿cm，血肿量＿＿＿mL。

（5）边缘与水肿：√模糊 / 清楚，周围水肿带 √明显 / 轻度。

（6）密度与信号：平扫无 /√有 CT（呈等 /√高 / 低密度，密度均匀 /√不均匀）;√无 / 有 MRI（T1WI 呈＿＿＿信号、T2WI 呈＿＿＿信号，信号均匀 / 不均匀，DWI 无 / 有扩散受限，SWI＿＿＿信号）;增强扫描（轻中度 / 明显强化，均匀 / 不均匀强化，动脉期＿＿＿＿，静脉期＿＿＿＿）。

（7）占位效应:（√正性 / 负性 / 无）占位效应，中线结构（无 / 左侧 /√右侧）偏移（约2cm），（√有 / 无）√大脑镰下疝 / 小脑扁桃体疝。

（8）毗邻结构:（脑室系统 /√蛛网膜下腔）√有 / 无积血，两侧脑沟脑裂（√变浅 / 增宽）。

（9）CTA 或 CE-MRA。

无 /√有动脉瘤:√左侧 / 右侧，√颈内动脉 C7 段 /√大脑中动脉 M1 段 / 大脑前动脉 A1—A5 段 / 椎动脉 / 基底动脉 / 大脑后动脉 P1—P4 段 / 前交通动脉 / 后交通动脉，√瘤样 / 梭形突起，瘤颈约1.1cm，最大径1.6cm、宽度1.8cm、高度1.7cm，√有 / 无瘤体子囊。

√无 / 有动静脉畸形:＿＿＿＿畸形血管团，大小约＿＿＿cm×＿＿＿cm×＿＿＿cm，供血动脉为＿＿＿，引流静脉＿＿＿支引流入＿＿＿。

（10）血肿扩大预测：CT 平扫（混合密度征 / 黑洞征 / 岛征 / 低密度征 /√ 无上述征象）；CT 增强及 CTA（点征 / 渗漏征阳性 /√ 无上述征象）。

影像诊断

左侧颈内动脉 C7 至大脑中动脉 M1 段动脉瘤，动脉瘤破裂合并蛛网膜下腔出血、大脑镰下疝形成。

第十二节　脑小血管病

一、脑小血管病概述

脑小血管病（CSVD）是一类在老年人群中常见的脑血管病，是各种病因影响脑内的小动脉、微动脉、毛细血管、小静脉等引起的一系列临床、影像、病理综合征。临床表现为脑卒中、认知功能障碍和痴呆、步态异常等。由于起病隐匿，容易被患者甚至临床医师忽视。随着研究的深入，近年来越来越受到关注。CSVD 的病因分有 6 型：Ⅰ型为小动脉硬化，Ⅱ型为散发性或遗传性脑淀粉样血管病，Ⅲ型为其他遗传性 CSVD，Ⅳ型为炎症或免疫介导的小血管病，Ⅴ型为静脉胶原病，Ⅵ型为其他小血管病。病理改变为小动脉硬化、脂质透明样变性、纤维素样坏死、淀粉样变性、血管周围间隙（PVS）扩大、微小动脉瘤、血脑屏障破坏、血管炎等。

CSVD 是一系列综合征，为临床诊断。头颅 CT 对脑白质高信号（WMH）、PVS 的显示均不理想，但磁共振表现是临床诊断 CSVD 的主要依据，可为临床规范化、精细化诊断提供参考。常规磁共振表现包括近期皮质下小梗死（RSSI）、腔隙、WMH、脑微出血、PVS、脑萎缩。

目前，CSVD 影像诊断在各家医院都没有统一标准，有使用脑白质疏松、脑白质脱髓鞘、脑白质高信号等进行诊断。CSVD 磁共振表现是源于其解剖和病理生理机制，因而认为使用脑白质高信号进行描述性诊断就好。目前常使用 Fazekas 分级对 CSVD 严重程度进行量化评级，《中国脑卒中防治指导规范（2021 版）》亦推荐使用 Fazekas 分级进行量化。Fazekas 量化分级分为 3 级，是在 T2-FLAIR 序列上对脑白质高信号进行的评价。评价将脑白质分为脑室旁和深部白质两部分，位于这两部分白质的病灶依据其大小和融合情况进行单独量化评分。脑室旁白质高信号：0 分为无病变，1 分为帽状，2 分为光滑晕圈状，3 分为不规则高信号。深部白质高信号：0 分为无病变，1 分为点状，2 分为斑片状（病变开始融合），3 分为大片状（病变大面积融合）。最后将脑室旁白质和深部白质各自评分分数相加得到总分（0—6 分），其中 1—2 分者为 1 级，3—4 分者为 2 级，5—6 分为 3 级。影像报告推荐使用结构式诊断报告。

二、脑小血管病的影像规范描述与诊断

（一）书写诊断报告前准备

（1）严格核对患者的基本信息和影像检查技术，避免检查图像与患者信息不一致，确保医疗质量和医疗安全。

（2）认真查阅患者相关资料，包括患者现病史、既往史及相关各项辅助检查资料等。

（二）CSVD 的影像描述（首选 MRI 检查）

（1）部位描述。①脑白质部位：皮质旁、皮层下 U 形纤维、皮层下边缘区、脑室旁、胼胝体，描述时按病灶累及部位进行描述；②深部核团及纤维：基底节区、放射冠、半卵圆中心；③脑干。（2）数量。≤2 个可以按具体个数描述，≥3 个以"多发"描述。（3）形态。

斑点／斑片／片状。（4）信号。以病灶所在脑实质背景为参考，直接描述病灶信号高低及其均匀度，其中信号高低可分为明显低、中等低、稍低、等、稍高、中等高、明显高7级，信号高低可提示病灶发病时间长短。（5）SWI观察脑出血。SWI因厂家不同，有些是左旋系统，有些是右旋系统，扫描所得图像结果判断不同，需要结合相位图进行判断区分出血和钙化。

四、脑小血管病的影像诊断报告示例

病例 女性患者，75岁，头晕查因。

检查部位及方式：头颅MRI平扫+DWI+MRA。影像图如图1-12。

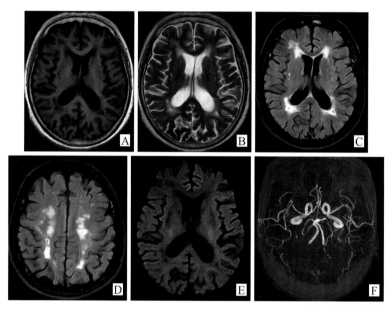

A. 为T1WI轴位，B. 为T2WI轴位，C.、D. 为FLAIR轴位，E. 为DWI轴位，F. 为TOF-MRA显示大血管情况。

图1-12　脑小血管病病例MRI平扫+DWI+MRA图像

影像诊断报告

影像所见

（1）部位。①（左／右侧／√双侧）（额、顶）叶（√皮质旁／皮层下U型纤维／皮层下边缘区／√脑室旁／胼胝体）。②深部核团及纤维：（左／右侧／√双侧）√基底节区、放射冠、半卵圆中心。③脑干。

（2）数量：（1个／2个／√多发）。

（3）形态：脑室旁白质（无／帽状／光滑晕圈／√不规则延伸至脑白质深部）；深部脑白质（无／点状／√斑片状／大片状）。

（4）信号：T1WI（明显低／中等低／√稍低／等信号）；T2WI（等／√稍高／高信号）；T2-FLAIR（√高／等／低信号），√无／有周围高信号环；DWI（呈高／稍高／√等／低信号），相应ADC（呈低／稍低／√等／高信号）。

（5）√无 / 有 SWI：SWI（有 / 无）低信号，相应相位图（低 / 高）信号。

影像诊断

脑白质高信号（Fazekas 3 级）。

第十三节　静脉性脑血管病

一、静脉性脑血管病概述

静脉性脑血管病主要表现为脑静脉和静脉窦血栓（CVST），是一种比较少见的脑血管疾病，是引起脑静脉回流障碍和脑脊液吸收障碍的重要原因。出现静脉性脑出血是其严重不良预后，其机理为血液高凝状态，促使血管发生痉挛性收缩，引发脑梗死及静脉窦血栓形成风险，颅内压升高，直至血管破裂，出现大面积脑出血；同时，血管内皮细胞受损，血管壁有大量纤维蛋白样物质沉积，毛细血管通透性增加，当遇到机体血压骤升，脑血管内压升高，引起血管破裂。患者脑静脉系统的特点：①颅内静脉不与动脉伴行，解剖变异较大；②颅内静脉系统无瓣膜，血液可以双向流动；③与脑动脉一样，有侧支循环通道；④是脑脊液回流的重要通道。CVST临床表现主要是头痛、呕吐、意识障碍、视盘水肿。病因常见于感染和产褥期、妊娠期、脑静脉窦外伤等致血液高凝状态。检查方法通常有CT、MRI、CTV、TOF-MRV或CE-MRV、DSA。

二、静脉性脑血管病影像规范描述和诊断

（一）书写诊断报告前准备

（1）严格核对患者的基本信息和影像检查技术，避免检查图像与患者信息不一致，确保医疗质量和医疗安全。

（2）认真查阅患者相关资料，包括患者现病史、既往史及相关各项辅助检查资料等。

（二）CVST影像表现的描述

影像表现是影像诊断报告的重要组成部分，影像描述需与影像检查方法一致，书写做到内容完整但简明扼要，格式规范且重点突出，主要包括以下几方面内容。

1. 病灶的描述

（1）解剖部位。以中线结构为界，分左右两侧。出现静脉性脑梗死或脑出血需要按照具体解剖部位进行描述。病灶主要位于皮层或皮层下，如左侧额叶、左侧颞叶皮层下。（2）形态。团片／大片状／片状／斑片状。（3）边缘及水肿。描述病灶边缘是否清楚，水肿以血肿最大截面长径的一半为准，大于1/2为明显，反之为轻度。（4）密度／信号。以病灶所在脑实质背景为参考，直接描述病灶密度／信号高低及其均匀度，MRI注意描述具体序列呈什么信号；其中密度／信号高低可分为低、稍低、等、稍高、高5级，密度／信号的高低可推测脑出血时期。（5）血肿定量。使用多田公式、ABC/2及计算机辅助容积分析法。实际应用多用多田公式：血肿体积 T（mL）$=\pi/6 \times L \times S \times Slice$，其中 L 为最大血肿长轴（cm），S 为最大血肿短轴（cm），Slice 为所含血肿的厚度（cm）。（6）占位效应。与发病部位、体积、组织水肿程度有关，描述为有占位效应、无占位效应或负占位效应，中线结构有无向对侧／患侧移位（cm）。（7）CT、MRI平扫直接征象。静脉窦内三角形、条形高密度／T2WI血管流空效应消失；MRI信号与血栓形成时间有关，各个序列常表现为不同信号，具体参照血栓背景信号进行描述，分等／高／低信号。（8）脑积水情况。观察有无脑积水极其严重程

度。(9)增强扫描情况。血栓不强化，相邻脑膜和 / 或皮质强化；血栓位于上矢状窦或横窦，出现空三角征。

2. CTV、CE-MRV、TOF-MRV

血栓的直接征象为充盈缺损或闭塞不显影，需要观察评估：颅内静脉、静脉窦形态及走行，病变区静脉窦的狭窄程度，是否伴有侧支循环，侧支循环有无迂曲、扩张；注意分析评估静脉窦不显影是否为静脉窦本身不发育或发育不全。

三、静脉性脑血管病的影像诊断报告示例

病例　患者男性，36 岁，头痛 1 周，加重半天来诊。

检查部位及方法：头颅 MRI 平扫 + 增强 +MRV。影像图如图 1-13。

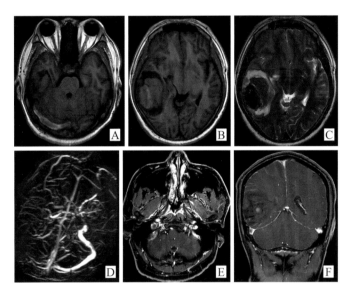

A. B. 为 T1WI 平扫轴位，C. 为 T2WI 轴位，D. 为 MRV 重建，F. 为 MR 增强轴位，E. 为 MR 增强冠状位。

图 1-13　静脉性脑血管病病例 MR 平扫 +MRV+ 增强扫描图像

影像诊断报告

影像所见

(1) 解剖部位：左 /√ 右侧（颞）叶。

(2) 形态：(√ 团片 / 大片状 / 片状 / 斑片状)。

(3) 边缘与水肿：边缘（模糊 /√ 清楚），周围水肿带（明显 /√ 轻度）。

(4) 信号：MR-T1WI 低 / 稍低 /√ 等 / 稍高 / 高信号，T2WI√ 低 / 稍低 /√ 等 / 稍高 / 高信号。

(5) 静脉性脑出血血肿大小：5.1cm×5.2cm×4.4cm。

(6) 占位效应：(√ 有 / 无 / 负) 占位效应，中线结构（√ 无 / 左侧 / 右侧）偏移（约__cm），(有 /√ 无) 大脑镰下疝 / 小脑扁桃体疝。

(7) 颅内静脉及静脉窦：(左 /√ 右)（横窦、乙状窦、颈内静脉)(√ 有 / 无) 异常密度 /√ 信号；T2WI（有 /√ 无）留空效应；T1WI（低 / 稍低 / 等 / 稍高 /√ 高）信号，T2WI（低 / 稍低 /√ 等 / 稍高 / 高）信号；DWI（高 /√ 等 / 低）信号，ADC（低 /√ 等 / 高）信号。

（8）增强扫描：血栓（有 /√无）环状强化，脑膜 / 皮层（√有 / 无）强化。

（9）CTV、CE-MRV、TOF-MRV：（左侧 /√右侧 / 双侧）√颅内静脉 /√静脉窦（乙状窦 – 横窦）(√有 / 无)（充盈缺损 /√不显影）；余静脉窦发育（√正常 / 不良）；病变区静脉窦（有 /√无）侧支循环，侧支循环（有 / 无）扩张 / 迂曲。

影像诊断

（1）右侧颞叶静脉性脑出血（血肿量约60mL）。

（2）头颅 CE-MRV：（左 /√右）侧（颈内静脉 – 乙状窦 – 横窦）血栓形成。

第十四节　颅内动脉瘤

一、颅内动脉瘤概述

颅内动脉瘤是指颅内动脉的局限性病理性异常扩张而形成的血管瘤样突起。其引起颅内出血意外的发病率仅次于脑血栓和高血压性脑出血，位居第三；最主要的并发症是破裂出血，是自发性蛛网膜下腔出血的最常见原因。根据动脉瘤的最大径分为小型（＜5mm）、中型（5—10mm）、大型（11—25mm）、巨大型（＞25mm），根据动脉瘤发生部位分为颈内动脉、大脑前动脉、大脑中动脉、大脑后动脉、前交通动脉、后交通动脉、椎基底动脉等，根据动脉瘤壁结构不同分为真性动脉瘤、假性动脉瘤，根据形态分为囊性动脉瘤、假性动脉瘤、血泡样动脉瘤、梭形动脉瘤。影像报告可以采用结构式报告进行书写。

二、颅内动脉瘤的影像规范描述和诊断

（一）书写诊断报告前准备

（1）严格核对患者的基本信息和影像检查技术，避免检查图像与患者信息不一致，确保医疗质量和医疗安全。

（2）认真查阅患者相关资料，包括患者现病史、既往史及相关各项辅助检查资料等。

（二）颅内动脉瘤影像表现的描述

影像表现是影像诊断报告的重要组成部分，影像描述需与影像检查方法一致，要求做到内容完整但简明扼要，格式规范且重点突出，主要包括以下几方面内容。

1. 颅内血管背景的描述

观察是否存在颅内动脉硬化基础。

2. 重点描述颅内动脉瘤病灶

（1）部位。颅内动脉瘤的定位采用颈内动脉（C1—C7）、大脑前动脉（A1—A5段）、大脑中动脉（M1—M5）、大脑后动脉（P1—P4）、椎动脉颅内段、基底动脉进行描述。（2）数目。可以计数的描述具体个数［1个、2个、多个（3个及以上）］，无法计数的描述为弥漫多发。（3）形态。结节状、囊袋状、球形、类球形或不规则形。（4）大小。病灶需测量多个径线：瘤颈（N），沿载瘤动脉走行方向，动脉瘤突起处的根部连线即为动脉瘤的瘤颈；最大径（D），动脉瘤最大径是指广义的瘤颈中点至动脉瘤瘤顶的最大距离；宽度（W），指最大径的垂直线与动脉瘤壁相交形成的最长线段；高度（H），指广义的瘤颈垂直线至动脉瘤瘤顶的最大距离。长度单位务必统一，建议用厘米且精确到小数点后一位，每个径线都要有单位，如（N）2.1cm，（D）4.0cm，（W）3.5cm，（H）3.0cm。（5）边缘：描述边缘是否清楚。（6）密度/信号。等或略高密度、无信号或低信号；血流快的部分出现"流空效应"，血流慢的部分在T1WI图像为低信号或等信号，T2WI上为高信号。（7）瘤内情况。观察有无血栓。（8）增强扫描及CTA或MRA情况。部分血栓性动脉瘤增强扫描，瘤腔部分强化，血栓部分不强化；CTA/MRA需要描述颅内动脉瘤的载瘤动脉即责任血管，动脉瘤的形态、大小、边缘，与动脉瘤位置关系密切的周围结构等。（9）血管壁高分辨MRI成像（MRI-VWI）。

描述动脉瘤所在位置、瘤颈宽度、高／颈比、有无子囊存在、增强瘤壁的强化程度［以垂体柄为参考，分为无强化、轻度强化（强化程度低于垂体柄）、明显强化（强化程度高于垂体柄）］。

3. 对颅内动脉瘤并发症或瘤样病变的周边情况进行描述

主要包括以下几方面。（1）未破裂颅内动脉瘤：未破裂颅内动脉瘤一般瘤体较大并伴瘤壁钙化或瘤内血栓形成。（2）颅内动脉瘤破裂：颅内动脉瘤破裂伴蛛网膜下腔出血。（3）观察有无周围邻近脑组织、血管、颅骨受压。

4. 扫描所及其他颅内结构情况

主要是观察脑灰白质、颅内静脉、脑室、脑池、脑沟、脑裂、颅骨等。

（三）颅内动脉瘤的影像诊断

影像诊断需要与影像表现相对应。影像诊断首先必须做到定位诊断（根据颅内动脉血管解剖定位），尽量作出定性诊断。

三、颅内动脉瘤的影像诊断报告示例

病例　患者男性，65岁，主诉头痛2月余，为持续性钝痛。

检查部位及方法：头颅 CT 平扫 + 头颅 CTA。影像图如图 1–14。

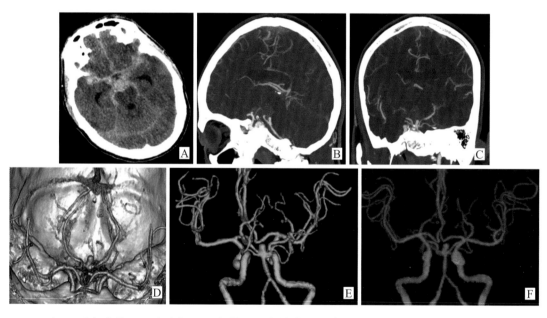

A. 为 CT 平扫轴位，B. 为头颅 CTA 扫描 MIP 矢状位，C. 为 CTA 扫描 MIP 冠状位，D—F. 为 CTA 血管多角度三维重建图。

图 1–14　颅内动脉瘤病例影像图

影像诊断报告

影像所见

1.CT/MRI 平扫

（1）病变部位：鞍上池、外侧裂池、环池、四叠体池、前后纵裂、小脑幕。

（2）病变形态：结节状 / 团片状 /√ 铸形 /√ 线状。

（3）边缘与水肿：边缘模糊 /√ 清楚，周围 √无 / 有水肿带（　　　）。

（4）密度与信号：无 /√ 有 CT（呈等 /√ 高 / 低密度，密度 √均匀 / 不均匀）；√无 / 有 MRI（T1WI 呈__信号、T2WI 呈__信号，信号均匀 / 不均匀，DWI 无 / 有扩散受限，SWI 呈____信号）。

（5）√无 / 有血肿：大小__cm×__cm×__cm。

（6）占位效应：（√无 / 有）占位效应（　　　），中线结构（√无 / 左侧 / 右侧）偏移（约__cm），（√无 / 有）大脑镰下疝 / 小脑扁桃体疝（　　　）。

（7）毗邻结构：（脑室系统 /√ 蛛网膜下腔）（无 /√ 有）积血（　　　　　）。

2. CTA 或 CE-MRA

（1）颅内动脉情况：（左 / 右侧）（颈内动脉 C1—C7 段）（大脑前动脉 A1—A5 段）（大脑中动脉 M1—M5 段）（大脑后动脉 P1—P4 段）（前 / 后交通动脉）（椎动脉）（√基底动脉尖）√瘤样 / 梭形突起，瘤颈长约0.4cm，最大径0.9cm、宽度0.6cm、高度0.5cm，（有 /√无）瘤体子囊。

（2）√无 / 有血管壁高分辨 MRI 成像（MRI–VWI）：动脉瘤位于（　），瘤颈宽度约__cm，高 / 颈比约__%，有 / 无子囊，瘤壁的强化程度（无强化 / 轻度强化 / 明显强化）。

（3）脑实质强化情况：脑实质强化 √无 / 有异常（　　　　）。

影像诊断

（1）蛛网膜下腔出血。

（2）头颅 CTA：（基底动脉尖）动脉瘤。

第十五节　脑动静脉畸形

一、脑动静脉畸形概述

脑动静脉畸形（AVM）是以动脉和静脉之间的异常连接为特征的脑部血管性疾病，由供血动脉、畸形血管团和引流静脉的病理生理流动状态为基础，被认为是导致青年脑内出血的重要原因。AVM 最重要和最常见的表现是病灶邻近脑实质出血，而蛛网膜下腔及脑室内出血罕见。临床表现主要有癫痫、头痛、出血或周围缺血引起相应神经系统缺损症状。

AVM 按畸形血管团形态，分为团块型和弥散型；按畸形血管团部位分为表浅型和深部型。治疗方法是多模式的，包括随访观察、显微外科手术切除、血管内栓塞和立体定向放射外科治疗。其中栓塞效果与 Sperzler-Martin 分级（级别越高效果越差）、畸形血管团类型（成熟型效果好，幼稚型效果差）、供血动脉条数（＜4 条效果好，≥4 条效果差）有关。影像报告可以采用结构式报告进行书写，为临床治疗提供帮助。

二、脑动静脉畸形的影像规范描述和诊断

（一）书写诊断报告前准备

（1）严格核对患者的基本信息和影像检查技术，避免检查图像与患者信息不一致，确保医疗质量和医疗安全。

（2）认真查阅患者相关资料，包括患者现病史、既往史及相关各项辅助检查资料等。

（二）AVM 影像表现的描述

影像表现是影像诊断报告的重要组成部分，影像描述需与影像检查方法一致，要求做到内容完整但简明扼要，格式规范且重点突出，主要包括以下几方面内容。

1. 重点描述 AVM 病灶

（1）部位。按颅脑解剖进行定位（如额叶、颞叶、顶叶、枕叶、基底节区、脑沟和脑室旁等）；按照大脑供血血管所在部位，如表浅型、深部型。（2）数目。可以计数的描述具体个数［1 个、2 个、多个（3 个及以上）］，无法计数的描述为弥漫多发。（3）形态。蚓状、不规则、类球形。（4）边缘。描述边缘是否清楚。（5）平扫密度/信号。①CT 平扫：可表现正常，亦可表现为边界不清的等、高混杂密度迂曲血管，部分病灶可见高密度钙化。②MRI 平扫：主要观察 T2WI 序列，T2WI"蠕虫"状留空血管为其特征；因受血流速度及有无出血影响，T1WI 多为混杂信号；FLAIR 主要为流空低信号，若周边因胶质增生可出现高信号；DWI 多正常，出血可表现扩散受限。（6）增强扫描及 CTA 或 MRA 情况。①供血动脉，尽可能寻找到供血动脉，供血动脉通常发生在大脑中动脉（M1—M5）、大脑后动脉（PI—P4）、大脑前动脉（A1—A5）、基底动脉、椎动脉颅内段等；②畸形血管团，描述血管团所在部位，同时描述形态、大小，建议测量最大三条径线且均有长度单位，如 3.0cm×4.1cm×3.2cm；③引流静脉，条索状、蚓状、环形强化迂曲血管影，部分可显示粗大引流血管，尽可能定位引流静脉，如上矢状窦、直窦、横窦、窦汇等，同时描述引流静

脉条数。

2. 对 AVM 并发症或周边情况进行描述

主要包括以下几方面。（1）有无脑 AVM 出血，合并血肿可呈团片状高密度或异常信号。（2）有无静脉狭窄和迂曲。（3）有无因盗血现象引起邻近脑组织缺血、脑梗死和脑萎缩征象。（4）观察有无邻近脑组织、血管、颅骨受压。

3. 扫描所及其他颅内结构情况

主要是观察脑灰白质、颅内静脉、脑室、脑池、脑沟、脑裂、颅骨及视神经等。

（三）AVM 的影像诊断

影像诊断需要与影像表现相对应。影像诊断首先必须做到定位诊断（根据颅内动脉、静脉血管解剖定位），然后作出定性诊断。

三、脑动静脉畸形的影像诊断报告示例

病例　患者男性，52 岁。头痛半天。

检查部位及方式：CT 平扫检查、CTA+CTV 及 MRI 平扫 + 增强。影像图如图 1-15。

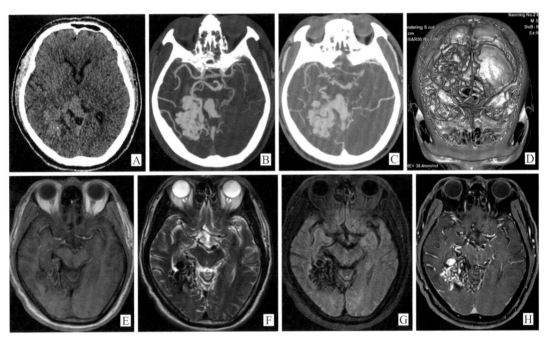

A. 为 CT 平扫，B. 为 CTA，C. 为 CTV，D. 为 CTA VR 重建，E. 为 T1WI，F. 为 T2WI，G. 为 FLAIR，H. 为 T1 增强。

图 1-15　脑动静脉畸形病例影像图

影像诊断报告

影像所见

（1）病变部位：（左 /√ 右 / 两）侧（额叶 /√ 颞叶 / 顶叶 /√ 枕叶 / 小脑半球 / 脑桥 / 中脑）。

（2）病变形态：结节状 /√ 蚓状 / 不规则形。

（3）病变范围：<u>6.0cm×4.6cm×2.5cm</u>。

（3）边缘与水肿：边缘（模糊 /√ 清楚），周围 [√无 / 有水肿带（　　）]。

（4）密度与信号：CT 平扫呈（等 /√ 高 / 低密度，密度 √ 均匀 / 不均匀），MRI 平扫（T1WI 呈 √ <u>等</u> / 高 / 低信号、T2WI 呈<u>等</u> /√ 低 / 高信号，FLAIR 呈<u>等</u> /√ 低 / 高信号，信号均匀 /√ 不均匀），增强扫描（轻度 / 中度 /√ 明显强化，√ 均匀 / 不均匀强化）。

（5）病灶内出血：√无 / 有（　　　　）。

（6）病灶内钙化：√无 / 有（　　　　）。

（7）占位效应：(√无 / 有)占位效应，中线结构(√无 / 左侧 / 右侧)偏移(__cm),(√无 / 有)大脑镰下疝 / 小脑扁桃体疝（　　　　）。

（8）毗邻结构：(脑室系统 / 蛛网膜下腔)√无 / 有积血（　　　　），毗邻脑实质密度 / 信号 √无 / 有异常（　　　　），脑沟脑裂 √无 / 有异常（　　　　）。

（9）CTA、CTV 或 CE-MRA、MRV：（左 /√ 右）侧（额叶 /√ 颞叶 / 顶叶 /√ 枕叶 / 小脑半球 / 脑桥 / 中脑）畸形血管团，大小约 <u>6.0cm×4.6cm×2.5cm</u>，供血动脉为（前 /√ 后循环的<u>大脑后动脉</u>），引流静脉（1 支 /√2 支 / ≥3 支）为（大脑上 / 上吻合 / 下吻合 / 大脑中 / 大脑下 / 大脑内 /√ 大脑大 /√ 基底 / 小脑半球上 / 小脑半球下）静脉，分别引流入 [上矢状窦 / 下矢状窦 /√ 直窦 / 窦汇 /（左侧 / 右侧）横窦 /（左侧 / 右侧）乙状窦]。

（10）病灶内无 /√ 伴有动脉瘤（畸形血管团内可见直径约 <u>1.2cm</u> 的动脉瘤）。

影像诊断

（1）右侧颞枕叶动静脉畸形，供血动脉为<u>右侧大脑后动脉</u>，引流静脉为<u>基底静脉及大脑大静脉</u>，向<u>直窦</u>引流，无 /√ 伴有动脉瘤。

（2）√无 / 有____脑出血（血肿量约__mL）。

第十六节　颅脑外伤（脑外表现）

一、颅脑外伤（脑外表现）概述

颅脑外伤通常是颅脑受外力冲击而出现的一系列表现，包括颅骨结构改变、颅内组织损伤和血管破裂出血等。颅内外伤脑外表现主要为出血和颅骨骨折，其中出血表现主要为硬膜外血肿、硬膜下血肿、蛛网膜下腔出血；颅骨骨折，根据骨折的位置是否与外界相通分为闭合性和开放性骨折，根据骨折形态分为颅缝分离、线形骨折、凹陷性骨折、粉碎性骨折等，根据骨折发生部位又可以分为颅盖骨折、颅底骨折。颅骨骨折常伴发邻近头皮损伤。

二、颅脑外伤（脑外表现）的影像规范描述和诊断

（一）书写诊断报告前准备

（1）严格核对患者的基本信息和影像检查技术，避免检查图像与患者信息不一致，确保医疗质量和医疗安全。

（2）认真查阅患者相关资料，包括患者现病史、既往史及相关各项辅助检查资料等。

（二）颅脑外伤（脑外表现）影像表现的描述

影像表现是影像诊断报告的重要组成部分，影像描述需与影像检查方法一致，要求内容完整但简明扼要，格式规范且重点突出，主要包括以下几方面内容（如果颅骨骨折严重且硬膜外血肿/硬膜下血肿较轻，可以先描述第3、第4点，再描述第1、第2点）。

1.硬膜外血肿/硬膜下血肿

（1）部位。颅骨对应部位描述。（2）形态。①硬膜外：为梭形/双凸形改变。②硬膜下：为弧形/新月形/半月形。（3）范围。①硬膜外：较局限，不超过颅缝，可测量最大截面三条径线及血肿量估算，如2.0cm×1.5cm×3.0cm，量约4.5mL（长×宽×高×0.5）；②硬膜下：广泛，可跨越颅缝，主要对血肿厚度进行测量，如最厚处约1.5cm，必要时测量三条最大径线。（4）边界。与周围组织结构分界清楚/不清楚。（5）密度与信号。CT急性期血肿CT值60—90HU，亚急性期及慢性期密度逐渐减低呈等/低密度；MRI血肿信号强度演变因血肿期龄而不同，也与MR磁场强度有关，具体信号以实际信号为准。一般急性期T1WI血肿信号与脑实质信号相仿，T2WI低信号；亚急性期及慢性期T1WI和T2WI呈高信号；SWI呈低信号。

2.颅内结构改变描述

主要是观察颅内组织损伤情况及是否继发脑疝，脑实质是否有出血改变，脑组织及脑室受压情况，是否出现创伤性蛛网膜下腔出血、颅内积气等。

3.颅骨骨折

（1）部位。颅盖骨折、颅底骨折（前颅窝底：额骨眶板、筛板以及蝶骨小翼。中颅窝底：蝶骨体、蝶骨大翼及颞骨。后颅窝：颞骨及枕骨）。（2）数目。单发或多发。（3）形态。线状、粉碎性、凹陷性、穿入性骨折、颅缝分离。（4）范围。骨折线累及颅骨构成结构，需

描述具有外科手术指征表现，如凹陷性骨折：①凹陷深度是否＞1cm；②是否压迫静脉窦区域等。

4.头皮血肿

（1）部位。颅骨对应部位描述。（2）形态。多为团状，或是片状。（3）范围。局部，多部位则为广泛性。（4）CT值。常急性血肿，CT值60—90HU。

（三）颅脑损伤（脑外表现）的影像诊断

影像诊断需要与影像表现相对应。影像诊断首先必须做到定位诊断（对应颅骨位置），尽量作出定性诊断（典型改变可直接给出明确定性诊断，继发改变无法通过影像诊断的需以"未除外病变"提示临床）。如果有多个疾病诊断，按疾病的重要程度先后排列。

三、颅脑外伤（脑外表现）的影像诊断报告示例

病例　患者男性，30岁，外伤致头部疼痛。

检查部位及方法：头颅CT平扫。影像图如图1–16。

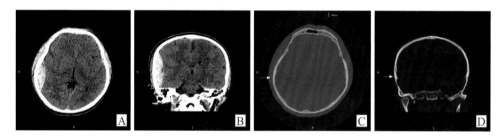

A.为脑组织窗横轴位，B.为脑组织窗冠状位，C.骨窗横轴位，D.为骨窗冠状位。

图 1–16　颅脑外伤（脑外表现）病例 CT 平扫图像

影像诊断报告

影像所见

右颞部颅骨内板下方见梭形高密度影，大小约6.0cm×1.6cm×6.8cm，边界清楚，密度不均匀，CT值约76HU，周围可见占位效应，右颞叶部分脑组织稍受压，右侧脑室稍受压变窄；脑实质内未见血肿，脑室系统未见扩张，中线结构居中。骨窗示右颞骨见线状透亮影，邻近软组织肿胀。

影像诊断

右颞骨线状骨折，右颞部硬膜外血肿（量约32mL）。

第十七节　脑挫裂伤

一、脑挫裂伤概述

脑挫裂伤是脑挫伤与脑裂伤的合称，影像与临床难以将其区分，故统称脑挫裂伤。脑挫裂伤多由头颅受到不同加速或减速力的作用，脑组织发生的一系列器质性损伤，多见于额叶、颞叶前端和脑底部，常合并蛛网膜下腔出血。患者多有外伤史，CT 为首选检查。

二、脑挫裂伤的影像规范描述和诊断

（一）书写诊断报告前准备

（1）严格核对患者的基本信息和影像检查技术，避免检查图像与患者信息不一致，确保医疗质量和医疗安全。

（2）认真查阅患者相关资料，包括患者现病史、既往史及相关各项辅助检查资料等。

（二）脑挫裂伤影像表现的描述

影像表现是影像诊断报告的重要组成部分，影像描述需与影像检查方法一致，要求内容完整但简明扼要，格式规范且重点突出，主要包括以下几方面内容。

1.脑挫裂伤

（1）部位。常发生于颅骨内板凹凸不平部位的邻近脑组织，额颞叶表浅部位最常见。（2）数目。单发或是多发。（3）形态。常表现为点片状、线状。（4）范围。外伤性血肿可测量三维径线；长度单位务必统一，三条径线都要有单位，如1.3cm×2.5cm×1.4cm。（5）密度/信号。CT：①急性期，沿着脑回表浅部位的散在点片状、线状高密度，部分病灶周围可见片状低密度水肿带；②进展期（24—48h），原来的病灶增大，出血增多，水肿带范围进一步扩大，可能出现新发病灶；③慢性期，伴有脑萎缩改变的脑软化灶形成。MRI：水肿通常呈 T1WI 低信号、T2WI 及 FLAIR 高信号。血肿分为：①急性期（0—2d），T1WI 为等信号，T2WI 为低信号；②亚急性期（3—14d），T1WI、T2WI 均表现为高信号；③慢性期（>14d），T1WI 低信号、T2WI 高信号，周围含铁血黄素沉积 T2WI 表现为低信号环。微小出血灶 SWI 上可显示为球形、串珠状、团状异常信号影，边界清楚。

2.合并、继发性改变

脑挫裂伤多为外伤所致，常合并颅骨骨折、硬膜下血肿、硬膜外血肿等，可继发脑水肿、脑疝形成，继发改变亦是观察的重点。

（三）脑挫裂伤的影像诊断

影像诊断需要与影像表现相对应。影像诊断首先必须做到精准定位诊断。如果有多个疾病诊断，按疾病的重要程度先后排列，而且诊断结论的顺序应与影像描述的顺序一致。

三、脑挫裂伤的影像诊断报告示例

病例1　患者男性，24岁，外伤致剧烈头痛。

检查部位及方法：头颅 CT 平扫。影像图如图1-17。

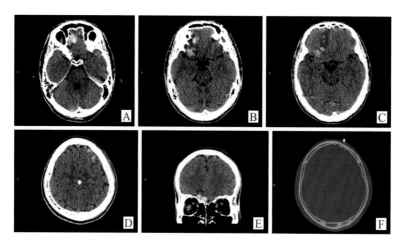

A—D. 为脑组织窗横轴位，E. 为脑组织窗冠状位，F. 为骨窗横轴位。

图 1-17　脑挫裂伤病例 1CT 平扫图像

影像诊断报告

影像所见

两侧额叶见多发斑片状高密度影，周围见环状、斑片状稍低密度影；左额部部分脑沟见铸入样稍高密度影。余脑实质未见异常密度影。脑沟、脑裂未见增宽，脑室系统未见狭窄或扩张；中线结构居中。骨窗示左额骨线样透亮影。

影像诊断

（1）两侧额叶多发脑挫裂伤，左额部少量蛛网膜下腔出血。

（2）左额骨线状骨折。

病例2　患者男性，20岁，外伤致头部疼痛。

检查部位及方法：头颅 MRI 平扫 +SWI。影像图如图1-18。

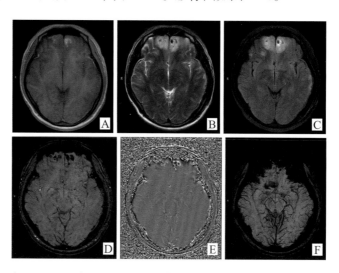

A. 为 T1WI，B. 为 T2WI，C. 为 FLAIR，D-F. 为 SWI。

图 1-18　脑挫裂伤病例 2MRI 平扫 +SWI 图像

影像诊断报告

影像所见

两侧额叶见斑点、斑片状 T1WI 高、T2WI 低信号影，信号稍欠均匀，边缘见环形 T2WI 高信号水肿带。余脑实质内未见异常信号病灶。脑室系统及脑池未见狭窄或扩张，脑沟、脑裂未见异常，中线结构居中。

磁敏感加权成像（SWI）：两侧额叶 SWI 图可见多发斑点、斑片状低信号，相位图呈高低混杂信号；所示静脉未见扩张及畸形改变；其余未见异常征象。

影像诊断

两侧额叶脑挫裂伤。

第十八节 蛛网膜下腔出血

一、蛛网膜下腔出血概述

蛛网膜下腔出血（SAH）分为原发性和继发性，原发性多为动脉瘤性蛛网膜下腔出血（aSAH），约占原发性的85%，继发性则以外伤性常见。SAH的诱发因素较多，会导致相应的临床症状，患者死亡率极高，因而常被列为放射科危急值。怀疑SAH最有价值且首选的影像方法为CT检查，而CTA是筛查原发性蛛网膜下腔出血的重要检查手段。

二、蛛网膜下腔出血的影像规范描述和诊断

（一）书写诊断报告前准备

（1）严格核对患者的基本信息和影像检查技术，避免检查图像与患者信息不一致，确保医疗质量和医疗安全。

（2）认真查阅患者相关资料，包括患者现病史、既往史及相关各项辅助检查资料等。

（二）SAH影像表现的描述

影像表现是影像诊断报告的重要组成部分，影像描述需与影像检查方法一致，要求内容完整但简明扼要，格式规范且重点突出，主要包括以下几方面内容。

1. 蛛网膜下腔出血

（1）部位。具体描述出血所在的脑池、脑沟、脑裂。（2）形态。常表现为脑池、脑沟、脑裂铸形。（3）范围。常以局部或广泛的脑池、脑沟、脑裂范围分布，如鞍上池、两外侧裂池、环池、脚间池见铸形高密度影，出血量较多的部位需重点提及，往往可提示出血来源。（4）密度/信号。①CT多为急性出血密度，约60—80HU，随时间延长及脑脊液循环，一般1周后难发现。②MRI：有研究认为，蛛网膜下腔出血不管是混合脑脊液的血液还是纯出血，其T1、T2弛豫时间均缩短，但以T2缩短更明显（表现为低信号）；MRI诊断SAH，与血红蛋白及其代谢物有关。MRI诊断急性期SAH极不敏感，但对亚急性和慢性期显示效果较好，亚急性期SAH的T1WI、T2WI及FLAIR均表现为高信号。

2. 继发性改变描述

自发性SAH重点观察脑实质改变，是否存在脑动脉瘤等血管病变，是否合并实质内血肿，是否继发脑疝、脑梗死、脑积水改变。外伤性SAH需注意观察脑实质是否有出血灶，是否合并颅骨骨折、硬膜外/下血肿等。

（三）SAH的影像诊断

影像诊断需要与影像表现相对应。影像诊断首先必须做到定位诊断，可对血肿量进行估算（少量、大量）。如有多个疾病诊断，按疾病的重要程度先后排列，而且诊断结论的顺序应与影像描述的顺序一致。

三、蛛网膜下腔出血的影像诊断报告示例

 患者男性，40岁，剧烈头痛。

检查部位及方法：头颅 CT 平扫检查。影像图如图 1–19。

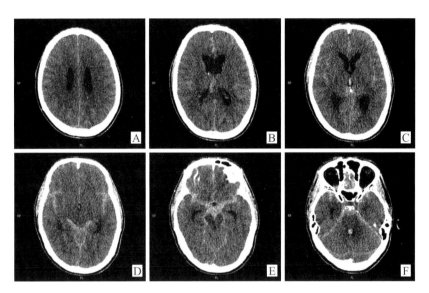

A—F. 为脑组织窗横轴位。

图 1–19　蛛网膜下腔出血病例 CT 平扫图像

影像诊断报告

影像所见

鞍上池、环池、四叠体池、两外侧裂池、小脑幕区域、纵裂池及双侧大脑半球脑沟、脑裂内见广泛铸形高密度影，密度均匀，CT 值为 63—70HU。脑实质未见异常密度影。第三、第四脑室内见高密度影分布，脑室系统未见扩张。中线结构居中。颅骨未见骨折征象。

影像诊断

蛛网膜下腔出血（大量），第三、第四脑室内积血。

.

第十九节　弥漫性轴索损伤

一、弥漫性轴索损伤概述

弥漫性轴索损伤（DAI）是头部受到瞬间旋转暴力或弥漫性施力所致的脑内剪切伤，造成轴索扭曲、肿胀、断裂及轴索收缩球出现，常伴有小血管的破裂，引起严重的脑实质损伤。其特点是弥漫性脑白质变性，小灶性出血；神经轴索收缩球，小胶质细胞簇出现；常与其他颅脑损伤合并，具有较高的死亡率及致残率。影像检查 CT 为首选的检查方式，但敏感度较低，MRI 对 DAI 的病灶检出明显优于 CT，尤其是 SWI 序列。

二、弥漫性轴索损伤的影像规范描述和诊断

（一）书写诊断报告前准备

（1）严格核对患者的基本信息和影像检查技术，避免检查图像与患者信息不一致，确保医疗质量和医疗安全。

（2）认真查阅患者相关资料，包括患者现病史、既往史及相关各项辅助检查资料等。

（二）DAI 影像表现的描述

影像表现是影像诊断报告的重要组成部分，影像描述需与影像检查方法一致，要求内容完整但简明扼要，格式规范且重点突出，主要包括以下几方面内容。

1. 弥漫性轴索损伤

（1）部位。多好发于灰白质交界区、胼胝体、脑干、基底节。（2）数目。常为多发病灶。（3）形态。常表现为点片状。（4）范围。多为直径 < 15mm。（5）密度 / 信号。① CT：急性出血高密度灶，CT 值约 40—80HU，周边伴或不伴有低密度水肿带。② MRI：信号特征取决于血红蛋白的不同形式，跟出血时间长短有关，常表现为 T1WI 等 / 低信号，T2WI 及 FLAIR 高信号。SWI 表现为斑点状、线条壮、小团状异常信号灶，病灶大小为 0.5—15.0mm。

2. 合并或继发性改变

可继发双侧弥漫性脑白质水肿、肿胀、灰白质分界消失及脑沟脑裂、脑室系统的变窄或消失、脑疝形成等改变，亦可伴有颅骨骨折、硬膜下血肿、硬膜外血肿、创伤性蛛网膜下腔出血、头皮血肿等。扫及颌面部、鼻窦腔的异常病变也不能忽略。

（三）DAI 的影像诊断

影像诊断需要与影像表现相对应。影像诊断首先必须做到精准定位诊断。如果有多个疾病诊断，按疾病的重要程度先后排列，而且诊断结论的顺序应与影像描述的顺序一致。

三、弥漫性轴索损伤的影像诊断报告示例

病例1　患者男性，70岁，外伤昏迷1小时。

检查部位及方法：头颅 CT 平扫。影像图如图 1–20。

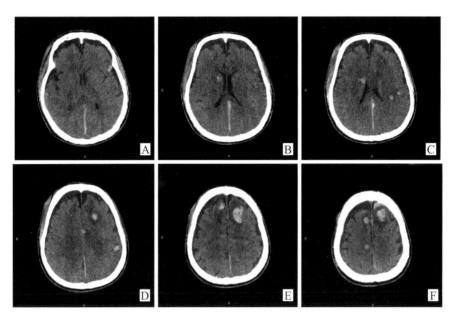

A—F. 均为脑组织窗横轴位。

图 1-20　弥漫性轴索损伤病例 1CT 平扫图像

影像诊断报告

影像所见

两侧额顶颞叶、右侧基底节区见多发团片状高密度影，边界清楚，最大约 2.8cm×1.8cm×2.7cm，密度均匀，CT 值约 72HU，部分病灶周围可见环形或斑片状低密度影。纵裂池、四叠体池、小脑幕及双侧部分脑沟、脑裂见铸入样稍高 / 高密度影；双侧额叶脑沟、脑裂增宽，脑室系统未见扩张，中线结构居中。右额颞部皮下软组织肿胀。头颅骨未见骨折征象。

影像诊断

（1）脑实质多发出血灶，考虑弥漫性轴索损伤，建议行 MRI+DWI+SWI 进一步检查。

（2）蛛网膜下腔出血（少量）。

（3）右额颞部皮下软组织挫伤。

（4）脑萎缩。

病例2　患者男性，20 岁，外伤昏迷 2 小时。

检查部位及方法：头颅 MRI 平扫 +SWI。影像图如图 1-21。

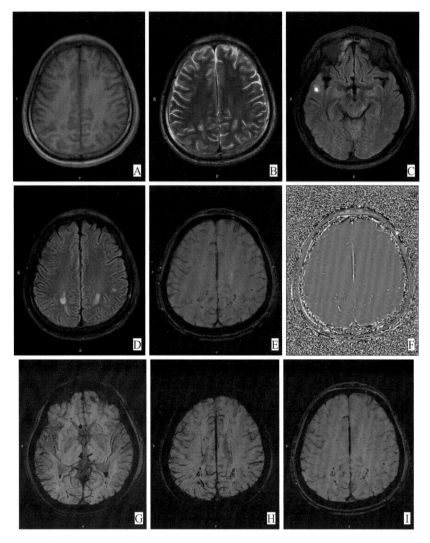

A. 为 T1WI 序列，B. 为 T2WI 序列，C.、D. 为 FLAIR 序列，E—I. 为 SWI 序列。

图 1-21　弥漫性轴索损伤病例 2 的 MRI 平扫 +SWI 影像图

影像诊断报告

影像所见

两侧颞顶叶见斑点、斑片状 T1WI 稍低、T2WI 及 FLAIR 高信号影，边缘模糊，信号稍欠均匀，周围见 T2WI 高信号水肿带；余脑实质未见异常信号灶。脑室系统及脑池、脑沟、脑裂未见狭窄或扩张，中线结构居中。

磁敏感加权成像（SWI）：两侧颞顶叶 SWI 图可见多发斑点、斑片状低信号，相位图呈高信号；所示静脉未见扩张及畸形改变。其余未见异常征象。

影像诊断

两侧颞顶叶弥漫性轴索损伤。

第二十节　脊髓栓系综合征

一、脊髓栓系综合征概述

脊髓栓系综合征（TCS）指脊髓末端受多种因素［先天和（或）后天］牵制，导致脊髓圆锥固定在正常椎骨节段以下，呈低位状态，从而引发的一系列临床症状和体征。影像特点表现为圆锥下缘位置低于腰2椎体下缘水平，终丝粗大（直径＞2mm）。多见于幼儿及青少年，成年患者症状相对隐匿，发病率较低，主要包括排尿、排便功能障碍，双下肢运动、感觉障碍，躯体畸形和疼痛。少数脊髓栓系综合征脊髓圆锥位置正常。脊髓栓系综合征一般分为终丝型和脊髓型，其中脊髓型进一步分为尾侧型、背侧型、脊膜膨出型及混合型。MRI以多序列、多参数成像以及较高软组织分辨力等优点，成为TCS的首选影像检查手段，能为临床诊疗方案的选择提供重要参考依据。

二、脊髓栓系综合征的影像规范描述和诊断

（一）书写诊断报告前准备

（1）严格核对患者的基本信息和影像检查技术，避免检查图像与患者信息不一致，确保医疗质量和医疗安全。

（2）认真查阅患者相关资料，包括患者现病史、既往史及相关各项辅助检查资料等。

（二）TCS影像表现的描述

影像表现是影像诊断报告的重要组成部分，影像描述需与影像检查方法一致，要求内容完整但简明扼要，格式规范且重点突出，主要包括以下几方面内容。

1. 脊柱形态

描述椎体序列及生理曲度情况。

2. 重点描述脊髓病变

（1）脊髓异常。脊髓圆锥低位，以椎体为参照定位脊髓圆锥末端所对应的椎体位置。（2）马尾终丝。有无增厚及脂肪变性，直径范围，脊髓或（和）终丝有无移位。（3）椎管及周围结构。椎板是否缺损，有无硬膜内纤维性粘连、皮肤窦道、硬膜内脂肪瘤、脊髓硬脊膜突出、骨刺和纤维性粘连等。

3. 对脊柱周边情况进行描述

主要包括以下几方面。（1）椎管内有无其他病灶，如有其他病灶需对其影像特点进行描述。（2）描述周围组织情况：邻近骨质、椎间盘、椎间孔及椎管外情况。（3）描述有鉴别诊断价值的阴性征象。

4. 扫描所及其他组织器官情况

主要是观察成像范围内所见组织器官有无异常。

（三）TCS的影像诊断

影像诊断需要与影像表现相对应，尽量给出明确诊断。如果有多个疾病诊断，按疾病

的重要程度先后排列，而且诊断结论的顺序应与影像描述的顺序一致。

三、脊髓栓系综合征的影像诊断报告示例

病例 患者男性，22岁，左下肢乏力2年。

检查方式：腰椎 MRI 平扫。影像图如图1–22。

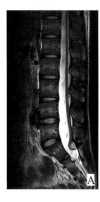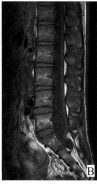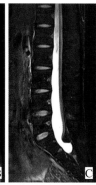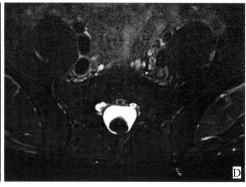

A. 为 T2WI 矢状位，B. 为 T1WI 矢状位，C. 为 T2WI–FS 矢状位，D. 为 T2WI–FS 轴位。

图 1–22　脊髓栓系综合征病例 MRI 平扫图像

影像诊断报告

影像所见

腰椎序列正常，生理曲度变直。腰骶部椎管扩大，脊髓圆锥位置较低，达骶1椎体水平；脊髓圆锥后方椎管内见团片状 T1WI、T2WI 明显高信号影，T2WI–FS 序列呈明显低信号，相应腰骶管扩大更明显，相邻马尾终丝受压移位，大小尚可，信号未见异常。腰1/2、腰2/3、腰3/4、腰4/5、腰5/骶1椎间盘信号未见异常，未见膨出及突出征象。腰4/5及腰5/骶1两侧神经根区见小类球形脑脊液样信号影，较大者直径约0.9cm，相应神经根被包绕。骶1/2椎管内见一直径约0.6cm的类球形脑脊液样信号影，边缘光整，相应骶管稍扩张。

影像诊断

（1）原发性脊髓栓系综合征并脂肪瘤。

（2）腰4/5及腰5/骶1两侧神经根束膜囊肿，骶管囊肿。

第二章
颌面部及颈部常见疾病影像诊断报告的规范书写

第一节　鼻咽癌

一、鼻咽癌概述

鼻咽癌是头颈部最常见的恶性肿瘤（约占80%），以两广地区为著。鼻咽癌的发病与EB病毒感染、化学及环境因素密切相关，其临床表现依鼻咽癌所侵犯的部位、范围以及有无淋巴结或远处转移而不同。鼻咽癌有效而公认的治疗手段是放射治疗，或以放射治疗为主、辅以其他治疗的综合治疗。鼻咽癌的早发现、早诊断、早治疗对患者及其家庭、社会尤为重要，而鼻咽癌的TNM分期在临床诊疗中扮演着重要角色。目前，国际上较为广泛使用的鼻咽癌分期系统是国际抗癌联盟（UICC）和美国癌症联合委员会（AJCC）提出的鼻咽癌TNM分期系统，此系统能帮助医生使用规范化的语言对鼻咽癌患者进行评估。此系统已更新多次，目前最新版本为鼻咽癌UICC/AJCC分期第八版。基于AJCC分期第七版适应于放疗的分期标准，又纳入中国2008分期系统的优点，鼻咽癌AJCC分期第八版较第七版将翼内肌或翼外肌侵犯从T4期降到T2期，增加颈椎前肌肉侵犯为T2期，下颈区淋巴结转移（IV区或V区、包括锁骨上窝淋巴结）以及最大淋巴结直径>6cm，归为N3期。中国鼻咽癌2017版分期与鼻咽癌UICC/AJCC分期第八版保持一致。

MRI是首选的鼻咽癌最佳影像检查手段，其对鼻咽癌侵犯范围及淋巴结转移判别具有较高的敏感性和特异性，CT可以作为补充。本节以临床应用为基础，迎合临床需求，用格式化描述病灶的形态学特征、内部强化方式、DWI和相应ADC值，病变周围侵犯以及淋巴结肿大情况，综合汇总成结构式诊断报告。结构式报告可节约TNM分期的评估时间，避免对所需评估内容的遗漏，可提高影像科医师的工作效率，并有利于临床医师参阅影像报告。

二、鼻咽癌的影像规范描述和诊断

（一）书写诊断报告前准备

（1）严格核对患者的基本信息和影像检查技术，避免检查图像与患者信息不一致，确保医疗质量和医疗安全。

（2）认真查阅患者相关资料，包括患者现病史、既往史及相关各项辅助检查资料等。

（二）鼻咽癌影像表现的描述

影像表现是影像诊断报告的重要组成部分，影像描述需与影像检查方法一致，书写做到内容完整但简明扼要，格式规范且重点突出，主要包括以下几方面内容。

1. 重点描述鼻咽癌病灶

（1）部位。鼻咽顶后壁/左侧壁/右侧壁/两侧壁。（2）形态。球形/卵球形/不规则形。（3）大小或范围：长度单位务必统一，建议用厘米且精确到小数点后一位，三条径线都要有单位，如5.0cm×3.5cm×4.0cm。（4）边缘。描述边缘是否清楚。（5）密度/信号。参照颈部肌肉组织直接描述病灶密度/信号高低及其均匀度。（6）MRI功能成像。分别描述DWI及ADC图的信号高低，如果ADC图为低信号，建议测量ADC值（$10^{-3}mm^2/s$）。（7）增强扫描情况，需包括以下三个方面。①强化程度：轻度强化/中度强化/明显强化/等血池强化。②强化均匀度：强化均匀/不均匀（代表肿瘤异质性）。③有常规增强及动态增强多期扫描两种，视增强方式决定诊断描述：可分别描述动脉期、静脉期、延迟期的病灶强化情况；采取动态增强扫描的，可以对病灶的时间信号曲线的特点进行描述。

2. 对鼻咽癌病灶的周边情况进行描述

主要包括以下几方面。（1）肿瘤T分期关键信息。有无侵犯口咽/鼻腔，有无侵犯咽旁间隙/邻近软组织/翼内肌/翼外肌/椎前肌，有无侵犯颅底骨质结构/颈椎/翼状结构/鼻旁窦，有无侵犯至颅内/颅神经/下咽/眼眶/腮腺/超过翼外肌外侧缘的广泛软组织。（2）肿瘤N分期评估。观察有无颈部区域淋巴结增大，描述肿大淋巴结的位置、大小及增强扫描强化情况。（3）肿瘤M分期评估。描述有无远处转移及转移瘤的影像特点。（4）颈部有无其他病灶，如有其他病灶需对其影像特点进行描述。（5）描述有鉴别诊断价值的阴性征象。

3. 其他重要征象的观察

对颅内、鼻窦、喉部、眶部、脊髓等进行观察和描述。

（三）鼻咽癌的影像诊断

影像诊断是影像检查的结论，需要与影像表现相对应。影像诊断首先必须做到定位诊断（鼻咽顶后壁/左侧壁/右侧壁/两侧壁），尽量作出定性诊断，而且实现与临床分期标准一致，即遵照TNM分期进行诊断。

三、鼻咽癌的影像诊断报告示例

病例 患者男性，42岁，发现左颈部渐大性肿物伴反复涕中带血10余天。

检查部位及方法：鼻咽及颈部MRI平扫＋增强扫描。影像图如图2-1。

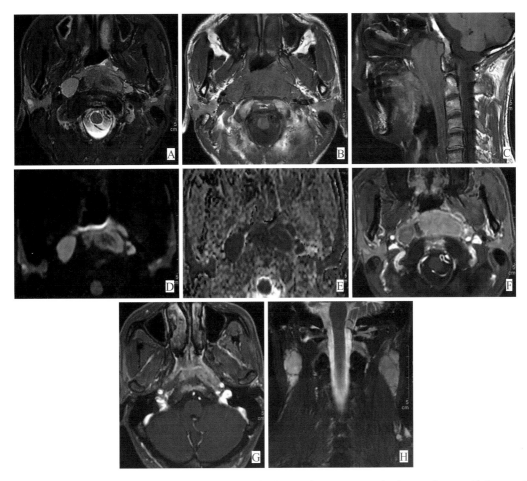

A. 为 FS-T2WI TRA 序列，B. 为 T1WI TRA 序列，C. 为 T1WI SAG 序列，D. 为 DWI 轴位，E. 为 ADC 轴位，F.、G. 为 FS-T1WI+CE TRA 序列，H. 为 FS-T2WI COR 序列。

图 2-1 鼻咽癌病例 MRI 平扫 + 增强扫描图像

影像诊断报告

影像所见

1. 肿瘤情况

部位（鼻咽 √ 顶后壁 /√ 左侧壁 / 右侧壁 / 两侧壁）。形态（球形 / 类球形 /√ 不规则形）。大小（3.7cm×3.0cm×4.4cm）。边缘（清楚 /√ 不清楚）。√ 无 / 有 CT（平扫呈等 / 稍高 / 稍低密度，密度均匀 / 不均匀）。无 /√ 有 MRI（T1WI 呈等信号、T2WI 呈稍高信号，信号均匀 /√ 不均匀，DWI 无 /√ 有扩散受限，ADC 值约 $0.647×10^{-3}mm^2/s$）。增强扫描（轻中度 /√ 明显强化，√ 均匀 / 不均匀强化，时间信号增强曲线呈流出型）。

2. TNM 分期评估

① T 分期关键信息。（√ 无 / 有）侵犯口咽 / 鼻腔（　　　），（无 /√ 有）√ 侵犯咽旁间隙 / 邻近软组织（√ 翼内肌 / 翼外肌 /√ 椎前肌），（无 /√ 有）侵犯 √ 颅底骨质结构 / 颈椎 / 翼状结构 / 鼻旁窦（颅底枕骨斜坡受侵），（√ 无 / 有）侵犯颅内 / 颅神经 / 下咽 / 眼眶 / 腮腺 / 超

过翼外肌外侧缘的广泛软组织。

②肿瘤 N 分期评估。（无 /√ 有）颈部区域淋巴结增大，单发 /√ 多发，右侧 / 左侧 /√ 双侧淋巴结肿大，最大者位于（左Ⅲ）区，最大径4.5cm。DWI：√高 / 稍高 / 等 / 稍低 / 低信号。ADC 值：$0.673\times10^{-3}mm^2/s$，增强扫描：均匀强化 /√ 不均匀强化 / 环形强化。

③肿瘤 M 分期评估。√无 / 有远处转移（　　　　　　　　）。

3. 扫描所及其他脏器情况

无 /√ 有异常(颅内 / 鼻窦 / 喉部 / 眶部 / 脊髓)(双侧上颌窦、筛窦及右侧蝶窦黏膜增厚)。

影像诊断

（1）(鼻咽 √ 顶后壁 /√ 左侧壁 / 右侧壁 / 两侧壁)，鼻咽癌，$T_3N_2M_0$。

（2）双侧上颌窦、筛窦及右侧蝶窦炎。

<h2 style="text-align:center">第二节　喉癌</h2>

一、喉癌概述

喉癌是喉部最常见的恶性肿瘤，分为声门型、声门上型及声门下型，其中声门型喉癌最常见。喉癌分化程度高，病情发展缓慢，声音改变为其早期临床表现，早期喉癌病变较局限，较少发生颈部淋巴结及远处转移；肿瘤一旦突破声门区则发展迅速，出现颈部淋巴结转移，甚至远处转移。因此喉癌早发现、早诊断、早治疗对提高患者5年生存率尤为重要。

2020年，中国临床肿瘤学会（CSCO）更新了头颈部肿瘤诊疗指南，对喉癌 TNM 分期进行了详细阐述，并明确指出 CT 增强作为头颈部肿瘤尤其是喉癌 TNM 分期的标准手段，MRI 具有软组织分辨率高等优势可作为有效补充手段。对于喉癌的影像诊断，需要描述病灶的形态学特征、内部强化方式以及淋巴结、远处转移情况。随着医学 MDT 模式的发展，影像结构式诊断报告越来越受到影像科及临床科室的重视，更有助于影像科医师进行全面、规范和准确地书写影像诊断报告，可提高工作效率，更有利于数据收集，在临床教学、科研工作中凸显出更大作用。因此，本节结合 CSCO 头颈部肿瘤诊疗指南，以临床诊疗需求为出发点，对喉癌影像诊断作出规范要求，并简要说明喉癌的结构式诊断报告，以供参考。

二、喉癌的影像规范描述和诊断

（一）书写诊断报告前准备

（1）严格核对患者的基本信息和影像检查技术，避免检查图像与患者信息不一致，确保医疗质量和医疗安全。

（2）认真查阅患者相关资料，包括患者现病史、既往史及相关各项辅助检查资料等。

（二）喉癌影像表现的描述

影像表现是影像诊断报告的重要组成部分，影像描述需与影像检查方法一致，书写做到内容完整但简明扼要，格式规范且重点突出，主要包括以下几方面内容。

1. 重点描述喉癌病灶

（1）部位。喉癌的定位采用声门型／声门上型／声门下型进行分类，并以左侧／右侧／双侧定位进行描述。（2）形态。球形、类球形或不规则形。（3）大小。（类）球形病灶需测量三维径线，规则球形病灶只描述直径即可，多发病灶可只测量最大病灶；长度单位务必统一，建议用厘米且精确到小数点后一位，三条径线都要有单位，如2.5cm×2.0cm×3.0cm。（4）边缘。描述边缘是否清楚。（5）密度／信号。参照颈部肌肉直接描述病灶密度／信号高低及其均匀度，其中密度／信号高低可分为明显低、中等低、稍低、等、稍高、中等高、明显高7级，密度／信号不均匀代表肿瘤异质性。(6)增强扫描情况，需包括以下三个方面。①强化程度（与对比剂血药浓度有关）：无强化——与平扫对比密度／信号无变化；轻度强化——CT 值增加30HU 以下；中度强化——CT 值增加30—60HU；明显强化——CT 值增加超过60HU；等血池强化——增强密度 / 信号接近同期的血管腔。②强化均匀度：强化均匀 / 不均匀。③增强多期扫描的强化模式：分别描述动脉期、静脉期病灶强化情况，概括性描述病灶的强化方式为早期强化 / 向心填充强化 / 渐进性延迟强化。

2. 对喉癌病灶周边情况进行描述

主要包括以下几方面。（1）肿瘤 T 分期关键信息：有无侵犯声带前后联合，有无声带固定，有无邻近区域侵犯，是否局限于喉内，有无侵犯或突破甲状软骨向喉外侵犯，有无椎前筋膜、颈部血管侵犯或纵隔侵犯等。（2）肿瘤 N 分期评估：颈部淋巴结增大，较大者位于哪个分区，大小范围如何，强化方式怎样。（3）肿瘤 M 分期评估：描述有无远处转移及转移瘤的影像特点。（4）有无其他病灶，如有其他病灶需对其影像特点进行描述。（5）描述有鉴别诊断价值的阴性征象。

3. 其他重要征象的观察

对颈椎、脊髓、甲状腺、鼻咽部等进行观察和描述。

（三）喉癌的影像诊断

影像诊断首先必须做到定位诊断（采用声门型 / 声门上型 / 声门下型进行分类，并以左侧 / 右侧 / 双侧进行定位），尽量作出定性诊断，而且实现与临床分期标准一致，即遵照 TNM 分期进行诊断。

三、喉癌的影像诊断报告示例

病例 患者男性，54岁，咽部异物感、声嘶3月余。

检查部位及方式：颈部 CT 平扫 + 增强扫描。影像图如图2-2。

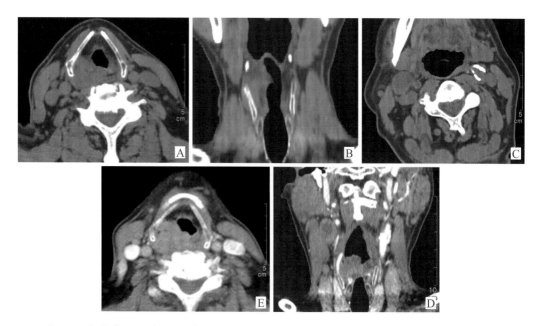

A. 为 CT 平扫轴位，B. 为 CT 平扫冠状位，C. 为 CT 平扫轴位，D. 为 CT 增强轴位，E. 为 CT 增强冠状位。

图2-2　喉癌病例 CT 平扫 + 增强扫描图像

影像诊断报告

影像所见

1. 病灶评估

部位：☑声门上　□声门　□声门下　□左侧　☑右侧　□两侧

形态：□球形　□类球形　☑不规则形

大小：2.7cm×2.0cm×2.5cm

边界：□清楚　☑不清楚

密度：☑均匀　□不均匀；□稍低密度　☑等密度

□无 /☑有 CT：平扫　呈☑等 /□稍高 /□稍低密度，密度　☑均匀 /□不均匀

☑无 /□有 MRI：T1WI 呈__信号，T2WI 呈__信号，信号均匀 /不均匀；DWI □无扩散受限 /□有扩散受限呈高信号，ADC 图呈□高信号 /□低信号 /□等信号，ADC 值约____×10⁻³mm²/s）

增强：☑均匀强化　□不均匀强化　□环形强化；☑轻 – 中度强化　□明显强化

2.TNM 分期评估

① T 分期。

T1：□（声门上型）肿瘤局限在声门上（一个亚区），声带活动正常

□（声门型）肿瘤局限于声带　□侵犯前联合　□侵犯后联合，声带活动正常；

□ T1a 肿瘤局限在一侧声带

□ T1b 肿瘤侵犯双侧声带

□（声门下型）肿瘤局限在声门下区

T2：□（声门上型）肿瘤侵犯声门上（1 个以上相邻亚区），□侵犯声门区

□侵犯门上区以外□舌根 /□会厌谷 /□梨状窝内侧壁的黏膜，无喉固定

□（声门型）□肿瘤侵犯至声门上　□声门下区　□声带活动受限

□（声门下型）肿瘤侵犯至声带　□声带活动正常　□声带活动受限

T3：☑（声门上型）肿瘤局限在喉内　□有声带固定，侵犯任何下述部位：□环后区 □会厌前间隙　□声门旁间隙　□甲状软骨内板（病灶周围脂肪间隙消失，部分突入喉腔内，右侧梨状窝变窄）

□（声门型）肿瘤局限在喉内，伴有声带固定　□侵犯声门旁间隙　□甲状软骨内板

□（声门下型）肿瘤局限在喉内，伴有声带固定

T4：中等晚期或非常晚期局部疾病

□ T4a 中等晚期局部疾病

□（声门上型）　□肿瘤侵犯穿过甲状软骨，侵犯喉外组织　□气管　□深部舌外肌在内的颈部软组织　□带状肌　□甲状腺　□食管

□（声门型）　□肿瘤侵犯穿过甲状软骨，侵犯喉外组织　□气管　□深部舌外肌在内的颈部软组织　□带状肌　□甲状腺　□食管

□（声门下型）　□肿瘤侵犯穿过甲状软骨，侵犯喉外组织　□气管　□深部舌外肌在内的颈部软组织　□带状肌　□甲状腺　□食管

□ T4b 非常晚期局部疾病

□（声门上型）　□肿瘤侵犯椎前筋膜　□包绕颈动脉　□侵犯纵隔结构

□（声门型）　□肿瘤侵犯椎前筋膜　□包绕颈动脉　□侵犯纵隔结构

□（声门下型）　□肿瘤侵犯椎前筋膜　□包绕颈动脉　□侵犯纵隔结构

② N 分期（淋巴结情况）。

Nx：□区域淋巴结无法评估

N0：□区域无淋巴结转移

N1-3：☑淋巴结肿大　☑单发　□多发　☑右侧　□左侧　□双侧；较大者位于（右Ⅲ）区，大小：2.1cm×1.7cm×2.9cm；增强扫描：□均匀强化　☑不均匀强化☑环形强化

③ M 分期。

M0：☑无远处转移

M1：□有远处转移（　　　　　）

3. 扫描所及其他脏器情况

☑无 / □有异常（颈椎、脊髓、甲状腺、鼻咽部）(　　　　　)

影像诊断

（1）喉癌（☑声门上型 / 声门型 / 声门下型），T3N1M0。

（2）＿＿＿＿＿＿＿＿。

第三节　甲状腺癌

一、甲状腺癌概述

甲状腺癌为甲状腺滤泡上皮或滤泡旁上皮来源，占全身所有恶性肿瘤的1%，头颈部首位。病理类型有乳头状癌、滤泡癌、髓样癌、低分化癌及未分化癌等，以乳头状癌最常见，占70%；分化型甲状腺癌是乳头状癌和滤泡癌的合称。临床检查以超声为重要手段，对微小癌检出更有效。但CT和MRI检查在确定甲状腺癌的位置、范围、与周围组织关系、颈部淋巴结显示等方面较超声更具优势，能为肿瘤分期、预后评估及手术方式提供必要的影像信息。

美国癌症联合委员会（AJCC）于2016年10月发布了第8版甲状腺癌的TNM分期，为甲状腺癌的生存预后提供了参考标准。甲状腺癌的治疗除了 ^{131} I 治疗，最主要的治疗方式还是手术及术后 ^{131} I 辅助治疗。CT检查中出现"咬饼征"和增强实性呈丘样强化（亦叫"半岛征"）是诊断甲状腺乳头状癌的重要征象，具有高度特异性和敏感性。因此，在CT检查中出现"咬饼征"和"半岛征"，同时甲状腺引流区出现肿大淋巴结，往往提示甲状腺癌的诊断，可适用于影像TNM分期诊断。

二、甲状腺癌的影像规范描述与诊断

（一）书写诊断报告前准备

（1）严格核对患者的基本信息和影像检查技术，避免检查图像与患者信息不一致，确保医疗质量和医疗安全。

（2）认真查阅患者相关资料，包括患者现病史、既往史及相关各项辅助检查资料等。

（二）甲状腺癌的影像描述

1. 甲状腺背景的描述

正常 / 肿大。

2. 甲状腺病灶描述

（1）部位。按解剖部位描述，如甲状腺左叶、右叶或峡部。（2）数目。可以按个数计数，如1个、2个、多个（个数≥3）；无法计数以弥漫性描述。（3）形态。结节 / 肿块，球形、类球形或不规则形。（4）大小。结节 / 肿块呈类球形病灶，需测量前后、左右、上下三条径线，规则球形病灶可只描述直径，多发病灶可只测量最大病灶；长度单位要统一，建议用厘米且精确到小数点后一位，三条径线都要有单位，如1.5cm×2.5cm×1.2cm。（5）边缘。边缘是否清楚，是否突破甲状腺包膜？（6）密度 / 信号及内部结构。在正常甲状腺背景下病灶是低 / 高密度（信号），病灶内部呈高 / 低密度（信号）。（7）增强扫描情况。①强化程度（与对比剂血药浓度有关）：无强化——与平扫对比密度 / 信号无变化；轻度强化——CT值增加30HU以下；中度强化——CT值增加30—60HU；明显强化——CT值增加超过60HU；等血池强化——增强密度 / 信号接近同期的血管腔。②强化均匀度：强化均匀 / 不均匀。③CT分两期扫描，分别为动脉期和延迟期；MRI则使用动态增强。描述病灶的强化方式

为快进快出强化 / 向心性填充强化 / 渐进性延迟强化。因甲状腺含碘量较高，CT 平扫为高密度，增强后强化程度除测量 CT 值外，有条件的建议使用剪影重建后观察，无剪影条件则测量 CT 值判断。

3. 对病灶毗邻组织的描述

主要为 T 分期提供依据。观察描述：病灶与毗邻肌肉组织界限清楚 / 不清，肌肉组织肿胀，周围及皮下脂肪间隙模糊，是否存在邻近气管壁受破坏，颈部血管及椎前筋膜是否受侵犯，

4. 颈部淋巴结的描述

颈部淋巴结分区主要按2003年美国肿瘤放射治疗组（RTOG）提出的新分区（RTOG 分区）准则进行描述，分为8个区，描述规范为：颈部肿大淋巴结所在分区 + 数目 + 最大淋巴结大小（单位为 cm），如右颈部Ⅵ区可见2个肿大淋巴结显示，最大约1.5cm×1.3cm。

三、甲状腺癌的影像诊断报告示例

病例　患者男性，30岁。

检查部位及方法：颈部 CT 平扫 + 增强扫描。影像图如图2-3。

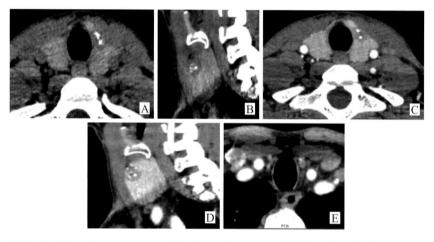

A.、B. 为平扫轴位及矢状位，C.、D. 增强轴位及矢状位，E. 为Ⅵ区肿大淋巴结（术后病理证实有转移）。

图 2-3　甲状腺癌病例 CT 平扫 + 增强扫描图像

影像诊断报告

影像所见

1. 甲状腺背景

√无 / 有肿大（　　　　　）。

2. 肿瘤情况

部位（√左叶 / 右叶 / 峡部）；数目（√单发 / 多发）；形态（√结节 / 肿块，球形 / 类球形 √ 不规则形）；内部结构（√实性 / 囊实性，无 √有结节状突起）；大小（1.4cm×0.9cm×1.6cm）；边缘（√清楚 / 不清楚，√无 / 有突破甲状腺包膜）；CT（平扫呈等 / 稍高 √ 稍低密度，密度均匀 √ 不均匀，无 √有钙化）；MRI 异常信号（T1WI 呈__信号、T2WI

呈__信号，信号均匀 / 不均匀）；增强扫描（轻中度 /√ 明显强化，均匀 /√ 不均匀强化）。

3.TNM 分期评估

①T 分期关键信息：肿瘤最大径1.6cm；√仅限于甲状腺 / 侵犯带状肌 / 侵犯皮下软组织、喉部、气管、食管（　　　）/ 侵犯椎前筋膜 / 包裹颈动脉或纵隔血管（　　　）。

②肿瘤 N 分期评估：颈部淋巴结不肿大 /√ 肿大（Ⅵ区），0.9cm×0.7cm×0.8cm），强化（√ 明显 / 不明显，√ 均匀 / 不均匀）。

③肿瘤 M 分期评估：√无 / 有远处转移（　　　　　）。

影像诊断

（1）甲状腺左叶占位，考虑甲状腺癌，T1bN1aM0。

（2）_____。

第四节　副鼻窦恶性肿瘤

一、副鼻窦恶性肿瘤概述

副鼻窦恶性肿瘤发生率依次为上颌窦、筛窦、额窦、蝶窦，其中上颌窦恶性肿瘤最常见，病理类型以鳞状细胞癌最多见。患者多因鼻塞、流涕、头痛、面部肿胀、视力障碍、牙齿疼痛、牙齿脱落等症状就诊。副鼻窦恶性肿瘤术前分期对于治疗方案的选择及预后评估至关重要。美国癌症联合委员会（AJCC）（第八版，2017年）对鼻腔和上颌窦、筛窦内上皮的恶性肿瘤有了明确的 TNM 分期及分类，为了实现与临床分期标准一致，影像诊断报告建议采用 TNM 分期进行书写。对于额窦、蝶窦恶性肿瘤，影像报告可以采用目前最为广泛应用的非结构式报告（描述性报告）进行书写。

二、副鼻窦恶性肿瘤的影像规范描述和诊断

（一）书写诊断报告前准备

（1）严格核对患者的基本信息和影像检查技术，避免检查图像与患者信息不一致，确保医疗质量和医疗安全。

（2）认真查阅患者相关资料，包括患者现病史、既往史及相关各项辅助检查资料等。

（二）副鼻窦恶性肿瘤影像表现的描述

影像表现是影像诊断报告的重要组成部分，影像描述需与影像检查方法一致。副鼻窦恶性肿瘤具有侵袭性，术前行 CT 及 MRI 检查是为了明确肿瘤浸润范围以及鼻腔是否存在结构变异，报告主要包括以下几方面内容。

1. 重点描述病灶

（1）部位。额窦 / 筛窦 / 上颌窦 / 蝶窦。（2）形态。结节 / 肿块 / 不规则形。（3）大小。病灶需测量三维径线，长度单位务必统一，建议用厘米且精确到小数点后一位，三条径线都要有单位，如5.0cm×3.5cm×4.0cm。（4）边界。清楚 / 欠清 / 模糊。（5）密度 / 信号。常表现为软组织密度（20—70HU）/ 信号，密度 / 信号不均匀。（6）增强扫描情况。常表现为不均匀中度—明显强化。（7）周围窦壁骨质破坏情况。观察副鼻窦各壁、眼眶等。（8）周围组织情况。观察眼肌、视神经、翼腭窝、颞下窝、海绵窦、鼻甲、鼻中隔等是否受侵。

2. 有无眶面部及颅内病变

若有，需描述。(1)病变部位。采用周围间隙及脑叶定位。(2)密度 / 信号。可分为明显低、中等低、稍低、等、稍高、中等高、明显高7级。（3）边界。清楚 / 欠清 / 模糊。（4）增强扫描情况。①强化程度（与对比剂血药浓度有关）：无强化 / 轻度强化 / 中度强化 / 明显强化。②强化均匀度：病灶如有强化，需要描述强化是否均匀。

3. 观察鼻腔结构有无解剖变异存在

若有，需描述。

4. 扫描所及其他部位情况

主要是观察鼻咽部、周围淋巴结。

（三）副鼻窦恶性肿瘤的影像诊断

影像诊断是影像检查的结论，需要与影像表现相对应。影像诊断首先必须做到定位诊断，尽量作出定性诊断。对于鼻腔、上颌窦、筛窦的恶性肿瘤，为了实现与临床分期标准一致，建议采用 TNM 分期进行诊断（注：该分期系统仅适用于除淋巴瘤、肉瘤外的鼻窦和鼻腔上皮性的恶性肿瘤，不适用于非上皮性的黑色素瘤）。

三、副鼻窦恶性肿瘤的影像诊断报告示例

病例　患者男性，73 岁，涕中带血伴右眼视物模糊 1 周。影像图如图 2-4。

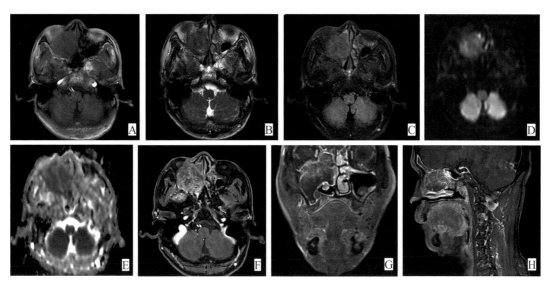

A. 为 T1WI 轴位，B. 为 T2WI 轴位，C. 为 FLAIR 轴位，D. 为 DWI，E. 为 ADC，F. 为 T1WI 增强轴位，G. 为 T1WI 增强冠状位，H. 为 T1WI 增强矢状位。

图 2-4　副鼻窦恶性肿瘤病例 MRI 平扫 + 增强扫描图像

影像诊断报告

影像所见

1.肿瘤情况

部位（右侧上颌窦 - 鼻腔 - 蝶窦 - 筛窦）；数目（√单发 / 多发）；形态（结节 /√肿块，球形 / 类球形 /√不规则形）；内部结构（√实性 / 囊实性，√无 / 有分隔、壁结节）；大小（3.8cm×3.4cm×3.2cm）；边缘（清楚 /√欠清 / 模糊）；MRI（T1WI 呈等信号、T2WI 呈等信号，信号均匀 /√不均匀，DWI 无 /√有扩散受限，ADC 值约 $0.901×10^{-3}$ mm²/s）；增强扫描（轻中度 /√明显强化，均匀 /√不均匀强化）。

2.TNM 分期评估

（1）T 分期关键信息：是 /√否局限上颌窦黏膜。无 /√有以下骨质破坏（硬腭 /√中鼻道），√上颌窦后壁 /√皮下组织 /√眼眶的底壁或内侧壁 /√翼腭窝 / 筛窦，√眼眶内容物前部 /√颊部皮肤 / 翼板 /√颞下窝 /√筛板 /√蝶窦 / 额窦，/√眶尖 /√硬脑膜 / 脑组织 / 中颅窝 / 颅神经（除三叉神经上颌支）/ 鼻咽 / 斜坡。

（2）肿瘤 N 分期评估：无 /√ 有淋巴结转移［同侧 /√ 双侧 / 对侧、单个 /√ 多个，最大径 1.0cm，ENE（√–/+）］。

（3）肿瘤 M 分期评估：无 / 有远处转移（无法评估）。

影像诊断

右侧上颌窦 – 鼻腔 – 蝶窦 – 筛窦恶性肿瘤，T4bN2cMx。

［备注：本病例手术病理诊断为（右上颌窦）高 – 中分化鳞状细胞癌。］

第五节　内翻性乳头状瘤

一、内翻性乳头状瘤病变概述

内翻性乳头状瘤是鼻部常见的良性肿瘤，但具有侵袭性生长、术后复发率高及容易恶变的特点。发病与人乳头状瘤病毒（HPV）感染有密切关系，亦可能与 EB 病毒感染有关。患者多以鼻塞、流涕、头痛就诊。对于内翻性乳头状瘤，可以采用目前最为广泛应用的非结构式报告（描述性报告）进行书写。

二、内翻性乳头状瘤的影像规范描述和诊断

（一）书写诊断报告前准备

（1）严格核对患者的基本信息和影像检查技术，避免检查图像与患者信息不一致，确保医疗质量和医疗安全。

（2）认真查阅患者相关资料，包括患者现病史、既往史及相关各项辅助检查资料等。

（二）内翻性乳头状瘤影像表现的描述

影像表现是影像诊断报告的重要组成部分，影像描述需与影像检查方法一致。内翻性乳头状瘤以手术切除为主，术后复发率高，有恶变倾向，术前行 CT 及 MRI 检查是为了明确病灶附着部位、病变累及范围以及鼻腔是否存在结构变异，报告主要包括以下几方面内容。

1. 重点描述病变

（1）部位。鼻腔 / 鼻窦（额窦、筛窦、上颌窦、蝶窦）。（2）形态。结节 / 肿块，球形、类球形或不规则形。（3）大小。病灶需测量三维径线，长度单位务必统一，建议用厘米且精确到小数点后一位，三条径线都要有单位，如 5.0cm×3.5cm×4.0cm。（4）边缘。清楚 / 欠清 / 模糊。（5）密度 / 信号。软组织密度（20—70HU）/ 信号，其间有 / 无钙化灶。有 / 无"小气泡"样形态。需描述病灶密度 / 信号是否均匀。（6）增强扫描情况。多呈轻度不均匀强化，典型 MRI 表现为"脑回状"强化。(7)周围窦壁骨质情况。完整 / 吸收破坏 / 增生硬化。(8)周围其他组织情况。观察鼻甲和鼻中隔等。

2. 有无眶面部及颅内病变

若有，需描述。(1)部位。采用周围间隙及脑叶定位。(2)密度 / 信号。可分为明显低、中等低、稍低、等、稍高、中等高、明显高7级。（3）边界。清楚 / 欠清 / 模糊。（4）增强扫描情况。①强化程度（与对比剂血药浓度有关）：无强化、轻度强化、中度强化、明显强化；②强化均匀度：病灶如有强化，需要描述强化是否均匀。

3. 需观察鼻腔结构有无解剖变异存在

若有，需描述。

4. 扫描所及其他部位情况

主要是观察鼻咽部。

（三）内翻性乳头状瘤的影像诊断

影像诊断需要与影像表现相对应。影像诊断首先做到精准定位诊断，典型病灶直接给出明确定性诊断；不典型病灶给出不超过3个的可能诊断（以可能性由大到小的顺序排列）。如果有多个疾病诊断，按疾病的重要程度先后排列，而且诊断结论的顺序应与影像描述的顺序一致。

三、内翻性乳头状瘤的影像诊断报告示例

病例 患者男性，65岁，头痛、右侧下肢活动障碍两年余。

检查部位及方法：头颅 MRI 平扫 + 增强扫描。影像图如图2-5。

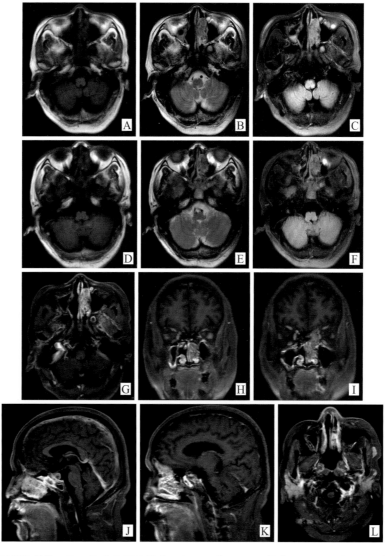

A.、D. 为 T1WI 轴位，B.、E. 为 T2WI 轴位，C.、F. 为 FLAIR 轴位，G.、L. 为 T1WI 增强轴位，H.、I. 为 T1WI 增强冠状位，J.、K. 为 T1WI 增强矢状位。

图 2-5 内翻性乳头状瘤病例 MRI 平扫 + 增强扫描图像

影像诊断报告

影像所见

蝶窦 – 鞍区 – 左侧鼻腔 – 筛窦 – 额窦见不规则形肿块影，边界欠清，信号不均匀，以 T1WI 等、T2WI 稍高信号为主，范围约 3.0cm×3.8cm×4.1cm，增强扫描病灶呈不均匀脑回状明显强化，左侧翼外肌可见片状明显强化；所见枕骨斜坡、蝶骨左份局部骨髓 T1WI 信号降低，增强扫描可见条片状明显强化。鼻咽顶后壁黏膜未见增厚，双侧咽隐窝、咽鼓管咽口、咽旁间隙及海绵窦未见异常；两侧翼内肌、右侧翼外肌及两侧头长肌形态、信号未见异常。右侧上颌窦黏膜增厚，其内可见片状 T1WI 低、T2WI 高信号影。脑实质未见异常信号影及异常强化灶，脑室系统未见狭窄或扩张，中线结构居中。所示上颈部未见肿大淋巴结。

影像诊断

（1）蝶窦 – 鞍区 – 左侧鼻腔 – 筛窦 – 额窦占位并累及左侧翼外肌、枕骨斜坡、蝶骨左份，内翻性乳头状瘤？恶性肿瘤？

（2）右侧上颌窦炎症。

第六节 结节性甲状腺肿

一、结节性甲状腺肿概述

结节性甲状腺肿（NG）是单纯性甲状腺肿通过增生、退变演变而成，是甲状腺最常见的良性病变，可分为地方性及散发性。女性多见，青春期、妊娠期、哺乳期发病或加重。医学研究表明，在结节性甲状腺肿患者中，发生甲状腺癌变的概率在17%左右。临床上对结节性甲状腺肿易发生漏诊及误诊现象，因此准确的影像诊断对临床诊疗意义重大。CT增强扫描有助于结节性甲状腺肿的诊断。

二、结节性甲状腺肿的影像规范描述和诊断

（一）书写诊断报告前准备

（1）严格核对患者的基本信息和影像检查技术，避免检查图像与患者信息不一致，确保医疗质量和医疗安全。

（2）认真查阅患者相关资料，包括患者现病史、既往史及相关各项辅助检查资料等。

（二）结节性甲状腺肿影像表现的描述

影像表现是影像诊断报告的重要组成部分，影像描述需与影像检查方法一致，书写做到内容完整但简明扼要，格式规范且重点突出。重点描述结节性甲状腺肿病灶，主要包括以下几方面内容。

1. 甲状腺背景

描述甲状腺形态、大小、边缘

2. 结节性甲状腺肿平扫情况

（1）结节性甲状腺肿病灶定位。结节性甲状腺肿可发生在甲状腺的任何部位，病变定位采用甲状腺左侧叶/右侧叶/甲状腺峡部进行描述。（2）数目。结节性甲状腺肿常为多发，可以计数的描述具体个数［1个、2个、多个（3个及以上）］，无法计数的描述为弥漫多发。（3）形态。结节形/肿块，球形、类球形或不规则形。（4）大小。类球形病灶需测量三维径线，规则球形病灶只描述直径即可，多发病灶可只测量最大病灶；长度单位务必统一，建议用厘米且精确到小数点后一位，三条径线都要有单位，如5.0cm×3.5cm×4.0cm。（5）边缘。描述边缘是否清楚。（6）密度/信号。参照病灶所在位置的甲状腺背景直接描述病灶的密度/信号高低及其均匀度。（7）内部情况。观察病灶内有无钙化（钙化位置、形态、弧形钙化为典型），有无囊变液化坏死区，有无出血（呈高密度），有无分隔。

3. 增强扫描情况

常包括以下三个方面。①强化程度（与对比剂血药浓度有关）。CT强化程度描述为：无强化——与平扫对比密度无变化，轻度强化——CT值增加30HU以下，中度强化——CT值增加30—60HU，明显强化——CT值增加超过60HU，等血池强化——增强密度接近同期的血管腔；MRI强化程度目前无量化标准，单期扫描一般描述为无强化、轻中度强化、明显强化。②强化均匀度。均匀/不均匀强化。③增强多期扫描的强化模式。分别描述动

脉期、静脉期、延迟期的病灶强化情况。注意重点观察对结节性甲状腺肿具有诊断及鉴别诊断价值的强化方式，如 a. 囊性结节——结节不强化或边缘强化，多囊结节呈蜂房状表现；b. 实性结节——结节不均一强化；c. 囊实性混杂结节——实性部分强化一般不如甲状腺背景明显；d. 分隔线不强化。

4. 对结节性甲状腺肿的病灶周边情况进行描述

主要包括以下几方面。（1）病灶与周围结构情况：邻近甲状腺包膜是否完整，是否凸出于甲状腺轮廓外，有无侵犯破坏甲状腺周围组织结构，有无甲状腺周围组织结构受压推移改变。（2）有无颈部淋巴结肿大，如果有肿大淋巴结，需具体描述淋巴结分区（Ⅶ分区法）。（3）描述有鉴别诊断价值的阴性征象。

5. 扫描所及其他组织结构情况

主要是观察声带、声旁间隙、梨状窝、颈段食管、颈部肌群、鼻咽部、鼻窦等组织结构。

（三）结节性甲状腺肿的影像诊断

影像诊断需要与影像表现相对应。影像诊断首先必须做到定位诊断，尽量作出定性诊断（典型结节性甲状腺肿直接给出明确诊断；不典型病灶给出不超过3个的可能诊断，以可能性由大到小的顺序排列）。如果有多个疾病诊断，按疾病的重要程度先后排列，而且诊断结论的顺序应与影像描述的顺序一致。

三、结节性甲状腺肿的影像诊断报告示例

病例　患者女性，60岁，检查发现甲状腺占位3月余。

检查部位及方法：颈部64排CT平扫＋增强＋重建。影像图如图2-6。

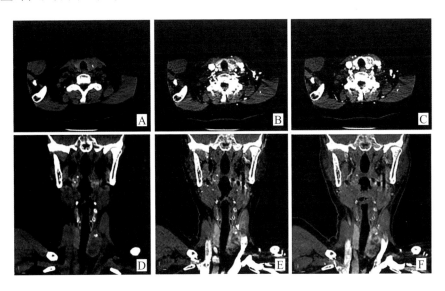

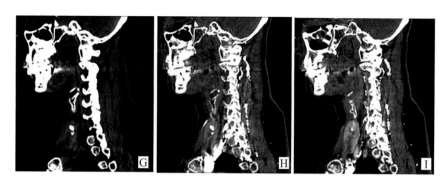

A.、D.、G. 分别为平扫轴位、冠状位及矢状位，B.、E.、H. 分别为增强扫描动脉期轴位、冠状位及矢状位，G.、H.、I. 分别为增强扫描静脉期轴位、冠状位及矢状位。

图 2-6　结节性甲状腺肿病例 CT 平扫 + 增强 + 重建扫描图像

影像诊断报告

影像所见

甲状腺左侧叶饱满，密度不均匀，其内可见结节状不均匀低 / 稍低混杂密度灶，大小约 1.7cm×2.2cm×3.0cm，病变内见结节状致密钙化灶，以病灶边缘分布为主；增强扫描呈多囊结节边缘强化，似蜂房状改变；邻近甲状腺包膜完整，未见病灶凸出于甲状腺轮廓外，周围脂肪间隙清晰，周围组织结构未见异常。邻近气管受压稍向右偏移，左颈总动脉受压向后方移位。甲状腺右侧叶及峡部形态、大小、密度未见异常。

双侧声带形态未见异常，声旁间隙清晰。声门上区及下区未见异常密度影。双侧梨状窝对称，形态未见异常。颈段食管管壁未见增厚，管腔未见狭窄。颈部肌群层次清楚，未见肿大淋巴结影。扫描所及左侧上颌窦黏膜增厚，其他组织结构未见异常征象。

影像诊断

（1）甲状腺左侧叶结节，考虑结节性甲状腺肿。

（2）左侧上颌窦炎。

第七节 腮腺良性肿瘤

一、腮腺良性肿瘤概述

多形性腺瘤是最常见的腮腺肿瘤，约占腮腺良性肿瘤的80%。多发生于30—50岁（约80%），多见于女性。肿瘤中含有肿瘤性上皮组织、黏液样组织及软骨样组织。在生物学特性上属临界瘤，即介于良恶性之间的肿瘤，有恶变可能。Warthin 瘤又叫腺淋巴瘤，是继多形性腺瘤后第二常见的腮腺肿瘤，多见于中老年人。肌上皮瘤和基底细胞瘤少见。

二、腮腺良性肿瘤的影像规范描述和诊断

（一）书写诊断报告前准备

（1）严格核对患者的基本信息和影像检查技术，避免检查图像与患者信息不一致，确保医疗质量和医疗安全。

（2）认真查阅患者相关资料，包括患者现病史、既往史及相关各项辅助检查资料等。

（二）腮腺良性肿瘤影像表现的描述

影像表现是影像诊断报告的重要组成部分，影像描述需与影像检查方法一致，书写做到内容完整但简明扼要，格式规范且重点突出，重点描述多形性腺瘤病灶，主要包括以下几方面内容。

1.腮腺良性肿瘤病灶

（1）病灶定位。以病灶发生的部位区域（如：腮腺深叶、浅叶或跨深浅叶）进行定位描述。（2）数目。多形性腺瘤多数为单发，若出现多发可以计数的描述具体个数［1个、2个、多个（3个及以上）］，无法计数的描述为弥漫多发。（3）形态。球形、类球形或不规则形。（4）大小。类球形病灶需测量三维径线，规则球形病灶只描述直径即可，多发病灶可只测量最大病灶；长度单位务必统一，建议用厘米且精确到小数点后一位，三条径线都要有单位，如2.0cm×1.5cm×3.0cm。（5）边缘。描述边缘是否清楚。（6）密度/信号。参照相邻咬肌，直接描述病灶密度/信号高低及其均匀度。需观察病灶内有无钙化（钙化形态、位置）、肿瘤内有无囊变或坏死区、有无出血等。

2.增强扫描情况

需包括以下三个方面。①强化程度（与对比剂血药浓度有关）。CT/MRI 强化程度描述为：无强化/轻度强化/中度强化/明显强化。②强化均匀度。强化均匀/不均匀。③增强多期扫描的强化模式。分别描述动脉期、静脉期的病灶强化情况，并概括性描述其强化方式，如"快进快出""渐进性强化"等。

3.对腮腺良性肿瘤的周边情况进行描述

主要包括：（1）周边血管是否贴边、包绕或穿行。（2）周边组织是否受侵犯。（3）周边有无肿大淋巴结。（4）描述有鉴别诊断价值的阴性征象。

（三）腮腺良性肿瘤的影像诊断

影像诊断需要与影像表现相对应。影像诊断首先必须做到定位诊断，尽量作出定性诊断（首先定良恶性，对于典型病变直接给出明确诊断；不典型病变给出不超过3个的可能诊断，以可能性由大到小的顺序排列）。如果有多个疾病诊断，按疾病的重要程度先后排列，而且诊断结论的顺序应与影像描述的顺序一致。

三、腮腺良性肿瘤的影像诊断报告示例

病例 患者女性，59岁，主诉发现左颈部肿物1年，无明显压痛。

检查部位及方法：腮腺 MRI 平扫 + 增强扫描。影像图如图2-7。

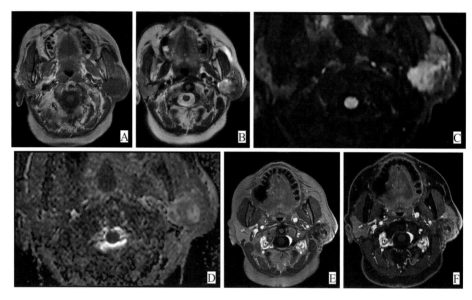

A. 为 T1WI 轴位，B. 为 T2WI 轴位，C.、D. 为 DWI 及 ADC，E.、F. 为增强扫描轴位。

图 2-7 腮腺良性肿瘤病例 MRI 平扫 + 增强扫描图像

影像诊断报告

影像所见

左侧腮腺深叶见一类球形 T1WI 稍低、T2WI 中等高信号影，信号欠均匀，边缘清楚，大小约2.7cm×2.4cm×2.9cm，DWI 局部稍扩散受限；增强扫描病灶呈不均匀强化，其内见斑片状不强化区。周围血管贴边走行，管壁尚光整。对应层面外侧皮肤增厚且强化明显，邻近左耳局部肿胀。左侧颈部Ⅱ区见小淋巴结显示，增强扫描呈均匀明显强化。双侧声带形态及信号未见异常，声旁间隙清晰；声门上区及下区未见异常信号影。双侧梨状窝对称，形态未见异常。颈段食管管壁未见增厚，管腔未见狭窄。甲状腺形态、大小正常，其内未见异常信号影。颈部肌群层次清楚，未见异常。

影像诊断

（1）左侧腮腺占位，考虑多形性腺瘤可能性大。

（2）左侧腮腺区局部皮肤增厚，邻近左耳部软组织肿胀，考虑感染性病变。

第八节　腺淋巴瘤

一、腺淋巴瘤概述

腺淋巴瘤，又名 Warthin 瘤或乳头状淋巴囊腺瘤，是腮腺第二常见的良性肿瘤，占所有腮腺肿瘤的 10%，单发多见（20% 多发），双侧发病占 15%。肿瘤来源于腺体内的淋巴结或残存于淋巴结构内的异位涎腺组织，腺淋巴瘤发生的位置较固定，好发于腮腺浅叶后下部（淋巴结集中处）。肿瘤好发于中老年男性，与吸烟关系密切，临床表现为腮腺区无痛性肿块，生长缓慢，表面光滑，质地软，有弹性感。绝大多数发生于腮腺内，其他部位如颌下腺、鼻咽部偶可发生。恶变风险小于 1%。影像报告推荐采用结构式诊断报告。

二、腺淋巴瘤的影像规范描述和诊断

（一）书写诊断报告前准备

（1）严格核对患者的基本信息和影像检查技术，避免检查图像与患者信息不一致，确保医疗质量和医疗安全。

（2）认真查阅患者相关资料，包括患者现病史、既往史及相关各项辅助检查资料等。

（二）腺淋巴瘤影像表现的描述

影像表现是影像诊断报告的重要组成部分，影像描述需与影像检查方法一致，要求做到内容完整但简明扼要，格式规范且重点突出，主要包括以下几方面内容。

1. 重点描述腺淋巴瘤病灶

（1）部位。如腮腺浅叶后下部。（2）数目。1 个、2 个、多个（3 个及以上）。（3）形态。结节形 / 肿块，球形、类球形或不规则形。（4）大小。类球形病灶需测量三维径线，规则球形病灶只描述直径即可，多发病灶可只测量最大病灶；长度单位务必统一，建议用厘米且精确到小数点后一位，三条径线都要有单位，如 5.0cm×3.5cm×4.0cm。（5）边缘。描述病灶边缘是否清楚，有无包膜。（6）密度 / 信号。参照周围肌肉直接描述病灶密度 / 信号高低及其均匀度。（7）增强扫描情况，需包括以下三个方面。①强化程度。无强化 / 轻度强化 / 中度强化 / 明显强化 / 等血池强化。②强化均匀度。强化均匀 / 不均匀。③增强多期扫描的强化模式。分别描述动脉期、静脉期的病灶强化情况，概括性描述病灶的强化方式为快进快出强化 / 延迟强化 / 环形强化。

2. 对腺淋巴瘤的病灶周边情况进行描述

主要包括以下几方面。（1）有无其他伴随征象，如血管贴边征。（2）周围结构是否清晰，有无周围结构侵犯。（3）如有其他病灶需对其影像特点进行描述。（4）描述有鉴别诊断价值的阴性征象。

3. 其他重要征象的观察

描述周围有无肿大淋巴结。

（三）腺淋巴瘤的影像诊断

影像诊断是影像检查的结论，需要与影像表现相对应。影像诊断首先必须做到定位诊

断（腮腺内 / 腮腺外），尽量作出定性诊断。

三、腺淋巴瘤的影像诊断报告示例

病例 患者男性，70岁，查体发现左侧腮腺肿物。

检查部位及方法：腮腺 CT 平扫 + 增强扫描。影像图如图2-8。

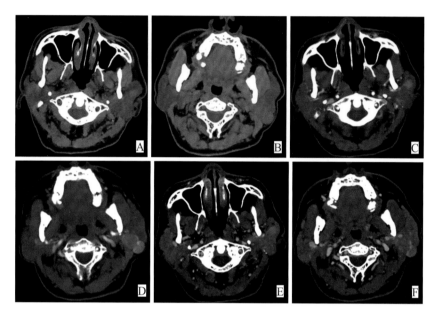

A.、B. 为不同层面 CT 平扫轴位，C.、D. 为 CT 增强动脉期轴位，E.、F. 为 CT 增强静脉期轴位。

图 2-8 腺淋巴瘤病例 CT 平扫 + 多期增强扫描图像

影像诊断报告

影像所见

1. 肿瘤情况

部位（左侧腮腺）；数目（单发 /√ 多发）；形态（√ 结节 / 肿块，球形 /√ 类球形 / 不规则形）；内部结构（√ 实性 / 囊实性，√ 无 / 有分隔，√ 无 / 有壁结节）；大小（较大者约 2.4cm×1.6cm×3.4cm）；边缘（√ 清楚 / 不清楚）；无 /√ 有 CT（平扫呈等 /√ 稍高 / 稍低密度，密度 √ 均匀 / 不均匀）；√ 无 / 有 MRI（T1WI 呈__信号、T2WI 呈__信号，信号均匀 / 不均匀，DWI 无 / 有扩散受限，ADC 值约____×10^{-3}mm^2/s）；增强扫描（轻中度 /√ 明显强化，均匀 /√ 不均匀强化，动脉期强化明显，静脉期强化减退）。

2. 其他征象

无 /√ 有贴边血管征（   ）；√ 无 / 有周围结构侵犯（   ）；√ 无 / 有周围淋巴结肿大（   ）。

3. 扫描所及其他组织情况

√ 无 / 有异常（   ）。

影像诊断

左侧腮腺多发结节，考虑腺淋巴瘤可能性大。

第九节 副鼻窦炎

一、化脓性鼻窦炎病变概述

化脓性鼻窦炎是临床上常见的鼻窦炎症类型，可分为急性与慢性两类。患者多以鼻塞、脓涕、头痛就诊。对于化脓性鼻窦炎，可以采用目前最为广泛应用的非结构式报告（描述性报告）进行书写。

二、化脓性鼻窦炎的影像规范描述和诊断

（一）书写诊断报告前准备

（1）严格核对患者的基本信息和影像检查技术，避免检查图像与患者信息不一致，确保医疗质量和医疗安全。

（2）认真查阅患者相关资料，包括患者现病史、既往史及相关各项辅助检查资料等。

（二）化脓性鼻窦炎影像表现的描述

影像表现是影像诊断报告的重要组成部分，影像描述需与影像检查方法一致，要求内容完整但简明扼要，格式规范且重点突出，主要包括以下几方面内容。

1. 重点描述鼻窦病变

（1）部位。额窦、筛窦、上颌窦、蝶窦。（2）窦腔黏膜。有无增厚。（3）病变密度/信号。明显低、中等低、稍低、等、稍高、中等高、明显高7级，需描述病灶密度/信号是否均匀，是否存在钙化灶。（4）增强扫描情况。常表现为黏膜强化，窦腔内液体不强化。（5）窦壁骨质情况。完整/吸收破坏/硬化增厚。（6）窦口鼻道复合体。若累及需描述破坏范围。（7）周围组织情况。观察鼻腔、鼻甲、鼻中隔。

2. 有无眶面部及颅内病变

若有，需描述。（1）部位。采用周围间隙及脑叶定位。（2）密度/信号。（3）边界。清楚/欠清/模糊。（4）增强扫描情况。①强化程度（与对比剂血药浓度有关）：无强化、轻度强化、中度强化、明显强化；②强化均匀度：病灶如有强化，需要描述强化是否均匀。

3. 描述有无先天解剖变异存在

若有，需描述。

4. 扫描所及其他部位情况

主要是观察鼻咽部。

（三）化脓性鼻窦炎的影像诊断

影像诊断需要与影像表现相对应。急性化脓性鼻窦炎鼻窦内含液体较多，常有气-液平面，窦壁骨质一般无明显变化，偶有轻度吸收破坏；慢性化脓性鼻窦炎鼻窦黏膜均匀增厚，窦壁骨质硬化增厚；若窦腔内病变含钙化灶，诊断应考虑真菌性鼻窦炎可能。

三、化脓性鼻窦炎的影像诊断报告示例

病例 患者女性，35岁，反复头晕头痛伴黏涕1年余。

检查部位及方法：鼻部 CT 平扫 + 重建。影像图如图 2-9。

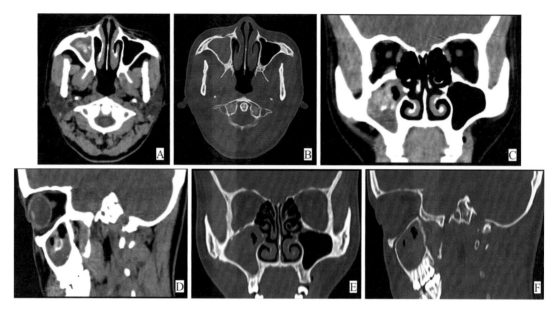

A.、B. 为轴位软组织窗和骨窗，C.、E. 为冠状位软组织窗和骨窗，D.、F. 为矢状位软组织窗和骨窗。

图 2-9　化脓性鼻窦炎病例鼻部 CT 平扫 + 重建图像

影像诊断报告

影像所见

右侧上颌窦黏膜不均匀增厚，窦腔内见片状混杂密度影，其内可见不规则斑片状高密度灶，窦壁骨质增生硬化。左侧上颌窦、双侧筛窦、蝶窦、额窦形态正常，窦壁完整，窦腔内未见异常密度影，黏膜未见增厚。双侧上、中、下鼻甲对称，未见异常；鼻中隔居中。

影像诊断

右侧上颌窦炎症（考虑真菌性可能性大）。

第十节　中耳炎

一、中耳炎概述

中耳炎是耳部常见的炎性病变，根据《中耳炎临床分类和手术分型指南（2012）》将中耳炎分为分泌性中耳炎、化脓性中耳炎、中耳胆脂瘤及特殊类型中耳炎。其中以化脓性最常见，化脓性中耳炎临床上分为急性和慢性两种，慢性包括单纯型及骨疡型。患者多以耳部疼痛、听力下降以及耳溢液就诊。

二、中耳炎的影像规范描述和诊断

（一）书写诊断报告前准备

（1）严格核对患者的基本信息和影像检查技术，避免检查图像与患者信息不一致，确保医疗质量和医疗安全。

（2）认真查阅患者相关资料，包括患者现病史、既往史及相关各项辅助检查资料等。

（二）中耳炎影像表现的描述

临床根据患者症状及专科检查即可诊断，行影像检查的目的是了解病变周围骨质破坏程度、有无颅内并发症以及术区有无先天解剖变异存在，所以影像描述主要包括以下几方面内容。

1. 重点描述病变组织与周围正常结构的关系

化脓性中耳炎。（1）部位。乳突气房（注意描述分型）、乳突窦、鼓室。（2）密度/信号。（3）形态。常表现为片状。（4）周围骨质破坏情况。听小骨形态、密度、位置及听骨链（锤砧关节、砧镫关节）；上鼓室、乳突窦入口、乳突窦有无扩大及骨质破坏程度；鼓室盖是否完整。（5）增强扫描情况。①强化程度（与对比剂血药浓度有关）：无强化/轻度强化/中度强化/明显强化；②强化均匀度：病灶如有强化，需要描述强化是否均匀。（6）鼓膜。完整/增厚/破损。

中耳胆脂瘤。（1）部位。上鼓室、乳突窦入口、乳突窦。（2）密度/信号。软组织密度（20—70HU）/信号。（3）周围骨质破坏情况。听小骨及听骨链（锤砧关节、砧镫关节）破坏程度，盾板是否存在；上鼓室、乳突窦入口、乳突窦扩大，边缘光滑锐利、骨质增生硬化。（4）增强扫描情况。无强化——与平扫对比密度/信号无变化。

2. 描述有无解剖变异存在

颈静脉球高位，乙状窦前位，颅中窝低位。

3. 观察有无颅内病变

若有，需描述。（1）部位：采用脑叶定位。（2）密度/信号:（与周围正常脑实质背景相比）可分为明显低、中等低、稍低、等、稍高、中等高、明显高7级。（3）边界：清楚/欠清/模糊。（4）增强扫描情况。①强化程度（与对比剂血药浓度有关）：无强化/轻度强化/中度强化/明显强化；②强化均匀度：病灶如有强化，需要描述强化是否均匀。

4.扫描所及其他部位情况

主要是观察外耳道、耳蜗、前庭、半规管、蜗窗、前庭窗、面神经管、前庭导水管以及鼻咽部、腮腺，所见区域淋巴结有无肿大、咽旁间隙是否正常。

（三）中耳炎的影像诊断

影像诊断需要与影像表现相对应。影像诊断首先做到精准定位诊断，如果有多个疾病诊断，按疾病的重要程度先后排序，而且诊断结论的顺序应与影像描述的顺序一致。

三、中耳炎的影像诊断报告示例

（一）化脓性中耳炎的放射诊断报告示例

病例 患者女性，61岁，双耳流脓1年余。

检查部位及方法：耳部 CT 平扫。影像图如图 2-10。

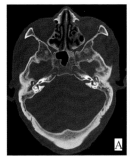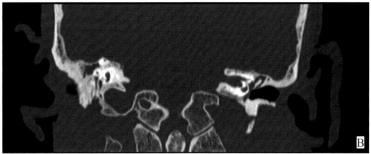

A. 为轴位，B. 为冠状位。

图 2-10 化脓性中耳炎病例耳部 CT 平扫图像

影像诊断报告

影像所见

双侧外耳道通畅，各壁骨质未见异常，两侧鼓膜连续。双侧乳突呈板障型，双侧乳突气房、乳突窦及鼓室内见斑片状密度增高影。鼓室盖骨质完整。听小骨形态、密度、位置及锤砧关节、砧镫关节未见异常改变。耳蜗、前庭、半规管未见异常；蜗窗、前庭窗显示清晰，耳蜗周围骨质未见异常。面神经管各段未见异常改变。两侧颈静脉窝无高位，乙状窦无前位，双侧前庭导水管未见扩大。所示颅内未见病变。

影像诊断

双侧中耳乳突炎。

（二）中耳胆脂瘤的放射诊断报告示例

病例 患者男性，55岁，左耳反复流脓1年余。

检查部位及方法：耳部 CT 平扫＋重建。影像图如图 2-11。

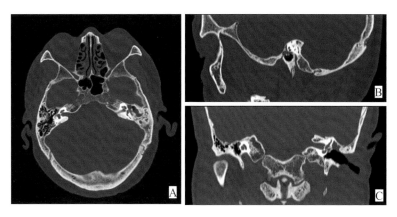

A. 为轴位，B. 为矢状位，C. 为冠状位。

图 2-11 中耳胆脂瘤病例耳部 CT 平扫 + 重建图像

影像诊断报告

影像所见

双侧外耳道通畅，各壁骨质未见异常；左侧鼓膜增厚，右侧鼓膜连续。左侧乳突呈硬化型，乳突、乳突窦、鼓窦及鼓室内可见斑片状软组织密度影填充，鼓窦扩大，鼓室盾板、听骨链、鼓窦壁及面神经鼓室段骨质部分吸收、边缘硬化。右侧乳突呈气化型，右侧鼓室壁见斑片状密度增高影，鼓窦入口未见扩张，周围骨质未见破坏，右侧面神经管各段未见异常改变。双侧耳蜗、前庭、半规管未见异常；蜗窗、前庭窗显示清晰，耳蜗周围骨质未见异常。两侧颈静脉窝无高位，乙状窦无前位，双侧前庭导水管未见扩大。所示颅内未见病变。

影像诊断

（1）左侧胆脂瘤型中耳炎。

（2）右侧中耳炎。

第十一节　颌面部骨折

一、颌面部骨折概述

颌面部骨由14块形态各异的骨组成，构成颅面框架，支持和保护眼眶、鼻腔、口腔等相关结构，其中除了下颌骨和犁骨为单一骨，上颌骨、鼻骨、泪骨、颧骨、腭骨及下鼻甲骨均左右成对，呈对称排列。脑颅骨复合体与面颅骨复合体之间的连接为颞颌关节；颌面骨折多为复合型骨折，常规X线检查因密度分辨率不高，往往不能准确、清楚、全面反映出骨折情况，容易发生漏诊、误诊。因此，颌面部外伤首选CT检查。针对颌面部外伤患者，CT三维重建能更清楚地显示骨折粉碎程度和碎骨移位情况，有助于碎骨片的定位，对骨折的精准定位起到重要作用。

二、颌面部骨折的影像规范描述和诊断

（一）书写诊断报告前准备

（1）严格核对患者的基本信息和影像检查技术，避免检查图像与患者信息不一致，确保医疗质量和医疗安全。

（2）认真查阅患者相关资料，包括患者现病史、既往史及相关各项辅助检查资料等。

（二）颌面部骨折影像表现的描述

影像表现是影像诊断报告的重要组成部分，影像描述需与影像检查方法一致，要求内容完整但简明扼要，格式规范且重点突出，主要包括以下几方面内容。

1. 骨折部位

重点清晰描述骨折解剖名称。

（1）鼻骨：两块骨组成，邻近骨包括额骨鼻部、上颌骨额突、鼻中隔、鼻泪管、泪骨。

（2）上颌骨：由上颌体、颧突、腭突、牙槽突组成。

（3）下颌骨：呈弓形，由水平的下颌体和垂直下颌升支组成，下颌升支部上方有两个骨性突起，前方称为冠突，后方称为髁突。

（4）眼眶：由7块骨头参与构成，分眶顶、眶底、眶外侧壁、眶内侧壁。

（5）鼻窦骨：为上颌窦、额窦、筛窦和蝶窦。

①上颌窦，前壁、后外壁、内壁、上壁、底壁。

②额窦，前壁、后壁、内壁、底壁。

③筛窦，前壁、后壁、内侧壁、外侧壁、顶壁、下壁。

④蝶窦，上壁、下壁、内壁、外壁、前壁、后壁。

（6）其余骨：腭骨、犁骨、颧骨、下鼻甲骨及蝶骨体、大翼、小翼、翼突。

2. 骨折移位描述

观察骨折端是否发生分离移位；对于发生分离移位的，需描述骨折端的移位方向和程度，累及周围组织结构情况。

3.继发性改变及其他部位观察

观察周围软组织肿胀、积气、血肿形成情况，也不能遗漏对扫及颈部、颅脑的观察。针对一些非移位性或隐匿性骨折有时很难鉴别。对于一些难以辨认的骨折，可以通过临近软组织损伤表现和继发性损伤表现间接作出诊断。在钝性损伤部位，常会出现软组织水肿和皮下气肿、血肿，需要仔细寻找骨折部位。

（三）颌面部骨折的影像诊断

影像诊断需要与影像表现相对应。影像诊断首先必须做到精准定位诊断。如果有多个疾病诊断，按疾病的重要程度先后排列，而且诊断结论的顺序应与影像描述的顺序一致。

三、颌面部骨折的影像诊断报告示例

病例　患者男性，41岁，树木砸伤面部，疼痛1小时。

检查部位及方法：颌面部CT平扫+骨三维成像。影像图如图2-12。

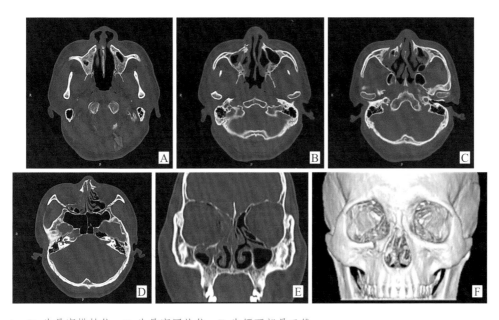

A—D.为骨窗横轴位，E.为骨窗冠状位，F.为颌面部骨三维。

图 2-12　颌面部骨折病例 CT 平扫 + 骨三维成像图像

影像诊断报告

影像所见

两侧鼻骨、犁骨及右侧上颌骨额突、眼眶内壁及下壁、上颌窦内侧壁见多发骨质断裂，部分折端向内侧移位、塌陷。右侧颌面部、鼻部及眶周软组织肿胀、积气，密度增高；右侧眼眶内亦可见片状低密度积气影。两侧鼻腔及筛窦、右侧上颌窦及额窦可见斑片状稍高密度影。下颌骨形态正常，骨质结构完整，骨皮质连续，未见骨折征象。双侧颞颌关节未见脱位。

影像诊断

（1）两侧鼻骨、犁骨及右侧上颌骨额突、眼眶内壁及下壁、上颌窦内侧壁骨折。

（2）右侧颌面部、鼻部及眶周软组织挫伤，右眼眶内积气。

（3）两侧鼻腔及筛窦、右侧上颌窦及额窦外伤性积血。

第三章
胸部常见疾病影像诊断报告的规范书写

第一节　肺炎

一、肺炎概述

肺炎最常见的感染途径是经气道感染，其次是吸入鼻咽部的微生物，再次就是胸腔以外的感染经血液途径传播到肺部。

肺炎按病原体分类可分为细菌性肺炎、病毒性肺炎、支原体肺炎及真菌性肺炎。不同的病原体感染所致的肺炎临床表现有所不同，但也有重叠，临床表现复杂，有时仅凭临床表现和影像检查无法鉴别，这时往往需要病理学检查确定。细菌性肺炎大多表现为全身症状重、高热、咳痰、WBC 及中性粒细胞增多，C–反应蛋白升高。病毒性肺炎起始以上呼吸道感染症状为主，以发热、鼻塞、流涕、喷嚏常见，进而出现肺炎的症状，常常出现干咳、呼吸困难，白细胞正常或偏低，淋巴细胞比例增高。支原体肺炎起病缓慢，初期轻，后逐渐加重，发热、咽痛、咳嗽，WBC 多正常，偶有增高；冷凝集试验：大于或等于 1:32。真菌性肺炎主要见于防御机制或免疫功能低下患者，属于条件致病菌；常见有曲霉菌、隐球菌等；真菌性肺炎常特征性发生于血液系统恶性肿瘤患者，这些患者或因细胞毒性药物导致中性粒细胞减少，或不明原因发热正在接受或已完成一疗程的广谱抗生素治疗。

肺炎在病理和影像上分 3 种形态。

（1）肺泡性肺炎（大叶性肺炎）。常见病原体以细菌性肺炎多见；肺炎链球菌、革兰氏阴性杆菌，如嗜血军团杆菌、肺炎杆菌等为常见病原体。影像学病理基础为细菌等病原体经支气管分支到达肺泡，然后细菌内毒素的释放、肺泡上皮损伤、毛细血管充血、通透性增强、肺泡内渗出；渗出液通过肺泡间 Kohn 孔向邻近肺泡漫延，并通过肺段间的 Lambert 向邻近肺段漫延。影像形态主要是肺叶实变、肺段实变以及片状影。其主要征象有实变、空气支气管征、肺门无肿块、病变约 1 个月左右吸收。

（2）小叶性肺炎，又称支气管肺炎。主要病原体有肺炎链球菌、金葡菌、革兰氏阴性杆菌、肺炎支原体、衣原体、病毒、霉菌等。病理基础为病原体在终末细支气管和呼吸性细支气管致病，引起气道黏膜的损伤、炎性细胞的浸润、管壁增厚、渗出液的潴留，从而引起细支气管炎，并向周围的肺泡或末梢肺组织扩展，形成支气管周围、小叶或小叶中央炎症。影像表现，X线胸片：肺纹理增粗模糊，沿肺纹理分布的斑片状及结节影；分布于两个肺叶，可分布1个或多个肺段或肺叶。CT表现：支气管周围的小片状影，小叶实变约2cm；较大的片状影为多个肺小叶病变的融合。因支气管腔炎性狭窄，空气支气管征不常见，但可引起病变范围体积缩小，小叶中心腺泡结节影约1cm，边缘模糊。

（3）间质性肺炎。其病理改变主要是由感染引起的炎性水肿和炎细胞浸润，镜下主要表现为沿支气管、细支气管壁及其周围和小叶间隔以及肺泡间隔分布的间质性炎症。病原体主要是呼吸道病毒性肺炎（流感病毒、腺病毒、呼吸道合胞病毒、单纯疱疹病毒、麻疹病毒等）。典型的疾病有病毒性肺炎、卡氏肺孢子虫性肺炎。

二、肺炎的影像规范描述和诊断

（一）书写诊断报告前准备

（1）严格核对患者的基本信息和影像检查技术，避免检查图像与患者信息不一致，确保医疗质量和医疗安全。

（2）认真查阅患者相关资料，包括患者现病史、既往史及相关各项辅助检查资料等。

（二）肺炎影像表现的描述

影像表现是影像诊断报告的重要组成部分，影像描述需与影像检查方法一致，要求做到内容完整但简明扼要，格式规范且重点突出，主要包括以下几方面内容。

1. 肺组织背景的描述

是否存在肺气肿、肺纤维化等基础疾病。

2. 重点描述肺炎病灶

（1）部位。肺炎的定位采用右肺的3叶10段及左叶的2叶8段进行描述。（2）数目。病变数目可以计数的描述具体个数［1个、2个、多个（3个及以上肺段或肺叶）］，无法计数的描述为弥漫多发。（3）形态。树芽状、腺泡结节/肿块（球形）、斑片状、片状、大片状或不规则形。(4)边缘。描述边缘是否清楚。(5)密度。根据密度高低可规范描述为实变影、混合磨玻璃影、磨玻璃影。（6）增强扫描情况。如果进行CT增强检查，需包括以下三个方面。①强化程度（与对比剂血药浓度有关）：无强化——与平扫对比密度无变化，轻度强化——CT值增加30HU以下，中度强化——CT值增加30—60HU，明显强化——CT值增加超过60HU。②强化均匀度：强化均匀/不均匀。③增强多期扫描的强化模式：分别描述动脉期、静脉期的病灶强化特点，概括性描述病灶的强化方式为流入型、流出型、平台型。

3. 对肺炎病灶周边及病灶内血管、支气管的描述

主要包括以下几方面。(1)支气管的情况：空气支气管征、支气管黏液栓、支气管牵拉、扭曲及扩张等。（2）血管情况：有无血管造影征、血管受压及破坏等。（3）描述有鉴别诊断价值的阴性征象。

4. 其他重要征象的观察

（1）描述有无肺动脉高压的征象。（2）有无肺门和（或）纵隔淋巴结肿大。（3）描述有无胸膜增厚和胸膜腔积液。

（三）肺炎的影像诊断

影像诊断是影像检查的结论，需要与影像表现相对应。影像诊断首先必须做到定位诊断（采用肺叶肺段进行定位），尽量作出病原体诊断，对于一些既有典型影像表现又有典型临床表现的病例，结合实验室检查可直接诊断某种病原体肺炎；对影像和临床表现不典型者可预测为细菌性、病毒性或真菌性等肺炎。

三、肺炎的影像诊断报告示例

病例1　患者男性，63岁，发热、咳嗽及胸痛3天。

检查部位及方法：胸部CT平扫+重建。影像图如图3-1。

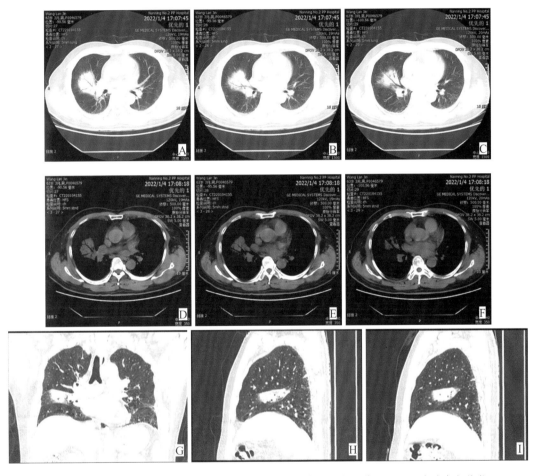

A—C.为肺窗横轴位，D—F.为纵隔窗横轴位，G.为肺窗冠状位图像，H.、I.为肺窗矢状位。

图3-1　肺炎病例1胸部CT平扫+重建扫描图像

影像诊断报告

影像所见

胸廓对称，所示骨质未见异常。右肺中叶可见片状实变影，密度均匀，边界清楚，其内可见含气支气管征；余肺实质未见异常密度影。双侧肺门未见占位性病变；气管、主支气管及其分支通畅；纵隔及肺门未见淋巴结肿大。双侧胸膜无增厚，胸膜腔未见积液。

影像诊断

右肺中叶大叶性肺炎。

病例2 患者女性，7岁8个月，咳嗽、发热1天。

检查部位及方法：胸部CT平扫+重建。影像图如图3-2。

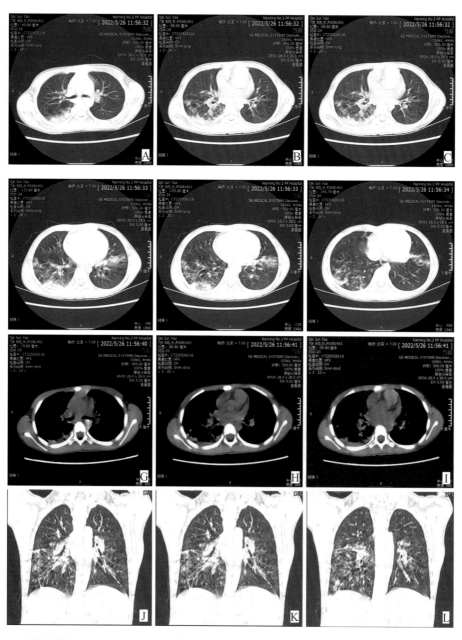

A—F.为肺窗横轴位，G—I.为纵隔窗横轴位，J—L.为肺窗冠状位。

图3-2 肺炎病例2胸部CT平扫+重建扫描图像

影像诊断报告

影像所见

胸廓对称，纵隔居中，所示骨质未见异常。右肺下叶各基底段及左肺下叶前内基底段可见沿支气管周围分布的斑片状、腺泡结节状及树芽状混合磨玻璃密度影，部分树芽状病灶周围可见模糊磨玻璃影形成"树雾征"，另于右肺下叶后基底段胸膜下可见病灶融合呈小片状实变影；余肺实质未见异常。双侧肺门未见占位性病变，气管、主支气管及其分支通畅，纵隔及肺门未见淋巴结肿大。右侧胸膜腔可见少许积液，左侧胸腔未见异常。

影像诊断

两肺下叶支气管肺炎。

（备注：本例临床最终确诊为支原体肺炎。）

病例3　患者男性，48岁，常规体检。

检查部位及方法：胸部CT平扫＋重建。影像图如图3-3。

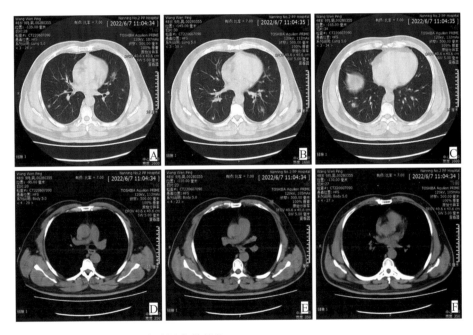

A—C.为肺窗横轴位，D—F.为纵隔窗横轴位。

图3-3　肺炎病例3胸部CT平扫＋重建扫描图像

影像诊断报告

影像所见

胸廓对称，纵隔居中，所示骨质未见异常。两肺下叶胸膜下可见多发实性小结节影，结节周围边界不清，可见模糊的磨玻璃影；余肺实质未见异常密度影。双侧肺门未见占位性病变，气管、主支气管及其分支通畅，纵隔及肺门未见淋巴结肿大。双侧胸膜无增厚，胸膜腔未见积液。

影像诊断

两肺下叶多发实性结节，考虑炎性结节，肺隐球菌可能性大，建议行隐球菌荚膜实验检查。

（备注：本例临床最终确诊为隐球菌肺炎。）

病例4 患者女性，39岁，咳嗽、发热3天。

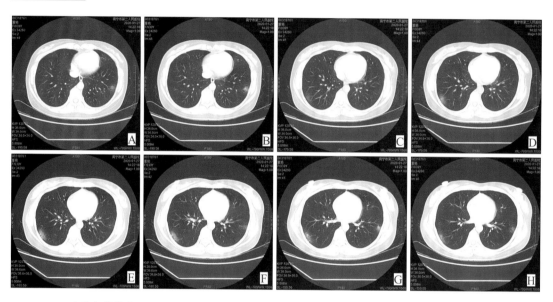

A—H. 为肺窗横轴位。

图 3-4　肺炎病例 4 胸部 CT 平扫 + 重建扫描图像

影像诊断报告

影像所见

胸廓对称，纵隔居中，所示骨质未见异常。两肺下叶胸膜下可见多发散在的以小叶分布为主的斑片状混合磨玻璃影，边界不清，其内可见网格状改变及增粗的血管；余肺实质未见异常密度影。双侧肺门未见占位性病变，气管、主支气管及其分支通畅，纵隔及肺门未见淋巴结肿大。双侧胸膜无增厚，胸膜腔未见积液。

影像诊断

两肺下叶胸膜下多发磨玻璃病变，考虑病毒性肺炎。

（备注：本例新型冠状病毒核酸检测阳性，临床最终确诊为新型冠状病毒肺炎。）

第二节　原发性肺结核

一、原发性肺结核概述

原发性肺结核为原发结核感染（即初次感染）所引起的病症，多见于儿童，也可发生于成年免疫力低下者，主要表现为肺内原发病灶及胸内淋巴结肿大，或单纯胸内淋巴结肿大；原发性肺结核包括原发综合征和胸内淋巴结结核。肺部原发灶、局部淋巴管炎和所属淋巴结炎三者合称为原发性综合征。当原发病灶完全吸收时，纵隔和（或）肺门淋巴结肿大则成为原发性肺结核的重要表现，称为胸内淋巴结结核。

二、原发性肺结核的影像规范描述和诊断

（一）书写诊断报告前准备

（1）严格核对患者的基本信息和影像检查技术，避免检查图像与患者信息不一致，确保医疗质量和医疗安全。

（2）认真查阅患者相关资料，包括患者现病史、既往史及相关各项辅助检查资料等。

（二）原发性肺结核影像表现的描述

影像表现是影像诊断报告的重要组成部分，影像描述需与影像检查方法一致，要求内容完整但简明扼要，格式规范且重点突出，主要包括以下几方面内容。

1. 描述肺的背景

描述肺的形态、两肺透亮度情况。

2. 重点描述原发性肺结核病变

（1）部位。病变定位采用肺野（DR）/肺段（CT）进行描述。（2）数目。可以计数的描述具体个数［1个、2个、多个（3个及以上）］，无法计数的描述为弥漫多发。（3）形态。①原发病灶：云絮状/类球形，肺段或肺叶范围的片状/大片状。②肺门或纵隔肿大淋巴结：结节/球形/类球形。③淋巴管炎：条索状影。④整体表现为"哑铃征"。（4）边缘。描述边缘清晰/欠清/模糊。（5）密度。均匀/不均匀，有无坏死、钙化。（6）内部结构：有无空洞，内壁厚/薄、光滑/毛糙，有无壁结节，有无气液平面，周围有无"卫星"病灶。（7）增强扫描情况。描述需包括以下3个方面。①强化程度（与对比剂血药浓度有关）：无强化——与平扫对比密度无变化，轻度强化——CT值增加30HU以下，中度强化——CT值增加30—60HU，明显强化——CT值增加超过60HU。②强化均匀度：病灶如有强化，需要描述强化是否均匀。

3. 对原发性肺结核的周边情况进行描述

主要包括以下几方面。(1)胸廓是否对称，有无塌陷。(2)气管及支气管有无狭窄/扩张、内壁是否光滑。（3）胸腔有无积液/积气，胸膜有无增厚/钙化。（4）心脏有无增大，心包有无增厚/积液。（5）需要描述有鉴别诊断价值的阴性征象。

4. 扫描所及其他脏器情况

主要是观察胸廓、肺、气管及支气管、心脏、纵隔、胸腔有无异常，也不能遗漏对扫

描所及肝脏、脾脏、胰腺、肾、肾上腺、肋骨、胸骨、椎体等组织结构的观察。

（三）原发性肺结核的影像诊断

影像诊断需要与影像表现相对应。影像诊断首先必须做到定位诊断（采用肺野／肺叶／肺段），尽量作出定性诊断（典型病灶直接给出明确定性诊断；不典型病灶给出不超过3个的可能诊断，以可能性由大到小的顺序排列）。

三、原发性肺结核的影像诊断报告示例

病例　患者男性，2岁11个月，反复咳嗽约10个月。

检查部位及方法：胸部CT平扫＋增强＋图像重建。影像图如图3-5。

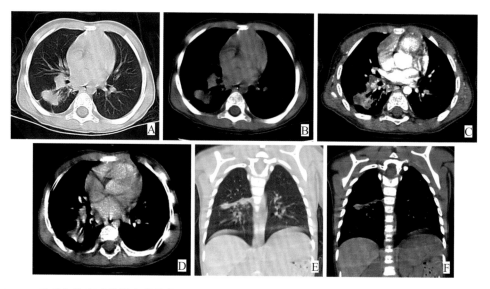

A.、B.为平扫肺窗及纵隔窗横轴位，C.、D.为增强扫描动脉期、静脉期横轴位，E.、F.为平扫肺窗及纵隔窗冠状位。

图3-5　原发性肺结核病例胸部CT平扫＋增强＋重建扫描图像

影像诊断报告

影像所见

胸廓对称，右肺下叶背段见斑片状、条索状高密度影并与右肺门相连，边缘欠清，密度不均，部分病灶呈实变影，其内见支气管气像，增强扫描病灶呈不均匀中度强化。气管、支气管及其分支通畅，未见狭窄或扩张。与右肺下叶背段病灶相连的右肺门及纵隔见多发淋巴结显示，部分增大、融合，增强扫描呈轻度强化。心脏大小、形态及密度未见异常，心包未见增厚或积液。右侧斜裂局部呈梭形改变，增强扫描无强化；余两侧胸腔未见积液。所示胸廓诸骨未见骨质破坏征象。

影像诊断

右肺下叶原发性肺结核并右侧斜裂少量叶间积液。

第三节　血行播散性肺结核

一、血行播散性肺结核概述

结核分枝杆菌一次或反复多次进入血液循环，造成肺部病变以及相应的病理、病理生理学改变和典型临床表现者称为血行播散性肺结核（HDPT）。根据结核分枝杆菌进入血液循环的途径、时间、数量以及机体反应的情况，可以分为急性血行播散性肺结核和亚急性或慢性血行播散性肺结核。对于血行播散性肺结核，为了实现与临床分型标准一致，可以采用结构式报告进行书写。

二、血行播散性肺结核的影像规范描述和诊断

（一）书写诊断报告前准备

（1）严格核对患者的基本信息和影像检查技术，避免检查图像与患者信息不一致，确保医疗质量和医疗安全。

（2）认真查阅患者相关资料，包括患者现病史、既往史及相关各项辅助检查资料等。

（二）HDPT 影像表现的描述

影像表现是影像诊断报告的重要组成部分，影像描述需与影像检查方法一致，要求内容完整但简明扼要，格式规范且重点突出，主要包括以下几方面内容。

1. 肺的背景

描述肺的形态和透亮度情况。

2. 重点描述 HDPT 病灶

（1）部位。病变定位采用肺野（DR）/肺段（CT）进行描述。（2）数目。单发/多发/弥漫。（3）分布。均匀/不均匀。（4）形态。粟粒形/结节状、斑片状/片状、纤维条索状。（5）大小。大小是否均匀。（6）边缘。边缘是否清楚。（7）密度。高密度/磨玻璃密度，密度均匀/不均匀。（8）增强扫描情况。极少进行 CT 增强检查。

3. 对 HDPT 病性的周边情况进行描述

主要包括以下几方面。（1）胸廓是否对称，有无塌陷。（2）气管及支气管有无狭窄或闭塞。（3）纵隔及肺门淋巴结有无肿大/钙化。（4）胸腔有无积液/积气，胸膜有无增厚/钙化。（5）心脏有无增大，心包有无增厚/积液。（6）需要描述有鉴别诊断价值的阴性征象。

4. 扫描所及其他脏器情况

不能遗漏对肝脏、脾脏、胰腺、肾、肾上腺、肋骨、胸骨及椎体等组织结构的观察。

（三）HDPT 的影像诊断

影像诊断需要与影像表现相对应。影像诊断首先必须做到定位诊断（采用肺野/肺段），尽量作出定性诊断（典型病灶直接给出明确定性诊断；不典型病灶给出不超过 3 个的可能诊断，以可能性由大到小的顺序排列）。如果有多个疾病诊断，按疾病的重要程度先后排列，而且诊断结论的顺序应与影像描述的顺序一致。

三、血行播散性肺结核的影像诊断报告示例

病例1　患者男性，56岁，咳嗽、咳痰、发热4周。

检查部位及方法：胸部正位 DR 检查。影像图如图3-6。

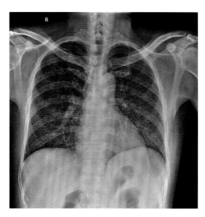

图 3-6　血行播散性肺结核病例 1DR 胸部正位片图像

影像诊断报告

影像所见

1. 病灶评估

部位：☑左肺（上／中／下肺野、内／中／外带）☑右肺（上／中／下肺野、内／中／外带）

数目：□单发　□多发　☑弥漫

分布：☑均匀　□不均匀

形态：☑粟粒样　□结节状　□斑片状／片状　□纤维条索状

大小：☑均匀（√0.1—0.3cm）　□不均匀（0.1—1.0cm）

边缘：☑清楚　□不清楚

密度：☑均匀　□不均匀

周围伴随征象：☑无　□肺实变　□磨玻璃影　□小叶间隔增厚□伴继发性肺结核
　　　　　　　□其他_____

2. 淋巴结评估

□有：部位_____；最大者短径____cm，☑无

3. 整体评估

（1）胸廓：☑对称／异常（_____）

（2）气管及支气管分支：☑通畅／异常（_____）

（3）心脏：☑无异常／有异常（_____）

（4）心包：☑无／有异常（_____）

（5）胸膜增厚：☑无／有胸膜增厚（左／右／两侧）

（6）胸腔积液：☑无／有胸腔积液（左／右／两侧，少量／中等量／大量）

（7）肺外结核：☑未见异常□骨骼（肋骨／胸骨／肩胛骨／脊椎／其他_____）
　　　　　　　□腹部（肝脏／脾脏／胰腺／肾／肾上腺／其他_____）

影像诊断

两肺弥漫性病变，考虑急性血行播散性肺结核。

病例2　患者男性，20岁，咳嗽、咳痰1月余。

检查部位及方法：胸部CT平扫＋重组图像。影像图如图3-7。

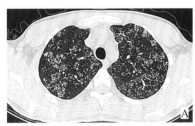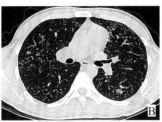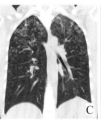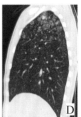

A.、B.为肺窗横轴位，C.、D.为肺窗冠状位和矢状位。

图3-7　血行播散性肺结核病例2胸部CT平扫＋重组图像

影像诊断报告

影像所见

1. 病灶评估

部位：☑左肺（上叶各段/下叶各段）☑右肺（上叶各段/中叶各段/下叶各段）

数目：□单发　□多发　☑弥漫

分布：□均匀　☑不均匀（以两上肺叶为主）

形态：☑粟粒样　☑结节状　□斑片状/片状　□纤维条索状

大小：□均匀（0.1—0.3cm）☑不均匀（√0.1—1.0cm）

边缘：☑清楚　□不清楚

密度：□均匀　☑不均匀

周围伴随征象：□无　□肺实变　□磨玻璃影　☑小叶间隔增厚□伴继发性肺结核
　　　　　　　□其他＿＿＿＿＿

2. 淋巴结评估

□有：部位＿＿＿＿＿＿＿；最大者短径＿＿＿＿cm，☑无

3. 整体评估

（1）胸廓：☑对称/异常（＿＿＿＿＿）

（2）气管及支气管分支：☑通畅/异常（＿＿＿＿＿）

（3）心脏：☑无异常/有异常（＿＿＿＿＿）

（4）心包：☑无/有异常（＿＿＿＿＿）

（5）胸膜增厚：☑无/有胸膜增厚（左/右/两侧）

（6）胸腔积液：☑无/有胸腔积液（左/右/两侧，少量/中等量/大量）

（7）肺外结核：☑未见异常□骨骼（肋骨/胸骨/肩胛骨/脊椎/其他＿＿＿＿＿）
　　　　　　　□腹部（肝脏/脾脏/胰腺/肾/肾上腺/其他＿＿＿＿＿）

影像诊断

两肺弥漫性病变，考虑亚急性血行播散性肺结核。

第四节　继发性肺结核

一、继发性肺结核概述

继发性肺结核是指发生于原发性肺结核后任何时期的肺结核病。主要包括浸润性肺结核、干酪性肺炎、结核球、慢性纤维空洞性肺结核和毁损肺等类型。继发性肺结核是肺结核一个主要和最常见的类型。影像报告可以采用目前最为广泛应用的非结构式报告（描述性报告）进行书写。

二、继发性肺结核的影像规范描述和诊断

（一）书写诊断报告前准备

（1）严格核对患者的基本信息和影像检查技术，避免检查图像与患者信息不一致，确保医疗质量和医疗安全。

（2）认真查阅患者相关资料，包括患者现病史、既往史及相关各项辅助检查资料等。

（二）继发性肺结核影像表现的描述

影像表现是影像诊断报告的重要组成部分，影像描述需与影像检查方法一致，要求内容完整但简明扼要，格式规范且重点突出，主要包括以下几方面内容。

1. 肺的背景

描述肺的形态和透亮度情况。

2. 重点描述继发性肺结核病灶

（1）部位。病变定位采用肺野（DR）/肺段（CT）进行描述。（2）数目。单发/多发/弥漫。（3）形态。"梅花瓣"/"树芽征"、斑片状/云絮状/大片状、结节状/球形/类球形、肺段/肺叶形、纤维条索状。（4）大小。不规则形病灶需测量三维径线，规则结节型病灶只描述直径即可，多发弥漫病灶可只测量最大病灶；长度单位务必统一，建议用厘米且精确到小数点后一位，三条径线都要有单位，如2.0cm×3.5cm×4.0cm。（5）边缘。清晰/欠清/模糊。（6）密度。高密度，均匀或不均匀，有无坏死/钙化。（7）内部结构。无/有（单发/多发）空洞（虫蚀样/蜂窝状/不规则形），壁厚/薄，内壁光滑/毛糙，有无壁结节，有无气液平面，周围有无"卫星"病灶。（8）增强扫描情况。如果进行CT增强检查，描述需包括以下3个方面。①强化程度（与对比剂血药浓度有关）：无强化——与平扫对比密度无变化，轻度强化——CT值增加30HU以下，中度强化——CT值增加30—60HU，明显强化—CT值增加超过60HU。②强化均匀度：病灶如有强化，需要描述强化是否均匀。

3. 对继发性肺结核病灶的周边情况进行描述

主要包括以下几方面。（1）胸廓是否对称、有无塌陷，气管及纵隔有无偏移。（2）气管及支气管有无狭窄/扩张、内壁是否光滑。（3）纵隔及肺门淋巴结有无肿大/钙化，肺门有无增粗/上提。（4）胸膜有无增厚/粘连/钙化，胸腔有无积液/积气。（5）心脏有无增大，心包有无增厚/积液。（6）需要描述有鉴别诊断价值的阴性征象。

4.扫描所及其他脏器情况

不能遗漏对肝脏、脾脏、胰腺、肾、肾上腺、肋骨、胸骨及椎体等组织结构的观察。

（三）继发性肺结核的影像诊断

影像诊断需要与影像表现相对应。影像诊断首先必须做到定位诊断（采用肺野/肺段），尽量作出定性诊断（典型病灶直接给出明确定性诊断；不典型病灶给出不超过3个的可能诊断，以可能性由大到小的顺序排列）。如果有多个疾病诊断，按疾病的重要程度先后排列，而且诊断结论的顺序应与影像描述的顺序一致。

三、继发性肺结核的影像诊断报告示例

病例1　患者男性，42岁，咳嗽、咳痰、低热半月余。

检查部位及方法：胸部正位 DR 检查。影像图如图3-8。

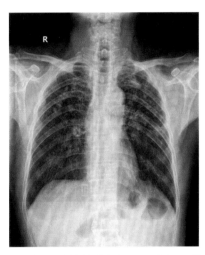

图 3-8　继发性肺结核病例 1DR 胸部正位片图像

影像诊断报告

影像所见

胸廓对称，所示诸骨骨质未见异常。两肺纹理增多、紊乱，两肺野见散在结节状、斑片状及条索状高密度影，以中上肺野为主，部分边缘模糊，密度不均，部分病灶钙化；两上肺见多发薄壁囊状透亮影及轨道征。双侧肺门未见增大，心影大小、形态未见异常。气管及纵隔居中，纵隔影未见增宽。两侧膈面光整，肋膈角锐利。

影像诊断

两肺继发性肺结核，并两上肺支气管扩张。

病例2　患者男性，35岁，声音嘶哑半年余，咳嗽、咳痰、消瘦3月余。

检查部位及方法：胸部 CT 平扫＋增强＋重建检查。影像图如图3-9。

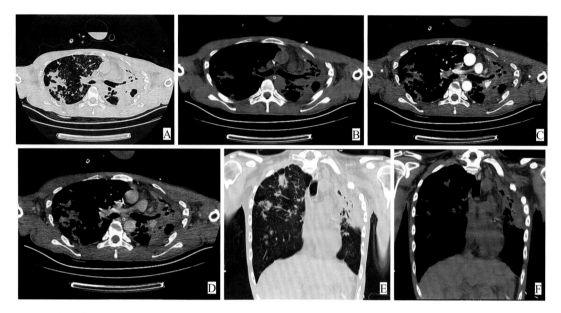

A. 为肺窗横轴位，B. 为纵隔窗横轴位，C.、D. 分别为增强扫描的动脉期、静脉期图像，E. 为肺窗冠状位，F. 为纵隔窗冠状位。

图 3-9　继发性肺结核病例 2 胸部 CT 平扫＋增强＋重组图像

影像诊断报告

影像所见

左侧胸廓稍塌陷，两肺透亮度减低。左肺上叶体积缩小呈片状实变影，其内见不规则空洞影及支气管扩张，左肺门受牵拉上提，心脏大血管及纵隔向左侧偏移；余肺见多发散在结节状、斑片状及条索状密度增高影，密度不均，部分病灶边缘模糊；增强扫描示两肺实性病变呈不均匀持续中度强化。气管、支气管及其分支通畅，两肺门区及纵隔未见肿大淋巴结影。心脏大小及密度未见异常。两侧胸膜不均匀增厚，以左侧为著，左侧胸膜见数个小结节状钙化；两侧胸腔少量积液。

影像诊断

（1）两肺继发性肺结核，并左肺上叶干酪性肺炎、支气管扩张。

（2）两侧胸膜增厚、左侧胸膜钙化，两侧胸腔少量积液。

第五节　气管支气管结核

一、气管支气管结核概述

气管支气管结核（TBTB）是指发生在气管、支气管的黏膜、黏膜下层、平滑肌、软骨及外膜的结核病。气管支气管结核是结核病的特殊类型，属于下呼吸道结核；多数继发于肺结核，也可单发；少数继发于支气管淋巴结结核。TBTB早期炎性浸润、渗出，疗效明显，中、晚期出现肉芽增殖和纤维疤痕时疗效不佳，在发病4—6个月内支气管狭窄发生率可达68%，并可引起肺不张、反复感染、呼吸衰竭和窒息，是患者死亡的主要原因，所以及时正确治疗是支气管结核预后的关键。对于气管支气管结核，可以采用目前最为广泛应用的非结构式报告（描述性报告）进行书写。

二、气管支气管结核的影像规范描述和诊断

气管支气管结核多表现为阻塞性肺炎、局限性肺充气过度、肺膨胀不全及肺不张等。普通X线胸片检查对气管、支气管结核的诊断缺乏特征性，且发病早期的胸片检查常无异常，是误诊、漏诊的主要原因之一。胸部CT检查，尤其是高分别率CT检查，能较全面地观察支气管管腔增厚、狭窄、阻塞、病变范围、淋巴结肿大及有无肺内并发病等情况。

（一）书写诊断报告前准备

（1）严格核对患者的基本信息和影像检查技术，避免检查图像与患者信息不一致，确保医疗质量和医疗安全。

（2）认真查阅患者相关资料，包括患者现病史、既往史及相关各项辅助检查资料等。

（二）TBTB影像表现的描述

影像表现是影像诊断报告的重要组成部分，影像描述需与影像检查方法一致，要求内容完整但简明扼要，格式规范且重点突出，主要包括以下几方面内容。

1. 病变定位

采用气管支气管的解剖分段进行描述。

2. 直接征象

（1）气管支气管管壁有无规则/不规则增厚，内壁光滑/粗糙，是否存在线样/点状钙化。（2）是否伴有叶、段支气管狭窄/闭塞。（3）支气管腔内是否有结节或息肉样改变。（4）增强扫描情况，描述需包括以下3个方面。①强化程度（与对比剂血药浓度有关）：无强化——与平扫对比密度无变化，轻度强化——CT值增加30HU以下，中度强化——CT值增加30—60HU，明显强化——CT值增加超过60HU。②强化均匀度：病灶如有强化，需要描述强化是否均匀。

3. 间接征象

（1）是否有肺不张/肺实变/局限性肺气肿/阻塞性肺炎。（2）是否出现支气管播散病灶（多叶段分布的小叶中心结节及树芽征等）。（3）肺实质内出现肺结核影像改变，常合并继发性肺结核。（4）是否有肺内空洞，壁厚/薄、光滑/毛糙，有无气液平面。（5）纵隔及

肺门淋巴结有无肿大/钙化,是否环形强化。(6)胸腔有无积液,胸膜有无增厚。

4.扫描所及其他脏器情况

不能遗漏对心脏、肝脏、脾脏、胰腺、肾、肾上腺、肋骨、胸骨、椎体等组织结构的观察。

(三)TBTB的影像诊断

影像诊断需要与影像表现相对应。影像诊断首先必须做到定位诊断(采用气管支气管的解剖分段进行定位),尽量作出定性诊断(典型病灶直接给出明确定性诊断;不典型病灶给出不超过3个的可能诊断,以可能性由大到小的顺序排列)。如果有多个疾病诊断,按疾病的重要程度先后排列,而且诊断结论的顺序应与影像描述的顺序相一致。

三、气管支气管结核的影像诊断报告示例

病例 患者女性,31岁,咳嗽、声嘶半年,发热2个月。

检查部位及方法:胸部CT平扫+重建。影像图如图3-10。

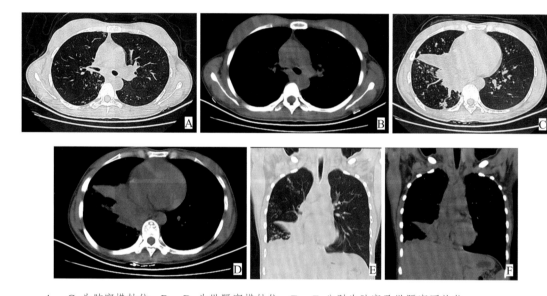

A.、C.为肺窗横轴位,B.、D.为纵隔窗横轴位,E.、F.分别为肺窗及纵隔窗冠状位。

图3-10 气管支气管结核病例胸部CT平扫+重组图像

影像诊断报告

影像所见

胸廓对称,所示诸骨骨质未见异常。右主支气管及右肺中下支气管管壁增厚并管腔不同程度狭窄,其中右肺中叶支气管及下叶部分基底段支气管闭塞,右肺中叶体积缩小呈三角状实变影,右肺下叶膨胀不起,右肺上叶透亮度较左肺增高;右侧横膈抬高,心脏纵隔向右侧偏移。余气管、支气管及其分支未见狭窄。两肺各叶见散在粟粒结节状、斑片状、条索状影,以右肺上、下叶为著,部分病灶边缘模糊,密度不均匀。右肺门区及纵隔淋巴结肿大。心脏大血管形态、大小及密度未见异常。右侧胸膜局部增厚,两侧胸腔未见

积液。

影像诊断

（1）两肺继发性肺结核，右肺支气管结核并中叶肺不张、下叶膨胀不全及上叶肺气肿。

（2）右肺门及纵隔淋巴结肿大。

（3）右侧胸膜局部增厚。

第六节　结核性胸膜炎

一、结核性胸膜炎概述

结核性胸膜炎，多发生于儿童与青少年，可见于原发性或继发性结核。胸膜炎可能与肺结核同时发生，也可能单独发生。前者多系邻近胸膜的肺内结核灶直接蔓延所致，后者也可以是弥散至胸膜的结核菌体蛋白引起的过敏反应。

二、结核性胸膜炎的影像规范描述和诊断

（一）书写诊断报告前准备

（1）严格核对患者的基本信息和影像检查技术，避免检查图像与患者信息不一致，确保医疗质量和医疗安全。

（2）认真查阅患者相关资料，包括患者现病史、既往史及相关各项辅助检查资料等。

（二）结核性胸膜炎影像表现的描述

影像表现是影像诊断报告的重要组成部分，影像描述需与影像检查方法一致，要求内容完整但简明扼要，格式规范且重点突出，主要包括以下几方面内容。

1. 病变定位

采用左右侧胸膜进行描述。

2. 直接征象

（1）有无胸膜增厚（胸膜结节/肿块）、粘连、钙化，密度是否均匀。（2）增强扫描胸膜有无强化，需包括以下两个方面。①强化程度。②强化均匀度：病灶如有强化，需要描述强化是否均匀。（3）有无胸腔积液（游离性/包裹性/叶间积液/肺底积液）。

3. 间接或伴随征象

（1）是否继发结核性脓胸。（2）有无液气胸/包裹性液气胸。（3）有无支气管播散等肺内结核病灶（多叶段分布的小叶中心结节及树芽征）。（4）是否有肺内结核空洞（壁厚/薄？光滑/毛糙？）。（5）有无肺膨胀不全/肺不张。（6）有无支气管胸膜瘘。

4. 扫描所及其他脏器情况

主要是观察扫描范围内的心脏、肝脏、脾脏、胰腺、肾、肾上腺、肋骨、胸骨及椎体等组织结构。

（三）结核性胸膜炎的影像诊断

影像诊断需要与影像表现相对应。影像诊断首先必须做到定位诊断（左/右/双侧胸膜），尽量作出定性诊断（典型病例直接给出明确定性诊断；不典型者给出不超过3个的可能诊断，以可能性由大到小的顺序排列）。

三、结核性胸膜炎的影像诊断报告示例

病例　患者男性，21岁，胸痛1年。

检查部位及方法：胸部CT平扫＋增强。影像图如图3–11。

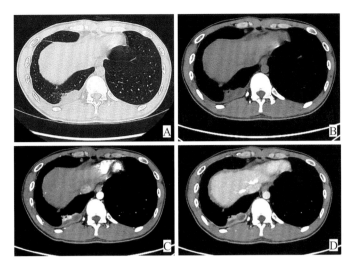

A. 为肺窗横轴位，B. 为纵隔窗横轴位，C.、D. 分别为增强扫描的动脉期、静脉期图像。

图 3-11　结核性胸膜炎病例胸部 CT 平扫 + 增强扫描图像

影像诊断报告

影像所见

右侧后下胸膜局部增厚，密度欠均匀，增强扫描增厚胸膜强化明显，相应胸膜腔内见少量无强化的包裹性水样密度影；邻近右肺下叶后基底段见少许斑片状、条索状高密度影。气管、支气管及其分支通畅，未见狭窄或扩张；两肺门及纵隔未见肿大淋巴结影。心脏大血管形态、大小及密度未见异常。左侧胸膜未见增厚，左侧胸腔未见积液。

影像诊断

（1）右侧结核性胸膜炎并右侧胸腔少量包裹性积液。

（2）右肺下叶后基底段继发性肺结核。

第七节　肺癌

一、肺癌概述

肺癌是世界上发病率和死亡率最高的恶性肿瘤，是肺内最常见的原发性恶性肿瘤。肺癌早期多无症状，发展到一定阶段可出现刺激性咳嗽、痰中带血、咯血、胸痛等。肺癌起源于支气管上皮、腺上皮或肺泡上皮，根据肺癌的组织发生，分为鳞状上皮细胞癌（鳞癌）、腺癌、鳞腺癌、大细胞癌、小细胞癌、类癌等。根据肺癌的发病部位，分为中央型、周围型和弥漫型。中央型肺癌是指发生于段及段以上支气管的肺癌，主要为鳞癌；周围型肺癌是指发生于段以下支气管的肺癌，以腺癌居多。肺癌术前分期对于治疗方案的选择及预后评估至关重要，目前 TNM 分期是国际上最为通用的肿瘤分期系统，第八版肺癌 TNM 分期系统于2017年1月1日正式执行，其反映了近些年来世界各国在肺癌诊疗方面所取得的长足进展，具有更高的权威性、实用性和价值性。为了实现与临床分期标准一致，肺癌的影像诊断报告建议采用 TNM 分期进行书写。

二、肺癌的影像规范描述和诊断

（一）书写诊断报告前准备

（1）严格核对患者的基本信息和影像检查技术，避免检查图像与患者信息不一致，确保医疗质量和医疗安全。

（2）认真查阅患者相关资料，包括患者现病史、既往史及相关各项辅助检查资料等。

（二）肺癌影像表现的描述

影像表现是影像诊断报告的重要组成部分，影像描述需与影像检查方法一致，书写做到内容完整但简明扼要，格式规范且重点突出，主要包括以下几方面内容。

1. 重点描述肺癌病灶

（1）部位。中央型肺癌 / 周围型肺癌的定位采用左肺2叶8段、右肺3叶10段进行描述。（2）数目。常为单发，多发少见。（3）形态。结节 / 肿块，球形 / 类球形 / 不规则形。（4）大小。类球形 / 不规则形病灶需测量三维径线，规则球形病灶只描述直径即可，多发病灶可只测量最大病灶；长度单位务必统一，建议用厘米且精确到小数点后一位，三条径线都要有单位，如5.0cm×3.5cm×4.0cm。（5）边缘。描述边缘是否光滑，有无分叶、毛刺、晕征。（6）密度。描述病灶密度是否均匀，有无空洞、支气管充气征、支气管内肿块伴狭窄等。

2. 增强扫描情况

需包括以下两个方面。①强化程度（与对比剂血药浓度有关）：无强化——与平扫对比密度无变化，轻度强化——CT 值增加30HU 以下，中度强化——CT 值增加30—60HU，明显强化——CT 值增加超过60HU，等血池强化——增强密度接近同期的血管腔。②强化均匀度：强化均匀 / 不均匀（代表异质性）。观察有无血管穿行。

3. 对肺癌病灶周边情况进行描述

主要包括以下几方面。（1）肿瘤 T 分期关键信息：①需要描述有无局部侵犯，如气管、气管隆突、主支气管、脏层胸膜、胸壁、心包、纵隔、心脏、大血管、食管、椎体、膈肌。②有无阻塞性肺炎或者部分肺不张。③有无同一肺叶孤立癌结节，有无同侧不同肺叶孤立癌结节。（2）肿瘤 N 分期评估：有无同侧支气管周围及（或）同侧肺门淋巴结以及肺内淋巴结增大，包括直接侵犯而累及的；有无同侧纵隔内及（或）隆突下淋巴结增大；有无对侧纵隔、对侧肺门、同侧或对侧前斜角肌及锁骨上淋巴结增大。（3）肿瘤 M 分期评估：描述有无远处转移及转移瘤的影像特点。（4）周围伴随征象的描述：胸膜凹陷征、周围结构集中征、支气管黏液栓、卫星灶等。（5）两肺内有无其他病灶，如有其他病灶需对其影像特点进行描述。（6）描述有鉴别诊断价值的阴性征象。

4. 其他重要征象的观察

（1）对心脏、心包、有无胸腔积液进行观察和描述。（2）对肋骨、脊椎、扫描所及肝脏、双侧肾上腺等进行观察和描述。

（三）肺癌的影像诊断

影像诊断是影像检查的结论，需要与影像表现相对应。影像诊断首先必须做到定位诊断（采用左肺 2 叶 8 段、右肺 3 叶 10 段进行定位，中央型肺癌 / 周围型肺癌），尽量作出定性诊断，而且实现与临床分期标准一致，即遵照 TNM 分期进行诊断。

三、肺癌的影像诊断报告示例

（一）中央型肺癌的放射诊断报告示例

病例　患者男性，54 岁，胸部不适 1 月余。

检查部位及方法：胸部 CT 平扫 + 增强 + 重建。影像图如图 3-12。

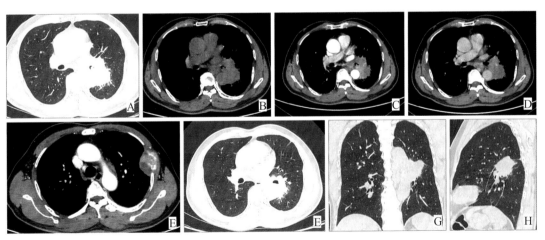

A. 为平扫肺窗轴位，B. 为平扫纵隔窗轴位，C.、D. 依次分别为增强扫描动脉期、静脉期图像，E. 示左侧肋骨转移并软组织肿块形成，F. 示同侧肺叶有孤立癌结节以及阻塞性肺炎，G. 为平扫肺窗冠状位，H. 为平扫肺窗矢状位。

图 3-12　中央型肺癌病例 CT 平扫 + 增强 + 重建扫描图像

影像诊断报告

影像所见

1. 肿瘤情况

部位（左肺上叶下舌段 – 下叶背段肺门区）；数目（√单发 / 多发）；形态（结节 / √肿块，球形 / 类球形 / √不规则形）；大小（6.2cm×4.7cm×5.3cm）；边缘（清楚 / √不清楚，无 / √有分叶，无 / √有毛刺，无 / 有晕征）；内部结构（密度均匀 / √不均匀，√无 / 有空洞，√无 / 有支气管充气征，无 / √有支气管内肿块伴狭窄）；增强扫描（轻度强化 / 中度强化 / √明显强化，均匀 / √不均匀强化，无 / √有血管穿行）。

2. 周边情况

①T 分期关键信息：肿瘤最大径6.2cm。无 / √有局部侵犯：气管 / 气管隆突 / 主支气管 / √脏层胸膜 / 胸壁 / 心包 / 纵隔 / 心脏 / 大血管 / 食管 / 椎体 / 膈肌（　　　）。无 / √有阻塞性肺炎或者部分肺不张（左肺下叶肿块旁可见阻塞性肺炎）。无 / √有同一肺叶孤立癌结节（左肺下叶肿块旁可见一小结节状病灶）。√无 / 有同侧不同肺叶孤立癌结节（　　　）。

②肿瘤 N 分期评估：无 / √有区域淋巴结增大［√N1——同侧支气管周围及（或）同侧肺门淋巴结以及肺内淋巴结有增大，包括直接侵犯而累及的 / √N2——同侧纵隔内及（或）隆突下淋巴结增大 / N3——对侧纵隔、对侧肺门、同侧或对侧前斜角肌及锁骨上淋巴结增大］，（肿块旁左侧肺门及纵隔可见肿大融合淋巴结影）。

③肿瘤 M 分期评估：无 / √有远处转移［M1a——局限于胸腔内，包括胸膜播散（恶性胸腔积液、心包积液或胸膜结节）以及对侧肺叶出现癌结节 / √M1b——远处器官单发转移灶 / M1c——多个或单个器官多处转移］,（左侧第4肋骨局部骨质破坏并软组织肿块形成，增强扫描呈不均匀明显强化）。

3. 其他周围伴随征象

√无 / 有胸膜凹陷征，√无 / 有周围结构集中征，√无 / 有支气管黏液栓，√无 / 有卫星灶，（　　　）；√无 / 有胸膜增厚、胸腔积液（　　　）。

4. 扫描所及其他脏器情况

√无 / 有异常（　　　）。

影像诊断

左肺门区中央型肺癌并左肺门及纵隔淋巴结转移、左侧第4肋骨转移（T3N2M1b）。

（二）周围型肺癌的放射诊断报告示例

病例　患者男性，59岁，咳嗽咳痰，痰中带血1月余。

检查部位及方法：胸部 CT 平扫 + 增强。影像图如图3–13。

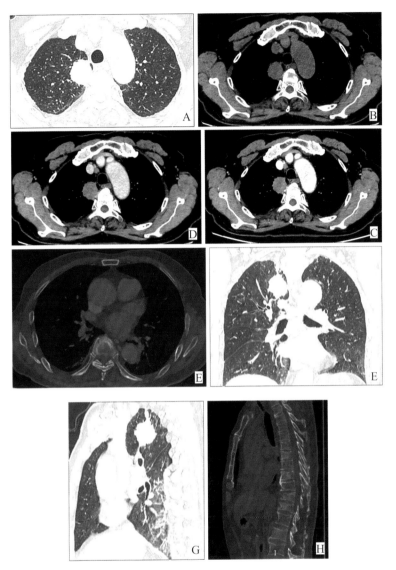

A. 为平扫肺窗轴位，B. 为平扫纵隔窗轴位，C.、D. 依次分别为增强扫描动脉期、静脉期图像，E. 示左侧肋骨转移，F. 为平扫肺窗冠状位，G. 为平扫肺窗矢状位，H. 为平扫骨窗矢状位。

图 3-13　周围型肺癌病例 CT 平扫 + 多期增强扫描图像

影像诊断报告

影像所见

1. 肿瘤情况

部位（右肺上叶尖段）。数目（√单发 / 多发）。形态（结节 /√肿块，球形 /√类球形 / 不规则形）；大小（3.2cm×3.1cm×2.4cm）。边缘（√清楚 / 不清楚，无 /√有分叶，无 /√有毛刺，√无 / 有晕征）。内部结构（密度 √均匀 / 不均匀，√无 / 有空洞，√无 / 有支气管充气征，√无 / 有支气管内肿块伴狭窄）。增强扫描（√轻 – 中度强化 / 明显强化，√均匀 / 不均匀强化，√无 / 有血管穿行，平扫 CT 值35HU，增强动脉期 CT 值69HU，静脉期 CT 值73HU）。

2. 周边情况

①T 分期关键信息：肿瘤最大径 3.2cm。√无 / 有局部侵犯 ［气管 / 气管隆突 / 主支气管 / 脏层胸膜 / 胸壁 / 心包 / 纵隔 / 心脏 / 大血管 / 食管 / 椎体 / 膈肌（ ）］。√无 / 有阻塞性肺炎或者部分肺不张（ ）。√无 / 有同一肺叶孤立癌结节（ ）。√无 / 有同侧不同肺叶孤立癌结节（ ）。

②肿瘤 N 分期评估：√无 / 有区域淋巴结增大 ［N1——同侧支气管周围及（或）同侧肺门淋巴结以及肺内淋巴结有增大，包括直接侵犯而累及的 / N2——同侧纵隔内及（或）隆突下淋巴结增大 / N3——对侧纵隔、对侧肺门、同侧或对侧前斜角肌及锁骨上淋巴结增大］，（ ）。

③肿瘤 M 分期评估：无 /√有远处转移 ［M1a——局限于胸腔内，包括胸膜播散（恶性胸腔积液、心包积液或胸膜结节）以及对侧肺叶出现癌结节 / M1b——远处器官单发转移灶 /√M1c——多个或单个器官多处转移］，（左侧肋骨及胸 7—10 椎体可见多发溶骨性骨质破坏）。

3. 其他周围伴随征象

无 /√有胸膜凹陷征，√无 / 有周围结构集中征，√无 / 有支气管黏液栓，√无 / 有卫星灶，（ ）；无 /√有胸膜增厚、胸腔积液（肿块附近右肺尖胸膜增厚并胸膜凹陷征）。

4. 扫描所及其他脏器情况

无 /√有异常（胸腰椎骨质增生，胸 11、12 椎体变扁）。

影像诊断

（1）右肺上叶尖段周围型肺癌并左侧肋骨及胸 7—10 椎体多发转移，T2aN0M1c。

（2）右肺尖胸膜肥厚。

（3）胸腰椎骨质增生，胸 11、12 椎体压缩性骨折。

第八节　肺转移瘤

一、肺转移瘤概述

来自肺外组织器官的或来自肺内原发肿瘤而与原发肿瘤不连续的新的瘤灶，称为转移瘤，也称为肺继发性肿瘤。绝大多数肺转移瘤是恶性的，也可以有良性转移瘤，如转移性平滑肌瘤。肺是转移瘤的好发脏器，其转移途径包括血行转移、淋巴道转移和直接侵犯等。肺转移瘤来源按常见程度由高到低依次为肺、乳腺、结直肠、胃、胰腺、肾、恶性黑色素瘤、前列腺、肝、甲状腺、肾上腺、男性生殖器官及女性生殖器官等。初期可能无任何症状，其后可表现为咳嗽、呼吸困难、胸闷、咯血和胸痛等。多数患者先有原发肿瘤的临床症状及体征，但也可缺乏原发肿瘤的临床表现。

二、肺转移瘤的影像规范描述和诊断

（一）书写诊断报告前准备

（1）严格核对患者的基本信息和影像检查技术，避免检查图像与患者信息不一致，确保医疗质量和医疗安全。

（2）认真查阅患者相关资料，包括患者现病史、既往史及相关各项辅助检查资料等。

（二）肺转移瘤影像表现的描述

影像表现是影像诊断报告的重要组成部分，影像描述需与影像检查方法一致，书写做到内容完整但简明扼要，格式规范且重点突出，主要包括以下几方面内容。

1. 肺背景

描述两肺支气管血管束分布走行、两肺透亮度情况。

2. 重点描述肺转移病灶

（1）部位。定位采用左肺8段、右肺10段进行描述。（2）数目。可以计数的描述具体个数［1个、2个、多个（3个及以上）］，无法计数的描述为弥漫多发。(3)形态。结节/肿块，球形/类球形/不规则形。（4）大小。类球形病灶需测量三维径线，规则球形病灶只描述直径即可，多发病灶可只测量最大病灶；长度单位务必统一，建议用厘米且精确到小数点后一位，三条径线都要有单位，如5.0cm×3.5cm×4.0cm。（5）边缘。描述边缘是否光滑，有无分叶、毛刺、晕征。（6）密度/内部结构。描述病灶密度是否均匀，有无空洞、支气管充气征等。（7）增强扫描情况，需包括以下两个方面。①强化程度（与对比剂血药浓度有关）：无强化——与平扫对比密度无变化，轻度强化——CT值增加30HU以下，中度强化——CT值增加30—60HU，明显强化——CT值增加超过60HU，等血池强化——增强密度接近同期的血管腔。②强化均匀度：强化均匀/不均匀，有无血管样强化或环形强化等。

3. 对病灶周边情况进行描述

主要包括以下几方面。（1）肺内有无其他病灶，如有其他病灶需对其影像特点进行描述。（2）描述有无肺门、纵隔淋巴结增大，最大者短径大小。（3）描述有鉴别诊断价值的阴性征象。

4. 扫描所及其他脏器情况

（1）对心脏、心包、有无胸腔积液等进行观察和描述。（2）对肋骨、椎体及肝脏、双侧肾上腺等进行观察和描述。

（三）肺转移瘤的影像诊断

影像诊断需要与影像表现相对应。影像诊断首先必须做到定位诊断（采用左肺8段、右肺10段进行定位），尽量作出定性诊断（典型病灶直接给出明确定性诊断；不典型病灶给出不超过3个的可能诊断，以可能性由大到小的顺序排列）。如果有多个疾病诊断，按疾病的重要程度先后排列，而且诊断结论的顺序应与影像描述的顺序一致。

三、肺转移瘤的影像诊断报告示例

病例 患者男性，39岁，肝癌治疗术后6个月。

检查部位及方法：胸部CT平扫＋增强＋重建。影像图如图3-14。

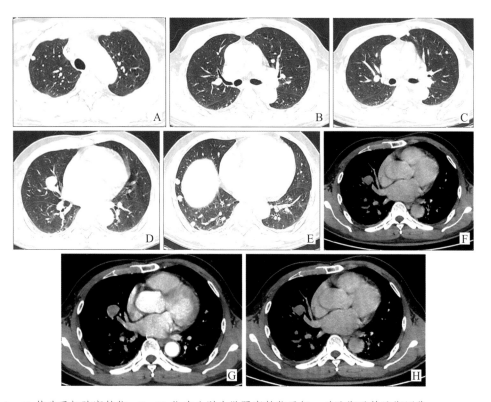

A—E.均为平扫肺窗轴位，F—H.依次分别为纵隔窗轴位平扫、动脉期及静脉期图像。

图 3-14　肺转移瘤病例 CT 平扫＋增强＋重建扫描图像

影像诊断报告

影像所见

胸廓对称，左肺上叶（IM39、IM88、IM91、IM92、IM94、IM104、IM145）、左肺下叶（IM157）、右肺上叶（IM59、IM103）、右肺中叶（IM120、IM137）、右肺下叶（IM122、IM136、IM138）见多发实性结节影，边界清楚，长径范围0.4—2.4cm，最大病灶位于右肺

中叶内侧段，约2.4cm×2.0cm，可见分叶征象；增强扫描上述结节灶呈轻－中度强化，强化较均匀。两肺下叶各基底段见条片状密度增高影，边界欠清。气管及其分支走行通畅，未见阻塞征象。心脏大小、形态正常，心包内未见异常密度影。纵隔及两肺门区未见肿大淋巴结。所示肋骨及胸椎骨质结构未见异常。扫描所及肝脏呈术后改变，残肝内未见复发及转移征象。

影像诊断

（1）两肺多发转移瘤。

（2）两肺下叶炎症。

（3）肝脏术后改变。

第九节　肺良性肿瘤

一、肺良性肿瘤概述

肺错构瘤是内胚层与间胚层发育异常而形成，是最为常见的肺良性肿瘤。根据肿瘤发生部分，分为周围型与中央型。

肺炎性肌成纤维细胞瘤是以分化的肌成纤维细胞增生为主，伴有大量浆细胞和（或）淋巴细胞为主要病理特征的软组织肿瘤。过去有多种名称，如炎性假瘤、肌纤维母细胞瘤等，2021年WHO将其定义为间叶组织肿瘤，是一种真性肿瘤。

肺内其他良性肿瘤均少见。对于肺良性肿瘤的影像诊断，可以采用目前最为广泛应用的非结构式报告（描述性报告）进行书写。

二、肺良性肿瘤的影像规范描述和诊断

（一）书写诊断报告前准备

（1）严格核对患者的基本信息和影像检查技术，避免检查图像与患者信息不一致，确保医疗质量和医疗安全。

（2）认真查阅患者相关资料，包括患者现病史、既往史及相关各项辅助检查资料等。

（二）肺良性肿瘤影像表现的描述

影像表现是影像诊断报告的重要组成部分，影像描述需与影像检查方法一致，要求内容完整但简明扼要，格式规范且重点突出，主要包括以下几方面内容。

1. 肺背景

描述两肺支气管血管束分布走行、两肺透亮度情况。

2. 重点描述肺良性肿瘤病灶

（1）部位。病变定位采用左肺8段、右肺10段进行描述。（2）数目。可以计数的描述具体个数［1个、2个、多个（3个及以上）］，无法计数的描述为弥漫多发。（3）形态。结节/肿块，球形、类球形或不规则形。（4）大小。类球形病灶需测量三维径线，规则球形病灶只描述直径即可，多发病灶可只测量最大病灶；长度单位务必统一，建议用厘米且精确到小数点后一位，三条径线都要有单位，如5.0cm×3.5cm×4.0cm。（5）边缘。描述边缘是否光滑，有无分叶、毛刺、晕征。（6）密度/内部结构。描述病灶密度是否均匀，有无空洞、支气管充气征、血管穿行、脂肪、钙化。（7）增强扫描情况。常包括以下两个方面。①强化程度（与对比剂血药浓度有关）：无强化——与平扫对比密度无变化，轻度强化——CT值增加30HU以下，中度强化——CT值增加30—60HU，明显强化——CT值增加超过60HU，等血池强化——增强密度接近同期的血管腔。②强化均匀度：强化均匀/不均匀，有无环形强化等。

3. 对肺良性肿瘤的周边情况进行描述

主要包括以下几方面。（1）肺内有无其他病灶，如有其他病灶需对其影像特点进行描述。（2）有无肺门、纵隔淋巴结增大，如有，需描述最大者短径大小。（3）描述有鉴别诊

断价值的阴性征象。

4.扫描所及其他脏器情况

（1）对心脏、大血管、心包、胸膜、有无胸腔积液等进行观察和描述。（2）对肋骨、椎体及肝脏、双侧肾上腺等进行观察和描述。

（三）肺良性肿瘤的影像诊断

影像诊断需要与影像表现相对应。影像诊断首先必须做到定位诊断（采用左肺8段、右肺10段进行定位），尽量作出定性诊断（典型病灶直接给出明确定性诊断；不典型病灶给出不超过3个的可能诊断，以可能性由大到小的顺序排列）。如果有多个疾病诊断，按疾病的重要程度先后排列，而且诊断结论的顺序应与影像描述的顺序一致。

三、肺良性肿瘤的影像诊断报告示例

病例 患者男性，39岁，体检发现肺结节1个月。

检查部位及方法：胸部CT平扫+增强+重建。影像图如图3-15。

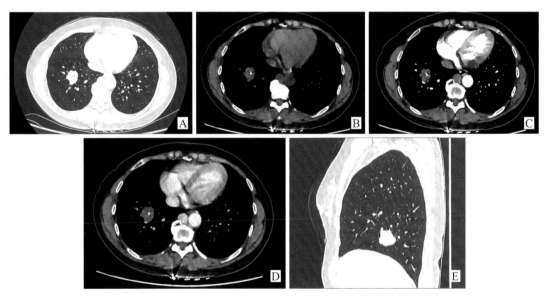

A.为平扫肺窗轴位，B.为平扫纵隔窗轴位，C.、D.依次分别为增强扫描动脉期、静脉期的轴位图像，E.为重建肺窗矢状位。

图3-15 肺良性肿瘤病例CT平扫+增强+重建扫描图像

影像诊断报告

影像所见

胸廓对称，右肺下叶前-外基底段分叉处见一不规则软组织结节，边界清晰，大小约2.7cm×2.7cm×2.7cm，可见分叶征，密度不均，内可见小结节状致密影，增强扫描未见强化；病灶邻近分支支气管受压，余气管及其分支走行通畅，未见阻塞征象。心脏大小、形态正常，心包内未见异常密度影。纵隔及两肺门区未见肿大淋巴结。两侧胸膜无增厚，胸膜腔未见积液。胸椎骨质增生，肋骨骨质结构未见异常。扫及肝脏、双侧肾上腺未见异常征象。

影像诊断

（1）右肺下叶前 – 外基底段分叉处结节，考虑良性病变（肺错构瘤）。

（2）胸椎骨质增生。

第十节　肺动脉血栓栓塞

一、肺动脉血栓栓塞病变概述

肺动脉血栓栓塞（PE）简称肺栓塞，是肺动脉分支被外源性血栓或栓子堵塞后引起的相应肺组织供血障碍。大多数肺栓塞患者的栓子源自下肢深静脉的血栓，久病卧床、妊娠、外科手术后、心肌梗死、心功能不全和抗血栓因子Ⅲ缺乏，可引起深静脉血栓，是发生肺栓塞的主要病因。原发于肺动脉的血栓称为肺动脉血栓形成。临床特点以肺循环和呼吸功能障碍为其主要临床和病理生理学特征，是临床急性肺心病最常见的病因。肺栓塞可经 CT 肺血管成像（CTPA）检查而确诊。

二、肺动脉血栓栓塞的影像规范描述和诊断

（一）书写诊断报告前准备

（1）严格核对患者的基本信息和影像检查技术，避免检查图像与患者信息不一致，确保医疗质量和医疗安全。

（2）认真查阅患者相关资料，包括患者现病史、既往史及相关各项辅助检查资料等。

（二）PE 影像表现的描述

影像表现是影像诊断报告的重要组成部分，影像描述需与影像检查方法一致，要求内容完整但简明扼要，格式规范且重点突出，主要包括以下几方面内容。

1. 重点描述 PE 病灶

（1）部位 / 分布。病变定位采用肺叶及肺段肺动脉进行描述，呈中心型或偏心型分布。（2）数目。可以计数的描述具体个数［1个、2个、多个（3个及以上）］，无法计数的描述为多发。（3）形态。条状或小片状。（4）密度。表现为 PE 部位的充盈缺损。

2. 对 PE 的间接征象进行描述

主要包括以下几方面。（1）有无肺血减少或肺实质灌注不均匀形成"马赛克"征。（2）有无肺梗死征象：肺窗表现为以胸膜为基底的楔形高密度影，可单发或多发，纵隔窗示病灶无强化。（3）有无主肺动脉增粗、右心室扩大等肺动脉高压征象。（4）有无右心功能不全的表现：右心房、右心室增大，腔静脉（奇静脉）扩张，胸腔积液和 / 或心包积液。

3. 对病灶周边情况进行评估

主要包括以下几方面。（1）余两肺支气管血管束分布走行。（2）段及以上支气管是否通畅。（3）纵隔及大血管旁有无肿大淋巴结。（4）有无胸膜增厚及胸腔积液。（5）所示胸廓诸骨骨质有无异常。（6）描述有鉴别诊断价值的阴性征象。

4. 扫描所及其他脏器情况

主要是观察扫描所及肝脏、胰腺、脾脏、双肾及肾上腺有无异常。

（三）PE 的影像诊断

影像诊断需要与影像表现相对应。影像诊断首先必须做到定位诊断（采用肺叶及肺段

肺动脉进行定位），尽量作出定性诊断（典型病灶直接给出明确定性诊断）。

三、肺动脉血栓栓塞的影像诊断报告示例

病例 患者男性，46岁，咳嗽、咳痰、胸痛3天。

检查部位及方法：胸部CTPA成像＋重建。影像图如图3-16。

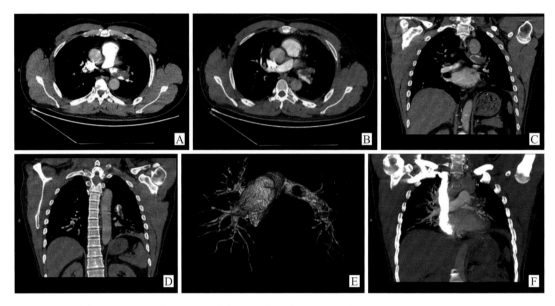

A.、B.为轴位，C.、D.为CTPA冠状位，E.为血管重建，F.为MIP图。

图3-16 肺动脉血栓栓塞病例CTPA扫描＋重建图像

影像诊断报告

影像所见

左肺动脉主干，左肺上、下叶动脉及部分分支见不同程度偏心型充盈缺损，造影剂呈窄条状通过，部分血管截断。右肺动脉及其分支显示良好，未见充盈缺损，管腔未见狭窄及闭塞。余双肺未见异常密度影。气管及其分支走行通畅，未见阻塞征象。心脏大小、形态正常，心包内未见异常密度影。纵隔及两肺门区未见肿大淋巴结。左侧局部胸膜稍增厚，胸膜腔未见积液。胸廓诸骨骨质未见异常。

影像诊断

（1）左肺动脉主干，左肺上、下叶动脉及部分分支血栓栓塞。

（2）左侧胸膜增厚。

第十一节　肺水肿

一、肺水肿病变概述

肺水肿是指过多的液体从肺血管内向血管外转移，引起间质和肺泡腔内的液体含量增多。正常时肺血管与肺间质之间的液体交换处于动态平衡状态，这与毛细血管壁的通透性、毛细血管静水压、胶体渗透压及淋巴管的功能有关。这些因素发生异常可使毛细血管与组织间隙之间液体交换平衡失调，引起肺水肿。间质性肺水肿是病变的早期阶段，病变进一步发展可致肺泡性肺水肿。肺水肿分心源性和非心源性肺水肿。心源性肺水肿由左心功能不全所致。非心源性肺水肿病因主要包括：①毛细血管通透性增加引起，以急性呼吸窘迫综合征为常见；②毛细血管内静水压升高引起，主要为肾性肺水肿和静脉输液过量等；③血浆胶体渗透压降低引起，见于严重的低蛋白血症；④其他原因的肺水肿，如复张后肺水肿、高原性肺水肿和神经性肺水肿等。各种原因引起的淋巴管阻塞也是肺水肿的病因。以下以心源性肺水肿为代表叙述。

二、肺水肿的影像规范描述和诊断

（一）书写诊断报告前准备

（1）严格核对患者的基本信息和影像检查技术，避免检查图像与患者信息不一致，确保医疗质量和医疗安全。

（2）认真查阅患者相关资料，包括患者现病史、既往史及相关各项辅助检查资料等。

（二）肺水肿影像表现的描述

影像表现是影像诊断报告的重要组成部分，影像描述需与影像检查方法一致，要求内容完整但简明扼要，格式规范且重点突出，主要包括以下几方面内容。

1. 心源性肺水肿主要包括两种类型

间质性肺水肿。（1）有无肺纹理和肺门阴影边缘模糊改变，肺血管重新分布（由正常时上肺血管较下肺血管细小转变为上肺血管增粗），通常双上肺静脉管径达到伴行动脉的1倍以上。（2）有无支气管袖口征，支气管轴位投影可见管壁环形厚度增宽、边缘模糊。（3）有无间隔线阴影及磨玻璃影，急性肺水肿时，间隔线阴影可较快发生，治疗后很快消失。

肺泡性肺水肿。（1）密度：磨玻璃样密度或实变影。（2）形态：结节状、斑片状或大片状。（3）分布：中央型、弥漫型或局限型（中央型表现为双肺中内带对称分布的磨玻璃影，肺门区密度较高，呈"蝶翼征"）。

2. 对肺水肿间接征象进行描述

主要包括以下两方面。（1）有无胸腔积液。（2）心脏大小、形态有无异常。

3. 对周边情况进行评估

主要包括以下几方面。（1）其余两肺支气管血管束分布走行。（2）胸段及以上支气管是否通畅。（3）纵隔及大血管旁有无肿大淋巴结。（4）有无胸膜增厚。（5）所见胸廓诸骨骨质有无异常。（6）有鉴别诊断价值的阴性征象。

4.扫描所及其他脏器情况

主要是观察扫描所及肝脏、胰腺、脾脏、双肾及肾上腺等有无异常。

（三）肺水肿的影像诊断

影像诊断需要与影像表现相对应。影像诊断首先必须做到定位诊断，尽量作出定性诊断（典型病灶直接给出明确定性诊断；不典型病灶给出不超过3个的可能诊断，以可能性由大到小的顺序排列）。如果有多个疾病诊断，按疾病的重要程度先后排列，而且诊断结论的顺序应与影像描述的顺序一致。

三、肺水肿的影像诊断报告示例

 病例 患者男性，64岁，气喘半个月。

检查部位及方法：胸部CT平扫＋图像重建。影像图如图3-17。

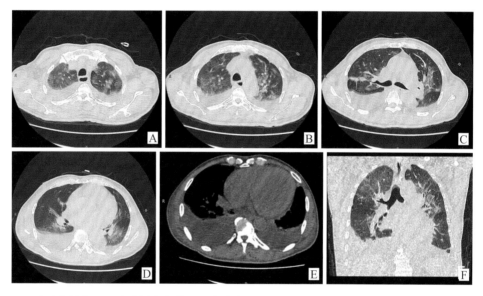

A—D.为肺窗轴位，E.为纵隔窗轴位，F.为肺窗冠状位。

图 3-17　肺水肿病例 CT 平扫图像

影像诊断报告

影像所见

胸廓对称，两肺间质增厚，边缘模糊。双肺见大片状磨玻璃影，以双侧肺门对称性分布为主。气管及其分支走行通畅，未见阻塞征象。心脏增大，心包内见弧形积液影，各大血管结构未见异常。纵隔及两肺门区未见肿大淋巴结。两侧胸腔后缘见积液影，两肺下叶部分受压。胸廓骨质未见异常，其余未见异常征象。

影像诊断

（1）考虑两肺肺水肿，合并炎性病变可能，建议治疗后复查。

（2）两侧胸腔积液并双下肺压迫性膨胀不全。

（3）心脏增大，请结合临床进行诊断；心包少量积液。

第十二节 气管、支气管异物

一、气管、支气管异物概述

气管、支气管异物为儿童及老年人常见意外伤害之一。按异物的性质，可分为植物性异物（如花生米、瓜子、豆类等）、动物性异物（如骨头、肉类等）和其他异物（如弹簧、金属丝、塑料笔帽等）。异物的大小决定了异物的位置，综合文献报道，气管异物约占呼吸道异物的10.6%—18%，右侧支气管异物约占45%，左侧支气管异物约占36%，双侧支气管异物约占1%。

二、气管、支气管异物的影像规范描述和诊断

（一）书写诊断报告前准备

（1）严格核对患者的基本信息和影像检查技术，避免检查图像与患者信息不一致，确保医疗质量和医疗安全。

（2）认真查阅患者相关资料，包括患者现病史、既往史及相关各项辅助检查资料等。

（二）气管、支气管异物影像表现的描述

影像描述需与影像检查方法一致，要求内容完整但简明扼要，格式规范且重点突出。目前有 X 线平片和 CT 两种影像检查方式进行诊断，影像表现的描述方法主要包括以下几方面内容。

1.X 线平片

（1）定位。不透 X 线异物可直接显示其所在位置，其中气管扁球形异物在正位片显示纵向条状影，侧位片显示异物宽面；可透 X 线异物较难显示。（2）数目。可以计数的描述具体个数［1个、2个、多个（3个及以上）］。（3）形态。条形、类球形、U 字形、不规则形等（与异物本身形态有关）。（4）大小。测量异物的三维径线；长度单位务必统一，建议用厘米且精确到小数点后一位，三条径线都要有单位，如1.2cm×2.0cm×0.8cm。（5）密度。可观察的不透 X 线异物为高密度。（6）异物周围情况。观察有无阻塞性肺不张、阻塞性肺气肿、肺部感染、气胸、纵隔或皮下气肿、纵隔摆动等。

2. CT

（1）定位。CT 可直接显示异物所在位置——气管、左／右主支气管、肺叶支气管及肺段支气管。（2）数目。可以计数的描述具体个数［1个、2个、多个（3个及以上）］。（3）形态。条形、类球形、U 形、不规则形等（与异物本身形态有关）。（4）大小。测量异物的三维径线；长度单位务必统一，建议用厘米且精确到小数点后一位，三条径线都要有单位，如1.2cm×2.0cm×0.8cm。（5）边缘。描述边缘是否清楚。（6）密度。低密度、等密度、高密度。（7）异物周围情况。观察有无阻塞性肺不张、阻塞性肺气肿、肺部感染、气胸、纵隔或皮下气肿等。

（三）气管、支气管异物的影像诊断

影像诊断需要与影像表现相对应。主要是定位诊断，提示异物所在位置（气管、左／

右主支气管、肺叶支气管及肺段支气管）；同时合并有阻塞性肺不张、阻塞性肺气肿、肺部感染、气胸、纵隔或皮下气肿时需作出提示。一旦发现气管、支气管异物，要立即按照危急值报告制度进行上报登记。

三、气管、支气管异物的影像诊断报告示例

病例 患者女性，62岁，1月余前食用骨头后出现咳嗽、咳痰。

检查部位及方法：胸部CT平扫+重建。影像图如图3-18。

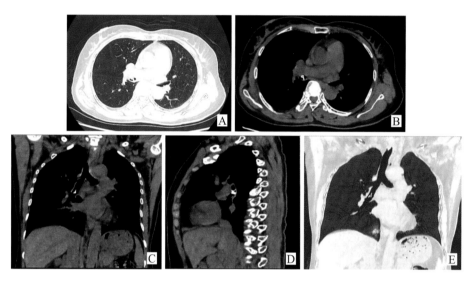

A.为肺窗轴位，B.为纵隔窗轴位，C—D.依次分别为纵隔窗的冠状位和矢状位，E.为最小密度投影（Min IP）图像。

图3-18 气管、支气管异物病例CT平扫+重建图像

影像诊断报告

影像所见

胸廓对称。右肺中间段支气管内见一明显高密度影，形态不规则，边界清楚，大小约0.8cm×0.5cm×0.9cm，CT值约254HU；余气管及其分支走行通畅，未见阻塞征象；两肺未见异常密度影。心脏大小、形态正常，心包内未见异常密度影；两侧肺门及纵隔未见肿大淋巴结。所示胸廓诸骨骨质结构完整，未见异常。

影像诊断

右肺中间段支气管内异物。

第十三节　支气管扩张

一、支气管扩张概述

　　支气管扩张是感染、免疫反应等原因导致的支气管壁结构破坏，出现支气管不可逆扩张、变形的慢性炎症性疾病。支气管扩张的诊断有赖于影像检查，首选的影像检查方法是胸部高分辨率 CT（HRCT，扫描层厚 1~2mm），对诊断支气管扩张具有重要意义，可对支气管扩张作出明确定性诊断；次选的检查方式是胸部 X 线平片，其缺点是可能会漏诊轻度不典型的支气管扩张。

二、支气管扩张的影像规范描述和诊断

（一）书写诊断报告前准备

　　（1）严格核对患者的基本信息和影像检查技术，避免检查图像与患者信息不一致，确保医疗质量和医疗安全。

　　（2）认真查阅患者相关资料，包括患者现病史、既往史及相关各项辅助检查资料等。

（二）支气管扩张影像表现的描述

　　影像表现是影像诊断报告的重要组成部分，影像描述需与影像检查方法一致，要求内容完整但简明扼要，格式规范且重点突出。胸部 HRCT 是支气管扩张症首选的影像检查方法，影像描述主要包括以下几方面内容。

　　重点描述支气管扩张的影像表现。（1）部位。病变定位采用各个肺段（CT）/肺野（DR）进行描述。（2）形态。柱状、囊状、葡萄串状、串珠状、蜂窝状、"印戒征"、"树芽征"等（当 CT 扫描层面与支气管平行时，扩张的支气管呈"双轨征"或"串珠"状改变；当 CT 扫描层面与支气管垂直时，扩张的支气管呈环形或厚壁环形透亮影，与伴行动脉形成"印戒征"）。（3）大小。（符合下述 CT 诊断标准中的 1 点或以上即可确诊支气管扩张症）支气管内径/伴行肺动脉直径>1，支气管管径向远端走行无逐渐缩小的趋势甚至逐渐增大，距离外周胸膜 1cm 或接近纵隔胸膜范围内仍可见支气管影。（4）密度。管状透亮影、均匀高密度影或气液平面（出现黏液时）。（5）边缘。支气管壁增厚（支气管内径<80% 外径）。（6）间接征象。合并感染时可见肺部炎症表现，呼气相 CT 发现"马赛克"征或"气体陷闭"，可伴有肺不张。

（三）支气管扩张的影像诊断

　　影像诊断需要与影像表现相对应。首先是定位诊断，采用肺段（CT）/肺野（DR）进行诊断；尽量作出定性诊断（典型病灶直接给出明确诊断）。合并肺部感染或肺不张时需单独作出提示。

三、支气管扩张的影像诊断报告示例

　　病例　患者男性，63 岁，发热、咳嗽、咳黄白痰 8 天。

　　检查部位及方法：胸部 CT 平扫＋重建。影像图如图 3-19。

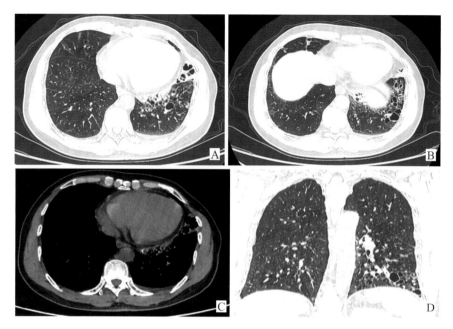

A.、B.为肺窗轴位，C.为纵隔窗轴位，D.为肺窗冠状位。

图3-19　支气管扩张病例CT平扫＋重建图像

影像诊断报告

影像所见

左肺上叶舌段及左肺下叶各段支气管囊状扩张，扩张支气管管径超过伴行肺动脉直径，部分管腔内见小片状高密度影，并可见气液平面，相应管壁稍厚，管周见多发斑片状密度增高影，边缘模糊；余气管及其分支走行通畅，未见异常征象。心脏大小、形态正常，心包内未见异常密度影；纵隔见多个淋巴结显示，未见肿大。左侧胸腔见少量积液。左侧胸廓稍塌陷，所示胸廓诸骨骨质结构完整，未见异常。

影像诊断

左肺上叶舌段及左肺下叶各段支气管扩张并肺部感染，左侧胸腔少量积液。

第十四节　肺挫伤

一、肺挫伤概述

肺挫伤是由各种原因引起的胸部外伤。因其暴力自胸壁向肺内传导产生，造成肺泡或肺间质内毛细血管出血、水肿、通透性增高，血管扩张甚至破裂出血，使血液和组织液漏至肺泡或肺间质内。肺挫伤常发生于受伤的同侧，对侧因对冲作用亦可发生。

二、肺挫伤的影像规范描述和诊断

（一）书写诊断报告前准备

（1）严格核对患者的基本信息和影像检查技术，避免检查图像与患者信息不一致，确保医疗质量和医疗安全。

（2）认真查阅患者相关资料，包括患者现病史、既往史及相关各项辅助检查资料等。

（二）肺挫伤影像表现的描述

影像表现是影像诊断报告的重要组成部分，影像描述需与影像检查方法一致，要求内容完整但简明扼要，格式规范且重点突出。目前有 X 线平片和 CT 两种影像检查方式进行诊断，影像表现的描述方法主要包括以下几方面内容。

1. 肺脏背景

观察肺纹理有无异常。

2. 重点描述肺挫伤

（1）定位。病变定位采用各个肺段（CT）/肺野（DR）进行描述，亦可进一步以胸部骨性结构为标识定位（如分布于后胸部肋骨下、椎体旁等），主要与受伤部位有关。（2）数目。单发、多发、散在、弥漫。（3）形态。斑点状、斑片状、小片状、大片状、条絮状、团块状。（4）大小。多发病灶可只测量最大病灶。（5）边缘。描述边缘是否清楚。（6）密度。磨玻璃影密度、混合磨玻璃影密度、实变，密度均匀/不均匀。（7）病变周围情况。观察有无肺气（液）囊、肺血肿、肺不张、胸腔积液、气胸、纵隔或皮下气肿、胸部骨折等。

3. 扫描所及其他脏器情况

主要是观察扫描范围内所见的肝脏、胰腺、脾脏、双肾及肾上腺有无挫裂伤或血肿，腹腔有无积气、积血，脊椎有无骨折。

（三）肺挫伤的影像诊断

影像诊断需要与影像表现相对应。首先是定位诊断，采用各个肺段（CT）/肺野（DR）进行描述，亦可进一步以胸部骨性结构为标识定位（如分布于后胸部肋骨下、椎体旁等）；尽量作出定性诊断（典型病灶直接给出明确诊断，不典型病灶给出不超过3个可能的诊断，以可能性由大到小顺序排列，必要时建议患者3—5天后复查）。如果有多个疾病诊断，按疾病重要程度先后排列。

三、肺挫伤的影像诊断报告示例

病例　患者男性，26岁，高处跌落伤至右胸腹疼痛1天。

检查部位及方法：胸部CT平扫＋重建。影像图如图3-20。

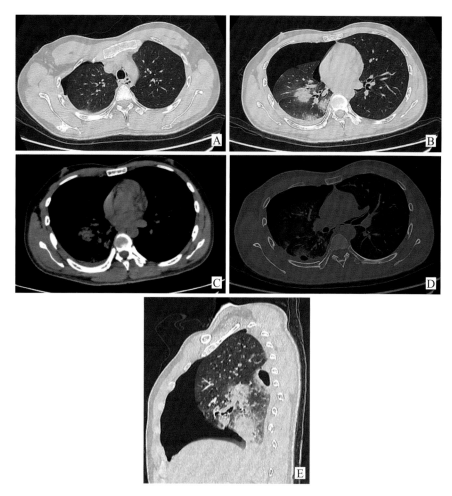

A.、B.为肺窗轴位，C.为纵隔窗轴位，D.为骨窗轴位，E.为肺窗矢状位。

图 3-20　肺挫伤病例 CT 平扫＋重建图像

影像诊断报告

影像所见

右侧胸腔可见积气、积液，右肺被压缩约50%；左侧胸腔亦可见少量气胸，左肺被压缩＜5%。右肺上叶后段及下叶各段可见多发片状磨玻璃密度影及实变密度影，边缘模糊，部分病灶内可见含气透亮影。纵隔内见少量斑片状积气。气管及其分支走行通畅，未见阻塞征象。心脏大小、形态正常，心包内未见异常密度影。骨窗示：右侧第6至第12后肋骨折，其中第9、第10后肋骨折端移位明显，胸8右侧横突亦可见骨折线。

扫描所及肝脏、脾脏、胰腺、双肾未见挫裂伤，腹腔未见积液、积气，扫描所示骨盆未见骨折及脱位。

影像诊断

（1）右侧肋骨多发骨折并右侧外伤性液气胸（右肺被压缩约50%），左侧外伤性气胸（左肺被压缩＜5%）。

（2）右肺上叶后段及下叶各段肺挫伤并肺气囊形成。

（3）纵隔积气。

（4）胸8右侧横突骨折。

第十五节　气胸

一、气胸概述

气胸是指气体进入胸膜腔，造成积气的状态。按病因可分为三类：第一类是自发性气胸，根据有无原发疾病可进一步分为原发性气胸（无明显肺疾病，气胸由胸膜下气肿泡破裂形成）和继发性气胸（继发于慢阻肺、肺结核等胸膜及肺疾病）；第二类是外伤性气胸，通常是由于直接损伤（如暴力击打、肋骨骨折等）导致壁层胸膜破损，使气体进入胸膜腔内；第三类是医源性气胸，多为针灸、活检、内镜、胸部手术等医疗操作所致。如胸膜腔内同时合并有积液或积血，可统称为液气胸或血气胸。

二、气胸的影像规范描述和诊断

（一）书写诊断报告前准备

（1）严格核对患者的基本信息和影像检查技术，避免检查图像与患者信息不一致，确保医疗质量和医疗安全。

（2）认真查阅患者相关资料，包括患者现病史、既往史及相关各项辅助检查资料等。

（二）气胸影像表现的描述

影像表现是影像诊断报告的重要组成部分，影像描述需与影像检查方法一致，要求内容完整但简明扼要，格式规范且重点突出。气胸的影像检查手段主要为X线平片，其次为CT，影像表现的描述方法主要包括以下几方面内容。

1.X线平片

（1）部位。气胸的发生位置是在左/右/双侧肺外围。（2）形态。条带状/大片状/局限性包裹状；合并积液时可见气液平面。（3）密度。异常透亮区，内无肺纹理结构。（4）压缩程度。气胸对肺组织被压缩程度计算方法尚无统一标准，结合临床实践工作，目前笔者所在医院常用Kircher方法计算；在气胸侧以横突外缘至胸壁内缘为基准范围（为整个一侧肺野）。①当肺野外侧受压至上述范围的1/4时，肺组织大约受压35%。②当受压至1/3时，肺组织受压约50%；当受压1/2时，肺组织受压约65%。③当受压至2/3时，肺组织受压约80%。④当肺组织全部被压缩至肺门呈软组织密度时，肺组织受压约95%。⑤如少量气胸仅限于上肺野，则将肺野外带自上而下分为三等份，然后以上述方法中受压1/4时的35%均分，为10%—15%。（5）肺内情况。自发性气胸需观察肺内有无肺结核、慢性支气管炎肺气肿、肺大疱、肺恶性肿瘤等；被压缩的肺组织可见清晰的高密度弧线样边缘（气胸线），密度高于正常肺组织并向肺门方向收缩。（6）其他间接征象观察。①病变侧胸廓扩大，肋间隙增宽，纵隔及气管向对侧移位；②合并积液时可见同侧膈面变平，肋膈角变钝；③需注意观察有无纵隔及皮下气肿（常发生于张力性气胸）；④外伤性气胸可见病变侧肋骨骨折。

2.CT

（1）部位。气胸的发生位置多位于左/右/双侧肺外围。（2）形态。条带状/大片状/

局限性包裹状；合并积液时可见气液平面。（3）密度。异常透亮区，内无肺纹理结构。（4）压缩程度。目前气胸 CT 压缩量尚无统一评估标准，可结合实际工作选择合适的方法，可采用以下方法估算 CT 气胸肺压缩程度。陈颖等根据腋中线层面的冠状位图像计算肺压缩程度，其计算公式左肺为 Y=0.951−0.846X，右肺为 Y=0.936−0.808X，X=hwd/HWD，其中 H 为经腋中线处的冠状位图像测量肺尖部到膈顶的垂直距离，W 为上叶支气管下壁层面测量胸腔的左右径，D 为前后径，h 为相同层面压缩肺的上下径，w 为左右径，d 为前后径。（5）肺内情况。自发性气胸需观察肺内有无肺结核、慢性支气管炎肺气肿、肺大疱、肺恶性肿瘤等，如为肺大疱破裂所致则需提示肺大疱破口位置；被压缩的肺组织可见清晰的脏层胸膜线呈弧形细线样软组织影，与胸壁平行并向胸壁方向凸出。（6）其他间接征象观察。①病变侧胸廓扩大，肋间隙增宽，纵隔及气管向对侧移位；②合并积液或积血时可见同侧胸膜腔内水样密度或血性高密度液体；③需注意观察有无纵隔及皮下气肿（常发生于张力性气胸）；④外伤性气胸可见病变侧肋骨骨折。

（三）气胸的影像诊断

影像诊断需要与影像表现相对应。首先是定位诊断（左 / 右 / 双侧肺外围）；其次是定性诊断（自发性 / 外伤性 / 医源性，合并积液 / 血时称为液 / 血气胸）；尽量明确指出肺压缩程度（难以明确时可提供一个大致范围，如 30%—35%，中间跨度为 5 个百分位即可）；一侧肺压缩比例大于 50% 要按危急值报告制度进行上报登记。

三、气胸的影像诊断报告示例

病例1　患者男性，24 岁，右侧胸部不适 2 小时。

检察部位及方法：胸部 X 线平片。影像图如图 3-21。

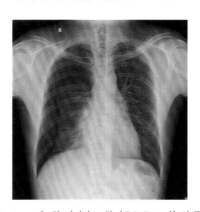

图 3-21　气胸病例 1 胸部 DR 正位片图像

影像诊断报告

影像所见

两侧胸廓欠对称，右侧胸廓略饱满，相应肋间隙稍增宽。右肺外围透亮度增高，可见大片状异常透亮区，内无肺纹理结构，内侧缘可见被压缩的肺组织边缘，右肺被压缩约 70%。气管及纵隔结构尚居中，肺野内未见实质性病变。心影大小、形态未见异常。双侧膈面光滑，肋膈角锐利。双侧肋骨未见移位性骨折征象。

影像诊断

右侧自发性气胸（右肺被压缩约70%）。

病例2　患者男性，21岁，左侧胸闷1天余，查体：左上肺呼吸音消失。

检查部位及方法：胸部 CT 平扫 + 重建。影像图如图3-22。

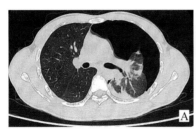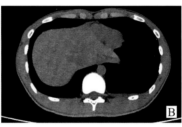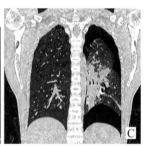

A. 为肺窗轴位，B. 为纵隔窗轴位，C. 为肺窗冠状位。

图 3-22　气胸病例 2 CT 平扫 + 重建图像

影像诊断报告

影像所见

胸廓欠对称，左侧胸廓较饱满，相应肋间隙增宽。左肺外围透亮度增高，可见大片状异常透亮区，内无肺纹理结构，并可见压缩的肺组织边缘，左肺被压缩约75%。两肺上叶尖段见多发斑点及小斑片状透亮影。左肺上下叶见斑片状高密度影，部分实变。纵隔稍向右侧偏移，气管及其分支走行通畅，未见阻塞征象。心脏大小、形态正常，心包内未见异常密度影。纵隔及两肺门区未见肿大淋巴结。左侧胸腔少量积液。胸廓诸骨骨质结构完整，未见异常。

影像诊断

（1）左侧液气胸（左肺被压缩约75%，少量积液），左肺上下叶部分实变。

（2）两肺尖边缘间隔旁型肺气肿。

第十六节　肋骨骨折

一、肋骨骨折概述

肋骨骨折为临床常见疾病，大多数由急性胸部外伤引起，少部分肋骨骨折也可由肿瘤、慢性疲劳性损伤等引起。按照骨折原因大致可分为三类：①创伤性骨折，又可分为完全性骨折和不完全性骨折；②疲劳性骨折；③病理性骨折。肋骨骨折的诊断有赖于影像检查，目前较常用的影像检查方法是胸部 CT 平扫及骨三维重建。

二、肋骨骨折的影像规范描述和诊断

（一）书写诊断报告前准备

（1）严格核对患者的基本信息和影像检查技术，避免检查图像与患者信息不一致，确保医疗质量和医疗安全。

（2）认真查阅患者相关资料，包括患者现病史、既往史及相关各项辅助检查资料等。

（二）肋骨骨折影像表现的描述

影像表现是影像诊断报告的重要组成部分，影像描述需与影像检查方法一致，要求内容完整但简明扼要，格式规范且重点突出。影像表现的描述主要包括以下几方面内容。

1. 重点描述肋骨骨折的影像表现

（1）部位。病变定位采用左 / 右第（ ）肋骨前段 / 腋段 / 后段进行描述。（2）数目。1处、2处，3处及以上描述为多发。（3）形态。线状、粉碎状、皱褶等；完全性 / 不全性骨折。（4）边缘。锐利、清楚、模糊；描述有无骨膜增生或骨痂形成。（5）对位对线。良好 / 欠佳 / 不良。（6）骨质背景。描述有无骨质破坏，描述有无骨内外异常钙化、骨化。

2. 对肋骨骨折周边情况进行描述

主要包括以下几方面。（1）胸廓是否对称，有无塌陷，气管及纵隔有无偏移。（2）骨折周围组织是否损伤、缺失或肿胀，胸壁有无积气，有无异物存留。（3）肺内有无挫裂伤及血肿形成。（4）胸腔有无积液、积气，纵隔有无积气。

3. 扫描所及其他脏器情况

主要是观察扫描范围内所见的肝脏、胰腺、脾脏、双肾及肾上腺有无挫裂伤或血肿、肿瘤，腹腔有无积气、积血，脊椎有无骨折、骨质破坏。

（三）肋骨骨折的影像诊断

影像诊断需要与影像表现相对应。首先是定位诊断，采用左 / 右第（　　）肋骨前段 / 腋段 / 后段进行描述；其次为定量诊断（1处、2处，3处及以上诊断为多发）；尽量作出定性诊断（典型骨折直接给出明确诊断，影像条件受限或缺乏足够临床资料的疑似病例作可疑诊断，有可影响临床诊治方案的阳性征象作描述性诊断）。如果有多个疾病诊断，按疾病重要程度先后排列。

三、肋骨骨折的影像诊断报告示例

病例　患者男性，48岁，右后背部外伤2小时。

检查部位及方法：胸部CT平扫＋骨三维重建。影像图如图3-23。

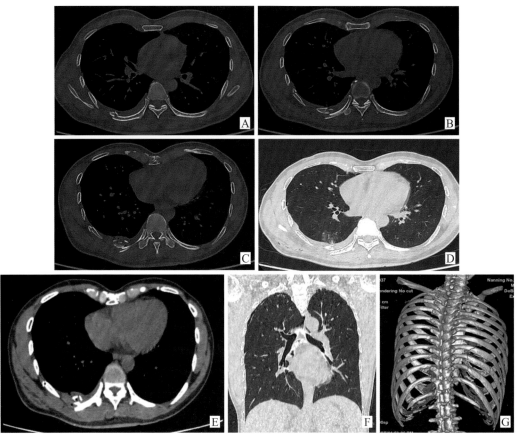

A—C.为骨窗轴位，D.为肺窗轴位，E.为纵隔窗轴位，F.为肺窗冠状位，G.为骨三维重建（VR）图像。

图3-23　肋骨骨折病例CT平扫＋重建图像

影像诊断报告

影像所见

胸廓对称。骨窗及骨三维重建图像示右侧第8至第10肋骨后段多发线状、粉碎状骨折，折端边缘锐利，未见骨痂形成，部分骨折端移位明显，邻近肺组织（右肺下叶后基底段）可见小片状磨玻璃密度影，邻近胸壁软组织肿胀、积气，未见异物存留。右侧胸腔见少量积液、积气，肺组织压缩5%—10%。气管及其分支走行通畅，未见阻塞征象。心脏大小、形态正常，心包内未见异常密度影。扫描所示肝脏、胰腺、脾脏、双肾及肾上腺未见挫伤，腹腔未见积液、积气。所示胸腰椎未见骨折及脱位。

影像诊断

右侧第8至第10肋骨后段多发骨折并右肺下叶后基底段挫伤，右侧外伤性液气胸（肺组织压缩5%—10%），右侧胸壁挫裂伤。

第十七节　纵隔肿瘤

一、纵隔肿瘤概述

纵隔肿瘤指原发于纵隔的肿瘤，病变种类较多，主要有胸腺瘤、淋巴瘤、畸胎瘤及神经源性肿瘤等。胸腺瘤好发于前纵隔，畸胎瘤多见于前、中纵隔，淋巴瘤好发于中纵隔，神经源性肿瘤好发于后纵隔。患者早期多无明显症状，病变肿瘤增大后可对周围组织结构产生压迫，甚至导致患者死亡，因此早期及时诊断和干预尤为重要。

二、纵隔肿瘤的影像规范描述和诊断

（一）书写诊断报告前准备

（1）严格核对患者的基本信息和影像检查技术，避免检查图像与患者信息不一致，确保医疗质量和医疗安全。

（2）认真查阅患者相关资料，包括患者现病史、既往史及相关各项辅助检查资料等。

（二）纵隔肿瘤影像表现的描述

影像表现是影像诊断报告的重要组成部分，影像描述需与影像检查方法一致，书写做到内容完整但简明扼要，格式规范且重点突出，主要包括以下几方面内容。

1. 重点描述纵隔肿瘤病灶

（1）部位。定位采用前、中、后纵隔，左、中、右及上、中、下进行描述。（2）形态。球形、类球形、分叶状或不规则形。（3）大小。类球形、分叶状及不规则形病灶需测量三维径线，球形病灶只描述直径即可；长度单位务必统一，建议用厘米且精确到小数点后一位，三条径线都要有单位，如5.0cm×3.5cm×4.0cm。（4）边缘。清楚/不清楚。（5）密度/信号及肿瘤内部结构。描述密度/信号均匀度，内部有无囊变、坏死、钙化、脂肪组织及血管穿行。（6）增强扫描情况，需包括以下两个方面。①强化程度（与对比剂血药浓度有关）：无强化——与平扫对比密度无变化，轻度强化——CT值增加30HU以下，中度强化——CT值增加30—60HU，明显强化——CT值增加超过60HU，等血池强化——增强密度接近同期的血管腔。②强化均匀度：强化均匀/不均匀。

2. 对纵隔肿瘤周边情况进行描述

主要包括以下几方面。（1）描述肿块与肺、胸膜及心包、纵隔大血管的关系。（2）纵隔及肺内有无其他病灶，如有其他病灶需对其影像特点进行描述。（3）描述有无胸腔积液。（4）描述胸部骨质有无破坏。

（三）纵隔肿瘤的影像诊断

影像诊断需要与影像表现相对应。影像诊断首先必须做到定位诊断（定位采用前/中/后纵隔偏左、居中、偏右进行描述），尽量作出定性诊断（典型病灶直接给出明确定性诊断；不典型病灶给出不超过3个的可能诊断，以可能性由大到小的顺序排列）。如果有多个疾病诊断，按疾病的重要程度先后排列，而且诊断结论的顺序应与影像描述的顺序一致。

三、纵隔肿瘤的影像诊断报告示例

病例1　患者女性，50岁，反复胸痛、胸闷2年余。

检查部位及方法：胸部CT平扫＋增强＋重建。影像图如图3-24。

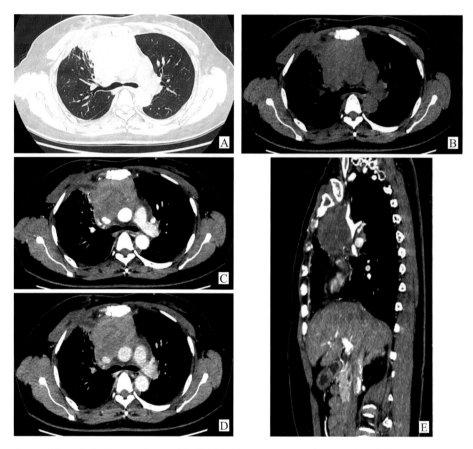

A.为CT平扫肺窗轴位，B.为CT平扫纵隔窗轴位，C.为CT增强动脉期轴位，D.为CT增强静脉期轴位，E.为CT动脉期矢状位。

图3-24　纵隔肿瘤病例1 CT平扫＋增强＋重建图像

影像诊断报告

影像所见

前纵隔偏右侧见团块状不规则形软组织肿块影，范围约7.7cm×6.1cm×7.6cm，密度不均匀，其内见点状钙化及小片状稍低密度区，增强扫描呈不均匀明显强化；纵隔大血管受压后移，病灶边缘局部与心包、升主动脉、上腔静脉分界欠清，上腔静脉及左侧头臂静脉变形、狭窄，邻近右前胸膜增厚，胸骨后缘皮质不光整。两侧颈内静脉、左锁骨下静脉见充盈缺损。纵隔、右心膈角区见多个淋巴结显示，最大者约1.5cm×1.0cm，增强扫描强化尚均匀。右肺上叶前段、下叶外基底段见斑片、条索状密度增高影，边界欠清。气管及其分支走行通畅，未见阻塞征象。心脏大小、形态正常，心包见弧形积液。两侧胸腔未见积液。所示肋骨骨质结构完整，未见异常。

影像诊断

（1）前纵隔恶性肿瘤（侵袭性胸腺瘤？胸腺癌？）并侵犯上腔静脉、头臂静脉、心包及右前胸膜，纵隔多发淋巴结转移，胸骨后缘受侵可能。

（2）两侧颈内静脉、左锁骨下静脉血栓。

（3）右肺上叶前段、下叶外基底段炎症。

（4）心包少量积液。

病例2　患者女性，18岁，因胸部疼痛3天入院。

检查部位及方法：胸部 CT 平扫 + 增强 + 重建。影像图如图3-25。

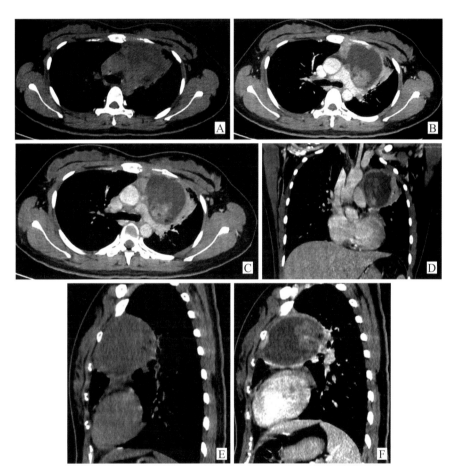

A. 为 CT 平扫纵隔窗轴位，B. 为 CT 增强动脉期轴位，C. 为 CT 增强静脉期轴位，D. 为 CT 增强动脉期冠状位，E. 为 CT 平扫矢状位，F. 为 CT 增强动脉期矢状位。

图 3-25　纵隔肿瘤病例 2 CT 平扫 + 增强扫描图像

影像诊断报告

影像所见

前中上纵隔偏左侧见一不规则形肿块影，大小约8.4cm×7.2cm×5.7cm，与周围组织分界较清，肿块内密度混杂，以囊实性为主，可见脂肪密度，增强扫描实性部分呈均匀中度强化，囊性部分无强化；其余纵隔内未见占位性病变。两肺内未见异常密度影，气管及其分支走行通畅，未见阻塞征象。心脏大小、形态正常，心包内未见异常密度影。纵隔及两肺门区未见肿大淋巴结。两侧胸膜无增厚，胸膜腔未见积液。所示胸廓诸骨骨质结构完整，未见异常。

影像诊断

前中上纵隔偏左侧肿块，考虑畸胎瘤。

病例3 患者男性，60岁，因胸闷、气喘2月余，加重2天入院。

检查部位及方法：胸部CT平扫＋增强＋重建。影像图如图3-26。

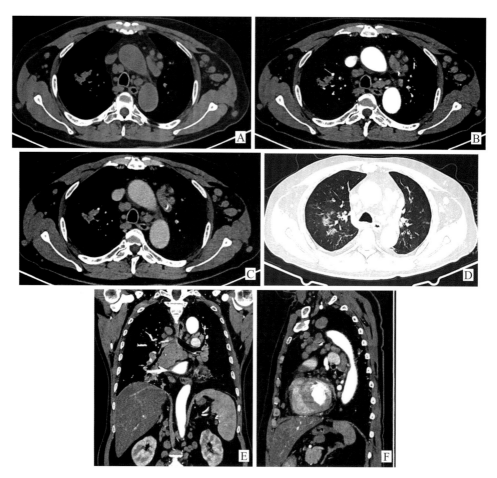

A. 为CT平扫轴位，B. 为CT动脉期轴位，C. 为CT静脉期轴位，D. 为CT平扫肺窗轴位，E. 为CT动脉期冠状位，F. 为CT动脉期矢状位。

图3-26 纵隔肿瘤病例3 CT平扫＋增强＋重建图像

影像诊断报告

影像所见

两侧前中后纵隔、肺门区及两侧锁骨上窝、腋窝见多发肿大淋巴结，部分相互融合，最大者位于气管隆突下方，约3.5cm×4.0cm×5.3cm，增强扫描呈均匀轻度强化。

胸廓对称，两肺各叶见多发斑片状密度增高影，边缘模糊。气管及其分支走行通畅，未见阻塞征象；心脏大小、形态正常，心包内未见异常密度影。两侧胸膜无增厚，胸膜腔未见积液。所示胸廓诸骨骨质结构完整，未见异常。扫及肝实质密度弥漫性减低，低于同层脾脏密度。

影像诊断

（1）两侧前中后纵隔、肺门区及两侧锁骨上窝、腋窝多发肿大淋巴结，符合淋巴瘤。

（2）两肺炎性病变，建议治疗后复查。

（3）脂肪肝。

病例4　患者男性，30岁，体检发现纵隔占位半天。

检查部位及方法：胸部 CT 平扫＋增强＋重建。影像图如图3-27。

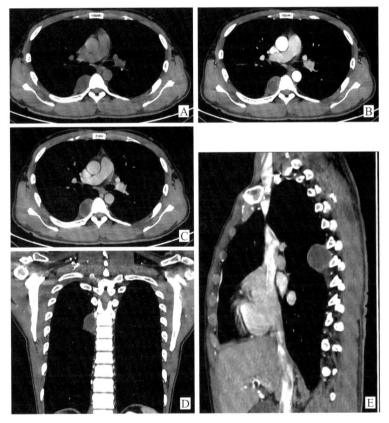

A. 为 CT 平扫轴位，B. 为 CT 动脉期轴位，C. 为 CT 静脉期轴位，D. 为 CT 动脉期冠状位，E. 为 CT 动脉期矢状位。

图3-27　纵隔肿瘤病例4 CT 平扫＋增强＋重建图像

影像诊断报告

影像所见

后纵隔偏右侧（胸5- 胸6椎体右侧边缘）见一类球形软组织密度影，大小约3.4cm×2.5cm×3.7cm，边缘清楚，密度欠均匀，其内隐约可见斑片状稍低密度区；增强扫描病灶边缘呈不均匀轻 – 中度强化，内部低密度区无强化；病灶旁见小片状无强化区；病灶周围肋骨及胸椎骨质结构完整，未见破坏征象。胸廓对称，肺内未见异常密度影及异常强化灶；气管及其分支走行通畅，未见阻塞征象。心脏大小、形态正常，心包内未见异常密度影。纵隔及两肺门区未见肿大淋巴结。两侧胸膜无肥厚。

影像诊断

后纵隔偏右侧占位，考虑神经源性肿瘤，并周围少许包裹性积液。

第四章
心血管常见疾病影像诊断报告的规范书写

第一节　急性主动脉综合征

一、急性主动脉综合征概述

急性主动脉综合征（AAS）以急性胸痛为最常见症状，是一组严重威胁人类生命健康的心血管疾病，主要包括主动脉夹层（AD）、主动脉壁内血肿（IMH）和主动脉穿透性溃疡（PAU）。AD 是由于各种原因导致主动脉内膜撕裂（可能伴有部分中层撕裂），血液通过撕裂的破口进入主动脉壁中层，使主动脉中层剥离，主动脉被撕裂膜片分隔成真假两腔。IMH 是指发生在主动脉壁中层的血肿，既往被认为是主动脉壁滋养血管破裂所致，多数病例影像检查中无明确的内膜破口，且血肿与主动脉管腔无交通，但部分病例在术中仔细探查可见内膜破口及假腔，假腔内无持续血流灌注。PAU 则是主动脉壁的粥样硬化斑块发生溃疡，穿透内膜进入到中膜或外膜层形成壁龛所致。随着 CT 血管成像（CTA）等影像技术的广泛应用，AAS 的诊出率大幅提高。中国医师协会心血管外科分会大血管外科专业委员会基于中国患者的临床研究及最新临床研究成果，参考欧美权威协会最新发布的 AAS 相关指南／共识，发布了《急性主动脉综合征诊断与治疗规范中国专家共识（2021版）》，共识中提供 AAS 的主要诊断和治疗原则，帮助医师根据患者及所在医疗机构实际情况制订合理的治疗方案。

二、急性主动脉综合征的影像规范描述和诊断

（一）书写诊断报告前准备

（1）严格核对患者的基本信息和影像检查技术，避免检查图像与患者信息不一致，确保医疗质量和医疗安全。

（2）认真查阅患者相关资料，包括患者现病史、既往史及相关各项辅助检查资料等。

（二）急性主动脉综合征影像表现的描述

影像表现是影像诊断报告的重要组成部分，影像描述需与影像检查方法一致，要求做到内容完整但简明扼要，格式规范且重点突出，主要包括以下几方面内容。

1. 对主动脉及分支的整体描述

是否存在管壁钙化，管腔内是否有异常密度影。

2. 对主动脉夹层的描述

（1）病变累及范围。夹层整体长度、最宽处主动脉管径，夹层是否累及主要分支，发生在升主动脉的夹层另需测量夹层与主动脉瓣距离、主动脉窦部直径。（2）近端第一破口的情况。破口发生部位、大小。（3）假腔情况。假腔是否有血栓、造成的动脉分支狭窄情况。（4）主要分支开口情况。主动脉的主要动脉分支（头臂干、左颈总、左锁骨下动脉、腹腔干、肾动脉、肠系膜上动脉等）开口于真腔还是假腔？是否有狭窄？第一破裂口距离最近主要分支的距离。

3. 对主动脉壁内血肿的描述

（1）病变累及范围。病变的整体长度、最宽处主动脉管径，血肿最厚处厚度。（2）仔细寻找有无内膜破口。破口发生部位、大小。（3）血肿内是否有壁间血池（IBP）和溃疡样突起（ULP）。壁间血池常见于降主动脉，可单发或多发，可完全吸收或短期内进展，与主动脉管腔无明显交通或有细孔相连（孔径≤0.2cm）或与周围分支动脉相交通，如肋间动脉、腰动脉、支气管动脉；溃疡样突起多见于降主动脉 IMH 中的囊袋状对比剂填充区，和主动脉粥样硬化斑块无关，可见破口与主动脉管腔相通，内膜破口径＞0.3cm。（4）主要分支开口情况。主动脉的主要动脉分支（头臂干、左颈总、左锁骨下动脉、腹腔干、肾动脉、肠系膜上动脉等）开口的位置、是否有壁间血肿导致的狭窄。

4. 对主动脉穿透性溃疡的描述

（1）病变发生的部位。病变发生在主动脉的位置、数目。（2）病灶的大小。溃疡的直径和深度，多发病灶测量最大病灶即可。（3）主要分支开口情况。主动脉的主要动脉分支（头臂干、左颈总、左锁骨下动脉、腹腔干、肾动脉、肠系膜上动脉等）开口的位置、是否有狭窄。

5. 其他重要征象的描述

（1）是否存在主动脉主要分支受累导致脏器灌注不良。（2）是否合并真/假性动脉瘤。（3）主动脉周围是否有渗出。（4）是否存在心包积液。（5）是否存在胸腔积液。

6. 病变的测量

上述的测量需在多平面重组图像（MPR）上进行，尽量找出与病灶最长轴平行及垂直的切面，沿血管弯曲走行的病变需分段测量最后相加得出总长度，破口大小在与病变平行切面上分别测量长径与短径，建议用厘米且精确到小数点后一位，各个径线都要有单位，如：23.8cm，1.0cm×2.2cm。

（三）急性主动脉综合征的影像诊断

影像诊断是影像检查的结论，需要与影像表现相对应。为方便临床决策和治疗预后评估，需要根据急性主动脉综合征的发生部位和累及范围进行分型。目前 AD 应用较多的是 DeBakey 分型和 Stanford 分型，后者应用最为广泛。凡是夹层累及升主动脉者，为 Stanford A 型；夹层仅累及胸降主动脉及其远端者，为 Stanford B 型。IMH 和 PAU 可参照以上分型。

三、急性主动脉综合征的影像诊断报告示例

病例1　患者男性，65岁，突发剧烈胸痛4小时。胸腹部 CT 平扫 +CTA。影像图如图 4-1。

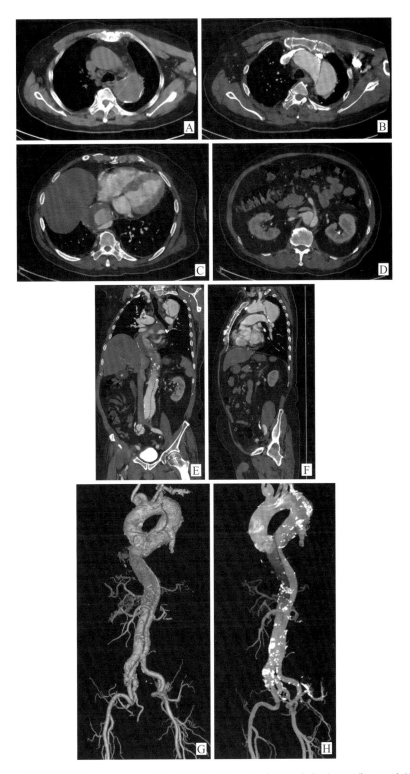

A. 为 CT 平扫横轴位图像，B—D. 为 CTA 横轴位图像，E. 为斜冠状位重组图像，F. 为斜矢状位重组图像，G. 为 VR 重建图像，H. 为 3D MIP 图像。

图 4-1　急性主动脉综合征病例 1 CT 平扫 +CTA 图像

影像诊断报告

影像所见

1. 对主动脉及分支的整体描述

主动脉、冠状动脉及双侧髂总、髂内及髂外动脉管壁见多发钙化；主动脉弓－降主动脉－右侧髂总动脉腔内密度不均匀，见线状稍高密度影，胸主动脉见偏心性新月状低密度影。

2. 对主动脉夹层的描述

主动脉弓－降主动脉－右侧髂总动脉见不规则线状分隔呈双腔改变，真腔小、假腔大，病变范围约第3胸椎至第1骶椎水平，累及长度约41.3cm；主动脉弓最宽处管径约4.6cm，胸主动脉最宽处管径约5.4cm；近端第一破口位于第3胸椎水平主动脉弓处，大小约0.8cm×0.7cm，距离左锁骨下动脉开口约2.1cm；远端见多个破口，位于腹主动脉末端及右髂总动脉；胸腹主动脉及右髂外动脉假腔内见偏心性充盈缺损；腹腔干、右肾动脉、肠系膜下动脉开口于假腔，开口未见狭窄，右髂内动脉为假腔的延续；肠系膜上动脉、左肾动脉开口于真腔，肠系膜上动脉开口轻度狭窄。

3. 其他重要征象描述

右肾强化减低；主动脉未见局限性扩张，主动脉周围脂肪间隙清晰；心包及双侧胸腔未见积液。

4. 扫描所及其他脏器情况

双肺背侧见片状实变影；胆囊内见结节状致密影。

影像诊断

（1）多发动脉粥样硬化，主动脉夹层（Stanford B 型）合并肠系膜上动脉开口轻度狭窄、右肾灌注不良。

（2）双肺坠积性改变。

（3）胆囊结石。

病例2　患者男性，69岁，胸痛3天。胸腹部 CT 平扫 +CTA。影像图如图4-2。

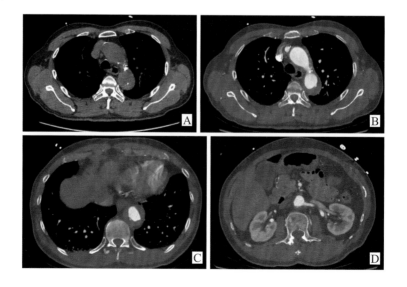

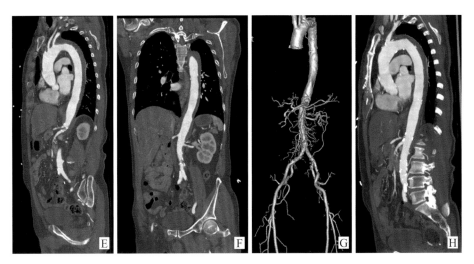

A. 为 CT 平扫横轴位图像，B—D. 为 CTA 横轴位图像，E. 为斜矢状位重组图像，F. 为斜冠状位重组图像，G. 为 VR 重建图像，H. 为斜矢状位 MIP 图像。

图 4-2　急性主动脉综合征病例 2 CT 平扫 +CTA 图像

影像诊断报告

影像所见

1. 对主动脉及分支的整体描述

主动脉、冠状动脉、双侧髂总、髂内及髂外动脉管壁见多发钙化，主动脉弓 – 降主动脉见偏心性新月状稍高密度影。

2. 对主动脉壁内血肿（IMH）的描述

主动脉弓 – 降主动脉见偏心性新月状充盈缺损，病变范围约第 2 胸椎至第 3 腰椎水平，累及长度约 37.1cm；主动脉弓最宽处管径约 3.2cm，胸主动脉最宽处管径约 3.4cm；胸主动脉近端约第 4 胸椎水平管腔左后壁欠光滑，局部见丘状影向充盈缺损内突起，大小约 0.3cm×0.4cm，其余主动脉充盈缺损内未见异常强化；腹腔干、肠系膜上动脉、双肾动脉、肠系膜下动脉开口未见狭窄。

3. 其他重要征象描述

主动脉未见局限性扩张，主动脉周围脂肪间隙清晰；心包及双侧胸腔未见积液。

4. 扫描所及其他脏器情况

双肺血管束周围见多发无壁囊状透亮影，双肺背侧见片状实变影，右肾下盏见结节状致密影。

影像诊断

（1）多发动脉粥样硬化，主动脉壁内血肿（Stanford B 型）。

（2）双肺小叶中心型肺气肿，双肺坠积性改变。

（3）右肾结石。

病例3　患者男性，70 岁，胸、腹痛多日，今日突然腹痛加重。胸腹部 CT 平扫 + CTA。影像图如图 4-3。

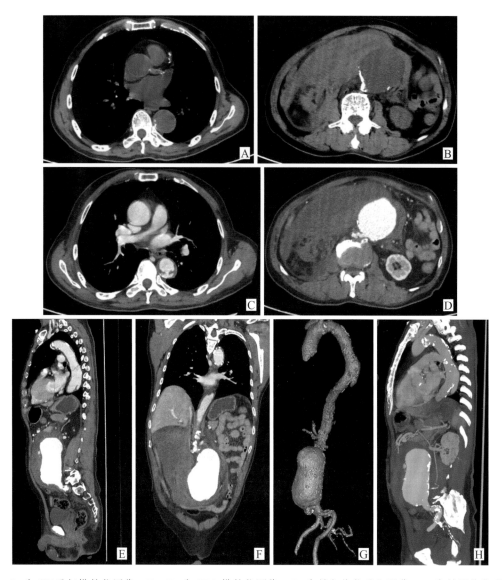

A. 为 CT 平扫横轴位图像，B—D. 为 CTA 横轴位图像，E. 为斜矢状位重组图像，F. 为斜冠状位重组图像，G. 为 VR 重建图像，H. 为斜矢状位 MIP 图像。

图 4-3 急性主动脉综合征病例 3 CT 平扫 +CTA 图像

影像诊断报告

影像所见

1. 对主动脉及分支的整体描述

主动脉，冠状动脉，双侧髂总、髂内及髂外动脉管壁见多发钙化；腹主动脉远端呈囊袋状扩大，周围脂肪间隙消失，可见片状高低不等密度影，CT 值 32—59HU，边界模糊。

2. 对主动脉穿透性溃疡的描述

胸、腹主动脉管壁弥漫性增厚，内缘凹凸不平，可见多个丘状、囊状影突入增厚的管壁，大者位于胸主动脉约第 9 胸椎水平，大小约 1.8cm×2.0cm，深度约 1.1cm；腹腔干、肠系膜上动脉、双肾动脉、肠系膜下动脉开口未见狭窄。

3. 其他重要征象描述

约第3腰椎上缘水平腹主动脉呈中度狭窄，远端呈囊状扩大，最宽处管径约6.3cm，累及长度约11.8cm，约第3腰椎下缘水平腹主动脉前缘管壁欠光滑，前方见不规则片状不均匀强化。心包及双侧胸腔未见积液。

4. 扫描所及其他脏器情况

肝脏、脾脏、右侧结肠旁沟、膀胱直肠陷窝、右肾周间隙见条片状水样密度影，肝S8见小球形不强化低密度影。

影像诊断

（1）多发动脉粥样硬化，主动脉多发穿透性溃疡（Stanford B 型）。

（2）腹主动脉瘤破裂并腹膜后血肿。

（3）腹腔及右肾周间隙积液。

（4）肝 S8 囊肿。

第二节　主动脉瘤

一、主动脉瘤概述

主动脉瘤是各种病因导致的主动脉管腔永久性局限性扩张，横径大于正常主动脉的1.5倍以上。根据病理解剖和瘤壁的组织学结构分为真性动脉瘤、假性动脉瘤。按病因分为先天性、动脉硬化性、外伤性、遗传性（如马方综合征）、其他（如大动脉炎、白塞病）等。

二、主动脉瘤的影像规范描述和诊断

（一）书写诊断报告前准备

（1）严格核对患者的基本信息和影像检查技术，避免检查图像与患者信息不一致，确保医疗质量和医疗安全。

（2）认真查阅患者相关资料，包括患者现病史、既往史及相关各项辅助检查资料等。

（二）主动脉瘤影像表现的描述

影像表现是影像诊断报告的重要组成部分，影像描述需与影像检查方法一致，要求内容完整但简明扼要，格式规范且重点突出，主要包括以下几方面内容。

1. 主动脉背景

观察主动脉显影情况，是否良好／清晰，描述有无动脉粥样硬化，主动脉直径测量（在三维重建 CT 图像上，垂直于血管的中心线测量）。

2. 重点描述主动脉瘤

（1）部位。升主动脉、主动脉弓、胸降主动脉、腹主动脉或髂动脉。（2）数目。可以计数的描述具体个数［1个、2个、多个（3个及以上）］。（3）形态。囊状、梭形、球形、类球形或不规则形。（4）大小及病变累及范围。在三维重建 CT 图像上，最大动脉瘤直径测量垂直于血管中心线，一些曲折的动脉瘤，偏心测量可以由1个倾斜的离心轴穿过主动脉；病变累及长度；假性动脉瘤颈大小；测量动脉瘤近端及远端相对正常血管直径；分支血管受累情况；长度单位务必统一，建议用厘米且精确到小数点后一位。（5）边缘及与周围脏器、血管关系。描述边缘是否清楚，有无渗出，有无邻近脏器、血管受压，有无胸腹腔积液或心包积液。(6)密度及 CTA 情况。瘤体密度是否均匀，管壁钙化情况及有无增厚，是否有附壁血栓、溃疡形成。

3. 真假性主动脉瘤主要鉴别

（1）真性主动脉瘤。①概念：血管壁中层弹力纤维变性 → 局部薄弱区 →（动脉压力作用）主动脉壁全层扩张或局限性向外膨凸。②形态：主动脉增宽，超过正常径线50%；囊状、梭形或梭囊状。与主动脉腔相连续，无明确瘤颈和内膜片。③主动脉管壁广泛粥样硬化和溃疡形成，动脉瘤体管壁增厚，密度增高；动脉瘤腔内多有偏心性附壁血栓，血栓形态不规则。（2）假性主动脉瘤。①概念：动脉壁破裂造成出血 → 血管周围形成局限性纤维结缔组织包裹性血肿，与受损的血管相沟通。②形态：瘤体大小不一、形态不规则，与主动脉连通的瘤腔可见对比剂充盈，多不规则，常有与主动脉成角的"瘤颈"，为外穿的

破口形成，瘤腔内为大量附壁血栓，瘤体通常较大，而对比剂充盈部分较小。③可伴有邻近部分分支血管受累、周围脏器受压、胸腔积液或心包积液。

4.扫描所及其他脏器情况

观察胸部、腹盆腔所见各脏器有无异常，纵隔、肝门区及腹膜后有无肿大淋巴结影。也不能遗漏对脊椎、骨盆等结构的观察。

（三）主动脉瘤的影像诊断

影像诊断需要与影像表现相对应。影像诊断首先必须做到定位诊断（升主动脉、主动脉弓、胸降主动脉、腹主动脉或髂动脉，以邻近椎体水平为具体定位）。如果有多个疾病诊断，按疾病的重要程度先后排列，而且诊断结论的顺序应与影像描述的顺序一致。

三、主动脉瘤的影像诊断报告示例

病例 1　患者男性，54岁，冠脉支架置入术后1年余，胸闷2天。影像图如图4-4。

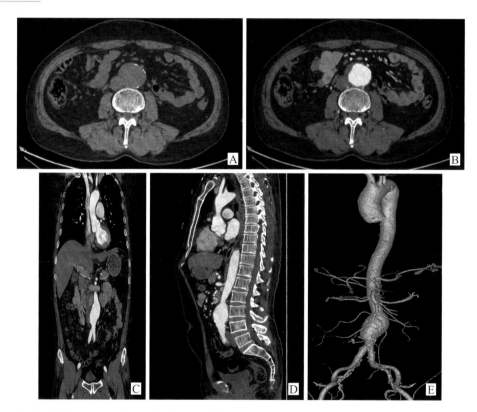

A.为平扫轴位，B—D.为CTA轴位、冠状位、矢状位，E.为血管VR图像。

图 4-4　主动脉瘤病例1 CT 平扫 +CTA 图像

影像诊断报告

影像所见

腹主动脉（约第3至第4腰椎水平）瘤样扩张，最大横截面大小约3.7cm×3.6cm，累及长度约7.3cm，管壁见多发点状、小结节状钙化；注射对比剂后管腔右侧壁见偏心性新月状充盈缺损。余腹主动脉及胸主动脉、髂动脉管壁见多发点状钙化，管腔未见狭窄或扩张。

扫及胸部、腹盆腔各脏器未见异常，纵隔、肝门区及腹膜后无肿大淋巴结影。心包、胸腔、腹盆腔未见积液。脊椎、骨盆骨质未见异常。

影像诊断

（1）腹主动脉（约第3至第4腰椎水平）真性动脉瘤并附壁血栓形成。

（2）胸、腹主动脉及髂动脉粥样硬化。

病例2 患者男性，67岁，既往2021年3月在外院行"主动脉夹层"手术治疗，自述术后有"内瘘"形成，伴胸闷、气短。影像图如图4-5。

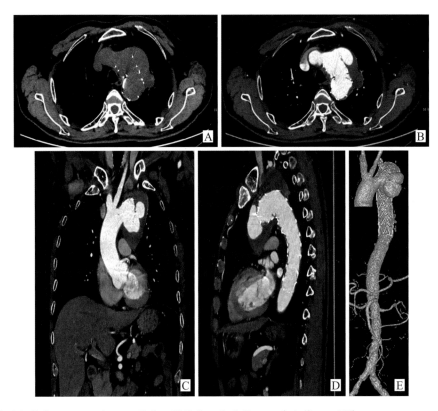

A. 为平扫轴位，B—D. 为CTA轴位、冠状位、矢状位，E. 为血管VR图像。

图 4-5　主动脉瘤病例2 CT平扫+CTA图像

影像诊断报告

影像所见

主动脉弓、降主动脉支架置入术后改变，支架段管壁规整，内壁光滑，未见充盈缺损；主动脉弓支架近端管径增宽，支架入口旁主动脉弓左侧缘见弧形等密度影包裹，较厚处约2.3cm，CT值约35HU，注射对比剂后可见瘤样突出显影伴弧形充盈缺损，最大截面大小约4.0cm×2.3cm，瘤颈约1.2cm。余胸主动脉及腹主动脉、髂动脉管壁见多发点状、小结节状钙化，管腔未见狭窄或扩张。

扫及胸部、腹盆腔各脏器未见异常，纵隔、肝门区及腹膜后无肿大淋巴结。心包、胸腔、腹盆腔未见积液。脊椎、骨盆骨质未见异常。

影像诊断

（1）主动脉弓、降主动脉支架置入术后改变，主动脉弓假性动脉瘤合并附壁血栓形成。

（2）胸、腹主动脉及髂动脉粥样硬化。

病例3　患者男性，47岁，反复腹痛7天，加重1天。影像图如图4-6。

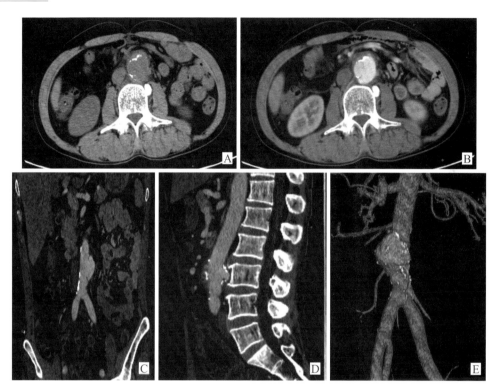

A. 为平扫轴位，B—D. 为 CTA 轴位、冠状位、矢状位，E. 为血管 VR 图像。

图 4-6　主动脉瘤病例 3 CT 平扫 +CTA 图像

影像诊断报告

影像所见

腹主动脉下段（约第3腰椎水平）瘤样扩张，边缘欠规整、毛糙，较大横截面约3.2cm×3.5cm，累及长度约3.8cm，管壁见钙化性斑块影；注入对比剂后呈双腔改变，双腔间可见破口，长约1.0cm，小腔向外突起并外侧缘旁新月状无强化影。余胸主动脉及腹主动脉、髂动脉管壁见多发点状、小结节状钙化，管腔未见狭窄或扩张。

扫及胸部、腹盆腔各脏器未见异常，纵隔、肝门区及腹膜后无肿大淋巴结。心包、胸腔、腹盆腔未见积液。脊椎、骨盆骨质未见异常。

影像诊断

（1）腹主动脉下段（约第3腰椎水平）假性动脉瘤合并附壁血栓形成。

（2）胸、腹主动脉及髂动脉粥样硬化。

第三节 冠脉 CT 成像

一、冠状动脉 CT 血管成像概述

冠状动脉 CT 血管成像（CCTA）是指经静脉注射对比剂后，利用 CT 扫描采集数据并经计算机处理重建而得到的冠状动脉图像，可用于观察心脏及血管解剖结构有无异常、血管内有无斑块形成，了解血管狭窄程度，评估冠状动脉支架和搭桥术后血管情况等。CCTA 已成为临床筛查冠状动脉疾病安全、可靠的首选技术手段之一，在此领域，国内外专家积累了大量应用经验和循证医学研究证据，多次发表相关临床应用专家共识和应用指南，如 2017 年的《心脏冠状动脉 CT 血管成像技术规范化应用中国指南》、2019 年的《冠状动脉 CT 血管成像扫描与报告书写专家共识》、2020 年的《冠状动脉 CT 血管成像的适用标准及诊断报告书写规范》，它们系统阐述了 CCTA 的临床适用标准，包括主要的检查适应证以及相对禁忌证和限度，图像判读规范和诊断报告书写规范，推荐重点应该描述和诊断的核心内容。

二、CCTA 图像判读规程和诊断报告书写规范

（一）患者一般信息和检查相关信息

1. 必须收集的信息

患者姓名、性别、年龄、身高、体质量、家庭地址、联系方式、知情同意书（签字）、CT 设备名称与型号、使用的碘对比剂名称等。

2. 一般收集的信息

冠心病危险因素、扫描参数、图像重建参数、心率与心律失常、R-R 间期曝光时间窗。

3. 特殊情况收集的信息

β 受体阻滞剂、硝酸甘油的使用情况，特别是碘过敏反应的标注和抢救过程记录。

（二）图像质量的评价标准

1. 图像质量主观评价标准

推荐使用 18 段冠状动脉分段方法（血管变异除外）。仅对直径 ≥ 1.5mm 的节段进行评价，钙化病变、闭塞病变或重度狭窄以远的血管显示不良，不算作图像质量不佳。图像质量评价分如下 4 级。

优秀：血管边界清晰，无伪影，90% 以上的节段能够评估；

良好：血管边界清晰，部分伪影，80% 以上的节段能够评估；

中等：血管边界局部模糊，部分伪影，70% 以上的节段能够评估；

差：血管显示不清，明显伪影，70% 以下的血管节段能够评估。

2. 图像质量客观评价标准

左主干和 3 支冠状动脉近中段管腔内 CT 值 351—450HU（优秀），300—350HU（良好），200—299HU（中等），< 200HU（差）。冠状动脉远端或较粗大分支血管应保证强化满意；主动脉根部管腔内的 CT 值标准差（SD 值）可作为图像噪声，< 20HU 为优秀，20—30HU

为良好，31—40HU 为一般，＞40HU 为差（图像不能评估）。

（三）图像判读的原则和书写报告规范

1. 冠状动脉钙化积分（CACS）

统一使用 Agatston 钙化积分，诊断报告中分别列出左主干、前降支、左回旋支和右冠状动脉的钙化积分，并给出总积分。CACS 在 1—100 为轻度钙化，101—400 为中度钙化，＞400 为重度钙化。

2. 冠状动脉解剖分型和血管分段

根据冠状动脉发育分为右优势型（右冠状动脉粗大，后降支和左室支均起自右冠状动脉，占85%—88%）、左优势型（左冠状动脉粗大，后降支和左室支均起自左回旋支，占5%—10%）、均衡型（左右冠状动脉发育均等，后降支起自右冠状动脉，左室后支起自左回旋支，或后降支由左回旋支与右冠状动脉双侧供血，占3%—5%）。

3. 先天性冠状动脉发育异常

分为冠状动脉起源异常、冠状动脉走行异常和冠状动脉终止异常。心肌桥是一种常见的先天性发育异常，被心肌桥包埋的冠状动脉称为壁冠状动脉，CCTA 报告中诊断心肌桥，并评估壁冠状动脉的长度和深度（舒张期图像），包括不完全型（部分包埋）、浅表型（深度＜2mm）和深包埋型（深度≥2mm）。

4. 冠状动脉狭窄评价

CCTA 使用的狭窄程度诊断方法是目测直径法，狭窄率 =（参考管腔直径 – 狭窄处管腔直径）/ 参考管腔直径 ×100%，其中狭窄处管腔直径为病变段最窄处管腔直径，参考管腔直径 =（病变近端参考管腔直径 + 病变远端参考管腔直径）/2。CCTA 在收缩期图像会更加高估狭窄率，故推荐在舒张期图像上诊断狭窄程度。

5. 冠状动脉斑块的定性和定量分析

CCTA 报告中对高危斑块特征做出描述，包括：（1）正性重构，定义为病变段的最大血管直径（包含斑块和管腔）与近端参考血管直径的比值 ≥1.1；（2）低密度斑块，定义为斑块内存在任何 CT 值＜30HU 的成分；（3）点状钙化，定义为斑块内部出现的直径＜3mm 钙化，且分布＜90° 管壁周径；（4）"餐巾环"征，定义为低密度斑块核心及其周围环绕高密度环状影。

利用后处理软件对斑块进行定量分析，包括（1）斑块性质：分析软件将 CCTA 上斑块分成钙化斑块（CT 值 ≥350HU）和非钙化斑块（CT 值＜350HU），非钙化斑块包括坏死核心（CT 值 –30—30HU）、纤维脂肪（CT 值 31—130HU）和纤维（CT 值 131—350HU）成分；（2）斑块的大小；（3）斑块所致管腔狭窄：斑块横截面积、管腔横截面积等测量的定量指标。

6. 冠状动脉节段描述（直径 ≥1.5mm 血管节段病变）

局限性病变范围＜1cm，节段性病变范围为 1—3cm，弥漫性病变范围＞3cm。

7. 冠状动脉以外病变的诊断

描述心脏各房室大小、心肌密度（对于存在重度狭窄或完全闭塞病变，以及 PCI 或 CABG 术后的患者，应注意病变血管供血区的心肌，有无心内膜下低灌注或室壁变薄等提示存在心肌缺血或心肌梗死的表现，如果心肌内出现沿心内膜下分布的脂肪密度影，则提示已发生陈旧性心肌梗死和心肌脂肪化）等，有要求时计算并描述心功能数据；描述心脏内病变：包括心脏结构、心腔内、心肌、瓣膜等的病变；描述心外病变：主动脉（夹层）、肺动脉（肺栓塞）、肺（占位）等。

三、CCTA 影像诊断报告示例

病例 患者男性，77岁，胸闷、胸痛4小时。行 CCTA 检查。影像图如图4-7。

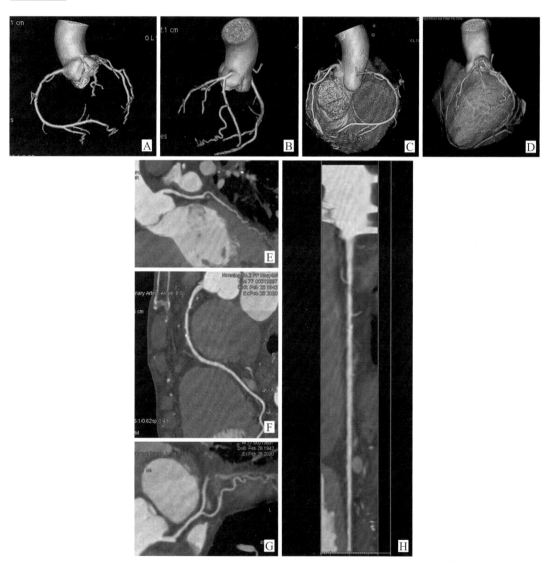

A—D. 为 VR 三维重建冠脉树图像，E. 为左冠状动脉前降支主干、回旋支曲面重建图像，F. 为右冠状动脉主干曲面重建图像，G. 为左冠状动脉对角支曲面重建图像，H. 为左冠状动脉主干、前降支曲面重建图像。

图 4-7　冠状动脉病例 CCTA 图像

影像诊断报告

影像所见

心脏螺旋 CT 增强扫描，行冠状动脉重建分析：

冠状动脉呈右优势型。

右冠状动脉起源于右冠窦；右冠状动脉开口未见狭窄，近中段管壁毛糙并见点状钙化，管腔不同程度狭窄，累及长度约3.1cm，以远血管显影良好，管壁光整，未见明显狭窄。

左冠状动脉起源于左冠窦；左冠状动脉开口轻中度狭窄；主干显影良好，未见狭窄；前降支中段管壁毛糙，管腔不同程度狭窄，累及长度约2.8cm；回旋支及其分支管壁规则，未见明显钙化，管腔未见明显狭窄。

左室房腔造影剂填充良好，未见异常充盈缺损或狭窄。

扫及胸主动脉局部见结节状低密度充盈缺损；两肺见斑片状高密度影；两侧胸腔背侧见弧形低密度影。

影像诊断

（1）冠状动脉右优势型。

（2）右冠状动脉近中段弥漫性病变（混合斑块形成并中、重度狭窄）。

（3）左冠状动脉开口轻中度狭窄，左冠状动脉前降支中段狭窄（轻中度）；建议行 DSA 进一步检查。

（4）考虑胸主动脉附壁血栓。

（5）两肺炎性病变并两侧胸腔少量积液。

第四节　心脏磁共振成像

一、心脏磁共振概述

心脏磁共振（CMR）自20世纪80年代开始逐步应用于临床，近年来随着MRI技术与设备的发展，CMR以其高时间与空间分辨力、最佳软组织对比度、大视野、无辐射危害、成像参数多、获得信息量大等优势，在心血管疾病的早期诊断、鉴别诊断及评估病情严重程度、风险和预后等方面均具有独特的价值，具有"一站式"检查潜力，成为心脏大血管结构测量和功能评价的"金标准"。对于心脏磁共振的诊断，可以采用结构式报告进行书写。

二、心脏磁共振的影像规范描述和测量

（一）书写诊断报告前准备

（1）严格核对患者的基本信息和影像检查技术，避免检查图像与患者信息不一致，确保医疗质量和医疗安全。

（2）认真查阅患者相关资料，包括患者现病史、既往史及相关各项辅助检查资料等。

（二）心脏磁共振影像表现的描述

影像表现是影像诊断报告的重要组成部分，影像描述需与相应的检查序列一致，要求内容完整但简明扼要，格式规范且重点突出，根据主要检查序列分为以下几方面内容。

1. HASTE 黑血序列

描述心脏整体形态、大小及扫描野内大血管（主动脉及其分支、肺动脉、肺静脉、上腔静脉等）情况。

2. 心脏电影序列

描述心脏整体形态、测量各房室大小及心肌厚度（务必统一长度单位，建议用毫米且精确到小数点后一位）、各瓣膜的形态与功能改变、心肌的形态、收缩及舒张运动程度、心包形态或异常改变（心包增厚、心包积液等）。根据扫描位置具体观察要点。（1）心脏短轴位：根据美国心脏学会（AHA）17节段方法测量第1至第16节段舒张期室壁厚度并通过后处理软件计算心功能，在乳头肌层面垂直于乳头肌连线测量左心室、右心室横径。（2）四腔心：测量左、右心房的前后径及左右径（前后径垂直于二尖瓣、三尖瓣瓣口，左右径垂直于前后径），测量心尖厚度，总体观察双房、双室的形态及活动度，描述二尖瓣、三尖瓣形态、开放及关闭程度、是否有返流或高速血流。（3）二腔心：测量心尖厚度，观察左房、左室的形态及活动度，描述二尖瓣形态、开放及关闭程度、是否有返流或高速血流。（4）三腔心（左室流出道）：观察左室流出道是否狭窄，主动脉瓣形态、开放及关闭程度、是否有返流或高速血流。（5）右室流出道：观察右室流出道是否狭窄，肺动脉瓣形态、开放及关闭程度、是否有返流或高速血流。

3. 心肌首过灌注成像（静息、负荷）

观察各节段首过灌注期是否有灌注延迟或灌注缺损。

4. T1WI/T2WI 及压脂像

观察心肌内是否出现异常信号（水肿、出血、脂肪浸润）。

5. 心肌延迟强化（LGE）

描写左室心肌各节段延迟强化的范围（内膜下、中层、外膜下、透壁）与强化形态（线状、斑片/结节状、条状）。

（三）心脏磁共振的影像诊断

心肌病影像诊断需要与临床资料紧密联系，首先需要根据灌注和冠脉造影、冠脉 CTA 了解是否有缺血改变；其次根据 HASTE 黑血序列、心脏电影序列，总体评估心脏大小、形态、心肌的厚度、运动及各瓣膜情况；第三根据延迟强化的位置、范围、方式加以鉴别；最后通过心功能、心肌质量等综合评估得出最终诊断。尽量作出定性诊断（典型病例直接给出明确定性诊断；不典型病例则给出是否考虑为缺血性心肌病的疑似诊断）。

三、心脏磁共振的影像诊断报告示例

病例　　患者男性，48岁，因胸闷2天入院，心超考虑左室心肌增厚，行心脏磁共振检查。影像图如图4-8。

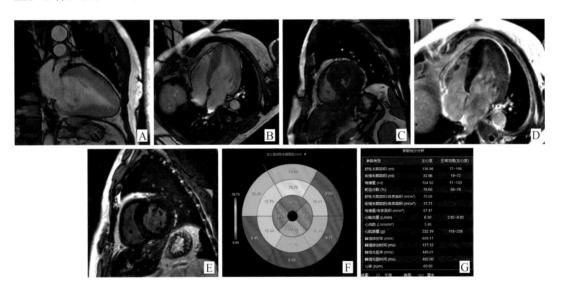

A—C.为电影图像：A.为心脏两腔心位，B.为心脏四腔心位，C.为心脏短轴位；D—E.为延迟强化图像：D.为心脏四腔心位，E.为心脏短轴位，F.为左室壁舒张期厚度，G.为左室心功能参数。

图 4-8　心脏磁共振病例影像图

影像诊断报告

影像所见

左心房前后径约49.3mm，右心房前后径约49.3mm，左心室舒张末期内径约47.4mm，右心室舒张末期内径约29.5mm。

左心室舒张末期室壁厚度：

基底段，前壁10.6mm，前间隔壁10.9mm，后间隔壁9.5mm，后壁8.9mm，后侧壁

9.7mm，前侧壁9.6mm。中央段，前壁16.8mm，前间隔壁15.8mm，下间隔壁15.5mm，下壁13.2mm，下侧壁13.0mm，前侧壁15.4mm。心尖段，前壁18.8mm，间隔壁18.2mm，下壁17.6mm，侧壁18.3mm。心尖厚度约为2.5mm。

HASTE 黑血序列：心脏及周围血管无发育异常，主动脉、肺动脉未见增宽、狭窄。

电影 MRI 示：左室心收缩功能正常，各瓣膜区未见异常。心包内未见液性信号影。双侧胸腔内见弧形液性信号影。

心肌静息灌注成像：左心室未见异常灌注信号影。

心肌延迟成像：左心室中央段至心尖段可见心肌中层片絮状高信号影。

T2WI：未见异常高信号影。

射血分数：76.60%，舒张末容积136.98mL，收缩末容积32.06mL，每搏输出量104.92mL，心输出量6.30L/min，心肌质量222.19g。

影像诊断

（1）左室中央段、心尖段心肌增厚——考虑非梗阻型对称性肥厚型心肌病。

（2）左心室中央段至心尖段心肌中层纤维化。

第五章
腹盆部常见疾病影像诊断报告的规范书写

第一节 肝细胞癌

一、肝细胞癌概述

原发性肝癌是我国最常见的恶性肿瘤之一，好发于中老年男性患者，常有甲胎蛋白（AFP）增高（>25μg/L）和肝炎、肝硬化病史，肝区疼痛、消瘦乏力及黄疸为常见临床症状。原发性肝癌分为肝细胞肝癌（HCC）、肝内胆管细胞癌、混合型肝癌，其中 HCC 为最常见的病理类型；大体上分为巨块型（直径≥5cm）、结节型（直径<5cm）、弥漫型（直径<1cm，弥漫分布）。HCC 术前分期对于治疗方案的选择及预后评估至关重要。美国癌症联合委员会（AJCC）第8版肝细胞癌分期系统对原发肿瘤（T）的定义进行了更新，并且对肿瘤的影像及病理描述有了明确的规定：血管侵犯是指影像评估癌栓或术后病理微血管侵犯，主要血管侵犯是指侵犯门静脉右支或左支的主干（不包括二级和三级分支）、肝静脉主干、肝固有动脉以及肝左动脉和肝右动脉的主干。多发肿瘤包括卫星灶、多灶性肿瘤和肝内播散灶。为了实现与临床分期标准一致，影像诊断报告建议采用 TNM 分期进行书写。

二、肝细胞癌的影像规范描述和诊断

（一）书写诊断报告前准备

（1）严格核对患者的基本信息和影像检查技术，避免检查图像与患者信息不一致，确保医疗质量和医疗安全。

（2）认真查阅患者相关资料，包括患者现病史、既往史及相关各项辅助检查资料等。

（二）HCC 影像表现的描述

影像表现是影像诊断报告的重要组成部分，影像描述需与影像检查方法一致，书写做到内容完整但简明扼要，格式规范且重点突出，主要包括以下几方面内容。

1. 肝实质背景的描述

是否存在肝硬化基础。

2. 重点描述 HCC 病灶

（1）部位。HCC 的定位采用 S1—S8 段进行描述。（2）数目。可以计数的描述具体个数［1个、2个、多个（3个及以上）］，无法计数的描述为弥漫多发。（3）形态。结节/肿块，球形、类球形或不规则形。（4）大小。类球形病灶需测量三维径线，规则球形病灶只描述直径即可，多发病灶可只测量最大病灶；长度单位务必统一，建议用厘米且精确到小数点后一位，三条径线都要有单位，如5.0cm×3.5cm×4.0cm。（5）边缘。描述病灶边缘是否清楚，有无假包膜。（6）密度/信号。参照肝实质直接描述病灶密度/信号高低及其均匀度，其中密度/信号高低可分为明显低、中等低、稍低、等、稍高、中等高、明显高7级，密度/信号不均匀代表肿瘤异质性。（7）增强扫描情况，需包括以下三个方面。①强化程度（与对比剂血药浓度有关）：无强化——与平扫对比密度/信号无变化，轻度强化——CT值增加30HU以下，中度强化——CT值增加30—60HU，明显强化——CT值增加超过60HU，等血池强化——增强密度/信号接近同期的血管腔。②强化均匀度：强化均匀/不均匀（代表异质性）。③增强多期扫描的强化模式：分别描述动脉期、门脉期、平衡期/延迟期的病灶强化情况，概括性描述病灶的强化方式为快进快出强化/向心填充强化/渐进性延迟强化。

3.对HCC病灶周边情况进行描述

主要包括以下几方面。（1）肿瘤T分期关键信息：需要描述有无门静脉侵犯或癌栓、有无肝静脉侵犯、有无肿瘤直接侵及除胆囊以外的邻近器官、有无穿透腹膜等。（2）肿瘤N分期评估：有无肝门区/门静脉旁/腹主动脉旁/肠系膜上动脉旁等区域淋巴结增大。（3）肿瘤M分期评估：描述有无远处转移及转移瘤的影像特点。（4）肝脏内有无其他病灶，如有其他病灶需对其影像特点进行描述。（5）有鉴别诊断价值的阴性征象。

4.其他重要征象的描述

（1）描述有无门静脉高压的征象。（2）对胆道系统、胰腺、脾脏及双肾进行观察和描述。

（三）HCC的影像诊断

影像诊断是影像检查的结论，需要与影像表现相对应。影像诊断首先必须做到定位诊断（采用S1—S8段进行定位），尽量作出定性诊断，而且实现与临床分期标准一致，即遵照TNM分期进行诊断。

三、肝细胞癌的影像诊断报告示例

病例　患者男性，44岁，上腹部胀痛1月余。

检查部位及方法：上腹部CT平扫＋增强。影像图如图5-1。

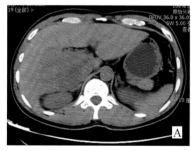
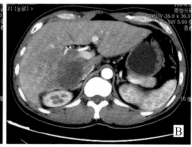

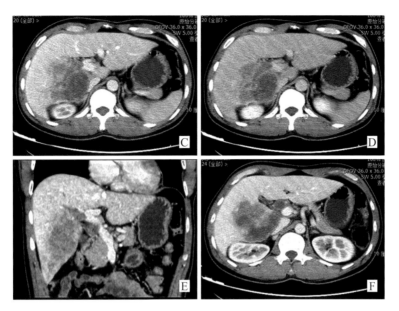

A. 为 CT 平扫轴位，B. 为 CT 增强动脉期轴位，C.、F. 为 CT 增强门脉期轴位，D. 为 CT 增强平衡期轴位，E. 为 CT 增强门脉期冠状位。

图 5-1　肝细胞癌病例 CT 平扫 + 增强图像

影像诊断报告

影像所见

1. 肝脏背景

√无 / 有肝硬化（　　　）。

2. 肿瘤情况

部位（S5—S6段）；数目（√单发 / 多发）；形态（结节 /√肿块，球形 / 类球形 /√不规则形）；内部结构（√实性 / 囊实性，√无 / 有分隔、壁结节）；大小（10.2cm×7.9cm×13.0cm）；边缘（清楚 /√不清楚，有 /√无包膜）；无 /√有 CT（平扫呈等 / 稍高 /√稍低密度，密度均匀 /√不均匀）；√无 / 有 MRI；增强扫描（轻中度 /√明显强化，均匀 /√不均匀强化，动脉期强化明显，可见肝动脉供血，门脉期强化减退，平衡期 / 延迟期密度减低），呈"速升速降"型强化；√无 / 有卫星灶（　　　）。

3. TNM 分期评估

（1）T 分期关键信息：肿瘤最大径 13.0 cm，无 /√有门静脉侵犯或癌栓（主干 /√右支 / 左支），√无 / 有肝静脉侵犯（　　　），√无 / 有肿瘤直接侵及除胆囊以外的邻近器官（　　　），√无 / 有穿透腹膜（　　　）。

（2）肿瘤 N 分期评估：无 /√有区域淋巴结增大（√肝门区 / 门静脉旁 / 腹主动脉旁 / 肠系膜上动脉旁 / 其他____），（最大约1.7 cm×1.5cm，增强扫描内可见坏死）。

（3）肿瘤 M 分期评估：√无 / 有远处转移（　　　）。

4. 其他征象

√无 / 有门静脉高压（　　　），胆道系统 √无 / 有异常（　　　）。

5. 扫描所及其他脏器情况

√ 无 / 有异常（胰腺 / 脾脏 / 肾脏 / 肾上腺）。

影像诊断

肝 S5—S6 段肝细胞癌，T4N1M0。

第二节　肝内胆管癌

一、肝内胆管癌概述

　　肝内胆管癌（ICC）的发病率居原发性肝癌第二位，数十年来呈逐渐增多趋势，其恶性程度高，患者预后差。ICC起源于肝内二级胆管及其近侧小胆管的上皮细胞，根据病理类型主要分为腺癌、鳞癌和腺鳞癌3种，腺癌最常见，占比超过90%。根据肿瘤形态特征分为肿块型、管周浸润型、管内生长型。由于其独特的解剖结构，ICC极易发生淋巴结转移；根治性手术切除是目前唯一可能治愈ICC的手段。美国癌症联合委员会（AJCC）2010年发布的第7版TNM分期系统正式将ICC作为独立的肝胆系统肿瘤进行分期。为了实现与临床分期标准一致，影像报告建议采用TNM分期进行书写。

二、肝内胆管癌的影像规范描述和诊断

（一）书写诊断报告前准备

　　（1）严格核对患者的基本信息和影像检查技术，避免检查图像与患者信息不一致，确保医疗质量和医疗安全。

　　（2）认真查阅患者相关资料，包括患者现病史、既往史及相关各项辅助检查资料等。

（二）ICC影像表现的描述

　　影像表现是影像诊断报告的重要组成部分，影像描述需与影像检查方法一致，要求做到内容完整但简明扼要，格式规范且重点突出，主要包括以下几方面内容。

　　1.肝实质背景的描述

　　是否存在肝硬化基础。

　　2.重点描述ICC病灶

　　（1）部位。ICC的定位采用S1—S8段进行描述。（2）数目。肿瘤数目与T1、T2分期有关。可以计数的描述具体个数［1个、2个、多个（3个及以上）］，无法计数的描述为弥漫多发。（3）形态。结节/肿块，球形、类球形或不规则形。（4）大小。肿瘤最大径关系到T分期。类球形病灶需测量三维径线，规则球形病灶只描述直径即可，多发病灶可只测量最大病灶；长度单位务必统一，建议用厘米且精确到小数点后一位，三条径线都要有单位，如5.0cm×3.5cm×4.0cm。（5）边缘。描述边缘是否清楚，有无假包膜。（6）密度/信号。参照肝实质直接描述病灶密度/信号高低及其均匀度，其中密度/信号高低可分为明显低、中等低、稍低、等、稍高、中等高、明显高7级，密度/信号不均匀代表肿瘤异质性。（7）增强扫描情况，需包括以下三个方面。①强化程度（与对比剂血药浓度有关）：无强化——与平扫对比密度/信号无变化，轻度强化——CT值增加30HU以下，中度强化——CT值增加30—60HU；明显强化——CT值增加超过60HU。②强化均匀度：强化均匀/不均匀（代表肿瘤异质性）。③增强多期扫描的强化模式：分别描述动脉期、门脉期、平衡期/延迟期的病灶强化特点，概括性描述病灶的强化方式为快进快出强化/向心填充强化/渐进性延迟强化。

3. 对 ICC 病灶周边情况进行描述

主要包括以下几方面。(1)肿瘤 T 分期关键信息：需要描述有无门静脉侵犯或癌栓、有无肝静脉侵犯、有无肿瘤穿透脏腹膜、有无直接侵犯肝外结构等。(2)肿瘤 N 分期评估：有无肝十二指肠韧带淋巴结、十二指肠及胰腺周围淋巴结等区域淋巴结增大。(3)肿瘤 M 分期评估：描述有无远处转移及转移瘤的影像特点。(4)肝脏内有无其他病灶，如有其他病灶需对其影像特点进行描述。(5)有鉴别诊断价值的阴性征象。

4. 其他重要征象的描述

(1)描述有无门静脉高压的征象。(2)对胆道系统、胰腺、脾脏及双肾进行观察和描述。

(三)ICC 的影像诊断

影像诊断是影像检查的结论，需要与影像表现相对应。影像诊断首先必须做到定位诊断（采用肝 S1—S8 段进行定位），尽量作出定性诊断，而且实现与临床分期标准一致，即遵照 TNM 分期进行诊断。

三、肝内胆管癌的影像诊断报告示例

病例　患者女性，41 岁，反复上腹疼痛 1 月，慢性病容，皮肤、巩膜无黄染。

检查部位及方法：上腹部 MRI 平扫 +DWI+ 多期增强扫描。影像图如图 5-2。

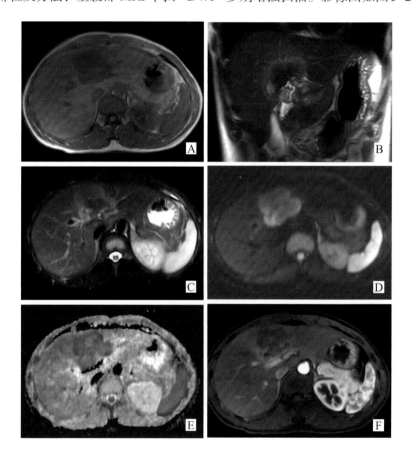

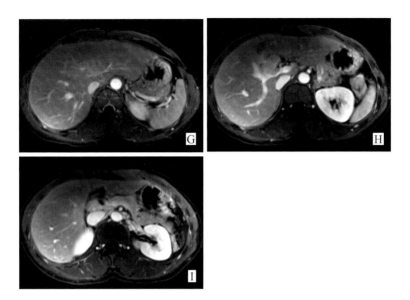

A. 为 T1WI 轴位，B. 为 T2WI 冠状位，C. 为 T2WI-FS 轴位，D. 为 DWI，E. 为 ADC 图，F. 为 MRI 多期增强动脉期，G—I. 为 MRI 多期增强门脉期。

图 5-2　肝内胆管癌病例 MRI 平扫 +DWI+ 多期增强扫描图像

影像诊断报告

影像所见

1.肝脏背景

√无 / 有肝硬化（　　　　　　　　　）。

2.肿瘤情况

部位（肝 S4）；数目（√单发 / 多发）；形态（结节 /√肿块，球形 / 类球形 /√不规则形）；内部结构（√实性 / 囊实性，√无 / 有分隔、壁结节）；大小（5.8 cm×4.8 cm×6.0 cm）；边缘（清楚 /√不清楚，有 /√无包膜）；√无 / 有 CT（平扫呈等 / 稍高 / 稍低密度，密度均匀 / 不均匀）；无 /√有 MRI（T1WI 呈稍低信号、T2WI 呈 稍高 信号，信号均匀 /√不均匀，DWI 无 /√有扩散受限，ADC 值约 $0.81×10^{-3}mm^2/s$）；增强扫描（轻中度 /√明显强化，均匀 /√不均匀强化，动脉期见点片状强化，周边肝实质可见一过性强化，门脉期强化范围扩大，平衡期 / 延迟期可见持续强化，表现为渐进性延迟强化）；√无 / 有卫星灶（　　　）。

3.TNM 分期评估

（1）T 分期关键信息：√单发 / 多发肿瘤，肿瘤最大径6.0cm，无 /√有门静脉侵犯或癌栓（主干 /√右支 / 左支），无 /√有肝静脉侵犯（肝中静脉），√无 / 有肿瘤穿透脏腹膜（　　　），√无 / 有直接侵犯肝外结构（　　　）。

（2）肿瘤 N 分期评估：无 /√有区域淋巴结增大（√肝十二指肠韧带淋巴结 / 十二指肠及胰腺周围淋巴结 / 其他＿＿＿），（最大约2.5cm×1.8cm）。

（3）肿瘤 M 分期评估：√无 / 有远处转移（　　　　　　　）。

4.其他征象

√无 / 有门静脉高压（　　　），胆道系统无 /√有异常（肝 S4病变区胆管受侵）。

5. 扫描所及其他脏器情况

√无 / 有异常（胰腺 / 脾脏 / 肾脏 / 肾上腺）(　　　　　)。

影像诊断

肝 S4 段肝内胆管癌，T2N1M0。

第三节　肝门部胆管癌

一、肝门部胆管癌概述

肝门部胆管癌是发生于胆囊管开口以上肝总管到左、右肝管位置的黏膜上皮癌，也称为 Klatskin 瘤，是最常见的胆道恶性肿瘤，占胆道恶性肿瘤的 50%—70%，其发病率近年来呈现上升趋势。目前外科切除是患者获得长期生存的主要治疗方法。由于肿瘤发生的解剖位置的特殊性及复杂性，且肿瘤早期易侵犯肝门部血管及神经，肝门部胆管癌治疗一直是外科领域广泛关注的难点。美国癌症联合委员会（AJCC）2017 年发布的第 8 版胆囊癌 TNM 分期系统对肝门部胆管癌的分期标准进行了修改完善。为了实现与临床分期标准一致，影像诊断报告建议采用 TNM 分期进行书写。

二、肝门部胆管癌的影像规范描述和诊断

（一）书写诊断报告前准备

（1）严格核对患者的基本信息和影像检查技术，避免检查图像与患者信息不一致，确保医疗质量和医疗安全。

（2）认真查阅患者相关资料，包括患者现病史、既往史及相关各项辅助检查资料等。

（二）肝门部胆管癌影像表现的描述

影像表现是影像诊断报告的重要组成部分，影像描述需与影像检查方法一致，书写做到内容完整但简明扼要，格式规范且重点突出，主要包括以下几方面内容。

1. 肝实质背景

是否存在肝硬化基础。

2. 重点描述肝门部胆管癌病灶

（1）部位。需要描述胆管癌病灶位于肝门部。（2）数目。肝门部胆管癌通常为单发，如有特殊情况需要进行具体描述。（3）形态。通常表现为结节 / 肿块，球形、类球形或不规则形。（4）大小。类球形病灶需测量三维径线，规则球形病灶只描述直径即可，多发病灶可只测量最大病灶；长度单位务必统一，建议用厘米且精确到小数点后一位，三条径线都要有单位，如 5.0cm × 3.5cm × 4.0cm。（5）边缘。描述病灶边缘是否清楚。（6）密度 / 信号。参照肝实质直接描述病灶密度 / 信号高低及其均匀度，其中密度 / 信号高低可分为明显低、中等低、稍低、等、稍高、中等高、明显高 7 级。（7）增强扫描情况，需包括以下三个方面。①强化程度（与对比剂血药浓度有关）：病灶无强化、轻度强化、中度强化还是明显强化。②强化均匀度：强化均匀或不均匀（代表肿瘤异质性）。③增强多期扫描的强化模式：分别描述动脉期、门脉期、平衡期 / 延迟期的病灶强化情况，概括性描述病灶的强化方式为快进快出强化 / 向心填充强化 / 渐进性延迟强化。（8）肝内胆管情况。需要观察和描述有无肝内胆管扩张及扩张胆管的形态。

3. 对肝门部胆管癌的病灶周边情况进行描述

主要包括以下几方面。（1）肿瘤 T 分期关键信息：需要描述肿瘤局限于胆管，还是超

出胆管壁达周围脂肪组织或侵犯邻近肝实质；需要描述有无门静脉及其分支侵犯、有无肝动脉一侧分支或肝总动脉侵犯、有无一侧的二级胆管和对侧的门静脉或肝动脉侵犯等。（2）肿瘤 N 分期评估：有无沿肝门、胆囊管、胆总管、肝动脉、门静脉及胰头十二指肠后方分布的淋巴结增大，如有淋巴结增大，还需描述肿大淋巴结的数量。（3）肿瘤 M 分期评估：描述有无远处转移及转移瘤的影像特点。（4）肝脏内有无其他病灶，如有其他病灶需对其影像特点进行描述。（5）描述有鉴别诊断价值的阴性征象。

4. 其他重要征象的描述

（1）描述有无门静脉高压的征象。（2）对胰腺、脾脏及双肾进行观察和描述。

（三）肝门部胆管癌的影像诊断

影像诊断是影像检查的结论，需要与影像表现相对应。影像诊断首先必须做到定位诊断，然后尽量作出定性诊断，而且遵照 AJCC 的第 8 版胆囊癌 TNM 分期标准进行诊断。

三、肝门部胆管癌的影像诊断报告示例

病例　患者男性，53 岁，发现皮肤、巩膜黄染 1 月余。

检查部位及方法：上腹部 MRI 平扫 +DWI+ 多期增强。影像图如图 5-3。

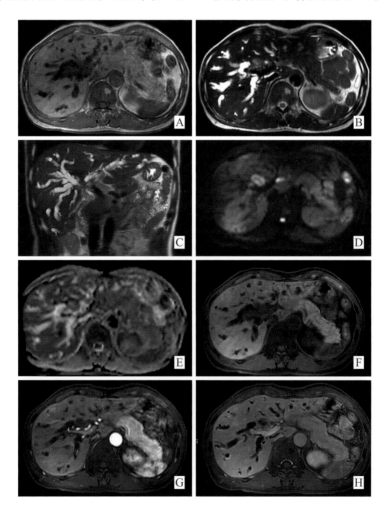

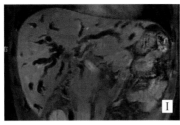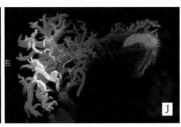

A. 为 T1WI 轴位，B. 为 T2WI 轴位，C. 为 T2WI 冠状位，D. 为 DWI 轴位，E. 为 ADC 图，F. 为 MRI 增强前的 T1WI-FS，G. 为 MRI 增强动脉期，H. 为 MRI 增强门脉期，I. 为 MRI 增强延迟期冠状位，J. 为 MRCP 冠状位。

图 5-3　肝门部胆管癌病例 MRI 平扫 +DWI+ 多期增强扫描图像

影像诊断报告

影像所见

1. 肝脏背景

√无 / 有肝硬化（　　　　　　　　）。

2. 肿瘤情况

肝门部胆管病变形态（√结节 / 肿块，球形 / 类球形 /√不规则形）；大小（2.6 cm×2.0 cm×1.8 cm），边缘（√清楚 / 不清楚）；√无 / 有 CT（平扫呈等 / 稍高 / 稍低密度，密度均匀 / 不均匀），无 /√有 MRI（T1WI 呈稍低信号、T2WI 呈稍高信号，信号均匀 /√不均匀，DWI 无 /√有扩散受限，表现为 DWI 高信号、ADC 图低信号，ADC 值约 $1.15×10^{-3}mm^2/s$），增强扫描（√轻中度 / 明显强化，均匀 /√不均匀强化，动脉期轻度强化，门脉期中度强化，平衡期 / 延迟期持续中度强化）。无 /√有肝内胆管扩张（肝门部胆管截断，肝内胆管呈软藤样扩张）。

3. TNM 分析评估

（1）T 分期关键信息：肿瘤局限于胆管，可达肌层或纤维组织 / 肿瘤超出胆管壁达周围脂肪组织 /√肿瘤侵犯邻近肝实质 /√肿瘤侵犯门静脉或肝动脉一侧分支（病灶紧贴局部肝右动脉及门静脉右支）；无肿瘤侵犯门静脉主干 / 门静脉双侧分支 / 肝总动脉 / 一侧的二级胆管和对侧的门静脉或肝动脉。

（2）肿瘤 N 分期评估：√无区域淋巴结增大 / 有区域淋巴结增大，沿肝门 / 胆囊管 / 胆总管 / 肝动脉 / 门静脉 / 胰头十二指肠后方分布的淋巴结，1—3 枚区域淋巴结 / ≥4 枚区域淋巴结。

（3）肿瘤 M 分期评估：√无 / 有远处转移（　　　　　　　　）

4. 其他征象

√无 / 有门静脉高压（　　　），其他（无异常征象）。

影像诊断

肝门部胆管癌，T3N0M0。

第四节　肝转移瘤

一、肝转移瘤概述

肝转移瘤是肝脏最常见的继发性恶性肿瘤，因为肝脏是恶性肿瘤常见的转移器官之一。恶性肿瘤转移至肝脏主要有以下四条途径：经肝动脉转移，经门静脉转移，直接侵犯，经肝门部淋巴结转移。容易发生肝转移的肿瘤有消化道肿瘤、肺癌、乳腺癌等。大多数的肝转移瘤为多发。肝转移瘤的诊断报告可以采用目前应用最为广泛的非结构式报告（描述性报告）进行书写。

二、肝转移瘤的影像规范描述和诊断

（一）书写诊断报告前准备

（1）严格核对患者的基本信息和影像检查技术，避免检查图像与患者信息不一致，确保医疗质量和医疗安全。

（2）认真查阅患者相关资料，包括患者现病史、既往史及相关各项辅助检查资料等。

（二）肝转移瘤影像表现的描述

影像表现是影像诊断报告的重要组成部分，影像描述需与影像检查方法一致，要求内容完整但简明扼要，格式规范且重点突出，主要包括以下几方面内容。

1. 肝脏背景

描述肝脏形态、大小及边缘情况。

2. 重点描述肝转移瘤病变

（1）部位。病变定位采用肝 S1—S8 段进行描述。（2）数目。大多数肝转移瘤为多发，少数为单发。（3）形态。结节／肿块，球形、类球形或不规则形。（4）大小。类球形病灶需测量三维径线，规则球形病灶只描述直径即可，多发病灶可只测量最大病灶；长度单位务必统一，建议用厘米且精确到小数点后一位，三条径线都要有单位，如 5.0cm×3.5cm×4.0cm。（5）边缘。描述病灶边缘是否清楚。（6）密度／信号。参照肝实质直接描述病灶密度／信号高低及其均匀度。（7）增强扫描情况，需包括以下三个方面。①强化程度（与对比剂血药浓度有关）：无强化——与平扫对比密度／信号无变化，轻度强化——CT 值增加 30HU 以下，中度强化——CT 值增加 30—60HU，明显强化——CT 值增加超过 60HU，等血池强化——增强密度／信号接近同期的血管腔。②强化均匀度：病灶如有强化，需要描述强化是否均匀。③增强多期扫描的强化模式：病灶如有强化，分别描述动脉期、门脉期、平衡期／延迟期的病灶强化情况，概括性描述病灶的强化方式为快进快出强化／向心填充强化／渐进性延迟强化。

3. 对肝转移瘤的周边情况进行描述

主要包括以下几方面。（1）肝内有无其他病灶，如有其他病灶需对其影像特点进行描述。（2）需要描述有无门静脉或肝静脉栓塞，有无门静脉高压的征象。（3）观察肝内外胆管有无扩张，胆囊是否正常。（4）描述有鉴别诊断价值的阴性征象。（5）描述有无肝门区／

门静脉旁／腹主动脉旁／肠系膜上动脉旁等区域淋巴结增大。

4. 扫描所及其他脏器情况

主要是观察胰腺、脾脏、双肾及肾上腺有无异常，也不能遗漏对胃肠道、腹主动脉和脊椎等组织结构的观察。

（三）肝转移瘤的影像诊断

影像诊断需要与影像表现相对应。影像诊断首先必须做到定位诊断（采用肝 S1—S8 段进行定位），尽量作出定性诊断（典型病灶直接给出明确定性诊断；不典型病灶给出不超过 3 个的可能诊断，以可能性由大到小的顺序排列）。如果有多个疾病诊断，按疾病的重要程度先后排列，而且诊断结论的顺序应与影像描述的顺序一致。

三、肝转移瘤的影像诊断报告示例

<u>病例</u>　患者男性，56 岁，盲肠癌术后 3 年就诊。

检查部位及方法：腹部 CT 平扫＋增强。影像图如图 5-4。

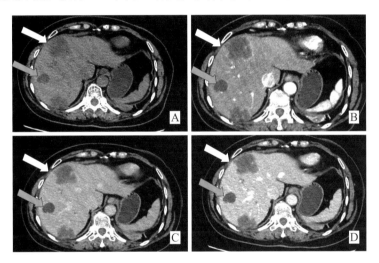

A. 为 CT 平扫图像，B—D. 分别为 CT 增强动脉期、门脉期、平衡期图像。

图 5-4　肝转移瘤病例上腹部 CT 平扫＋增强图像

影像诊断报告

影像所见

肝脏大小、形态未见异常。肝实质见多发类球形稍低密度影，最大者约 6.0cm×5.0cm，增强扫描边缘环形强化，内部无强化，其中肝 S7 一病灶侵及右侧局部横膈。另肝 S7—S8 交界区见一直径约 2.7cm 的类球形低密度影，边界清晰，密度均匀，CT 值约 7HU，增强扫描无强化。门静脉主干及其左右分支未见增宽，内未见充盈缺损。肝内胆管分布及走行正常，胆管未见扩张，胆囊大小、形态及密度未见异常。

胰腺、脾脏、双肾及肾上腺形态、大小未见异常，实质内未见异常密度影及异常强化灶。肝门区及腹膜后未见肿大淋巴结影，腹膜腔未见积液。扫描所及其他组织结构未见异常征象。

影像诊断

（1）肝脏多发转移瘤，右侧横膈局部受侵。

（2）肝 S7—S8 交界区囊肿。

第五节　肝良性肿瘤或肿瘤样病变

一、肝良性肿瘤或肿瘤样病变概述

肝血管瘤是肝实质内异常血窦组成的团块状血管性肿块，是肝脏最为常见的良性肿瘤；肝腺瘤为肝脏少见的良性肿瘤，一般无明显临床症状和阳性体征；肝血管平滑肌脂肪瘤、肝畸胎瘤和肝囊腺瘤则为肝脏罕见的良性肿瘤。肝囊肿是最为常见的肝脏肿瘤样病变，肝局灶性结节增生是肝内少见的肿瘤样病变。对于肝良性肿瘤或肿瘤样病变，可以采用目前应用最为广泛的非结构式报告（描述性报告）进行书写。

二、肝良性肿瘤或肿瘤样病变的影像规范描述和诊断

（一）书写诊断报告前准备

（1）严格核对患者的基本信息和影像检查技术，避免检查图像与患者信息不一致，确保医疗质量和医疗安全。

（2）认真查阅患者相关资料，包括患者现病史、既往史及相关各项辅助检查资料等。

（二）肝良性肿瘤或肿瘤样病变影像表现的描述

影像表现是影像诊断报告的重要组成部分，影像描述需与影像检查方法一致，要求内容完整但简明扼要，格式规范且重点突出，主要包括以下几方面内容。

1. 肝脏背景

描述肝脏形态、大小及边缘情况。

2. 重点描述肝良性肿瘤或肿瘤样病变

（1）部位。病变定位采用肝S1—S8段进行描述。（2）数目。可以计数的描述具体个数［1个、2个、多个（3个及以上）］，无法计数的描述为弥漫多发。（3）形态。结节／肿块，球形、类球形或不规则形。（4）大小。类球形病灶需测量三维径线，规则球形病灶只描述直径即可，多发病灶可只测量最大病灶；长度单位务必统一，建议用厘米且精确到小数点后一位，三条径线都要有单位，如5.0cm×3.5cm×4.0cm。（5）边缘。描述边缘是否清楚，有无假包膜。（6）密度／信号。参照肝实质直接描述病灶密度／信号高低及其均匀度，其中密度／信号高低可分为明显低、中等低、稍低、等、稍高、中等高、明显高7级。（7）增强扫描情况，需包括以下三个方面。①强化程度（与对比剂血药浓度有关）：无强化——与平扫对比密度／信号无变化，轻度强化——CT值增加30HU以下，中度强化——CT值增加30—60HU，明显强化——CT值增加超过60HU，等血池强化——增强密度／信号接近同期的血管腔。②强化均匀度：病灶如有强化，需要描述强化是否均匀。③增强多期扫描的强化模式：病灶如有强化，分别描述动脉期、门脉期、平衡期／延迟期的病灶强化情况，概括性描述病灶的强化方式为快进快出强化／向心填充强化／渐进性延迟强化。

3. 对肝良性肿瘤或肿瘤样病变的周边情况进行描述

主要包括以下几方面。（1）肝内有无其他病灶，如有其他病灶需对其影像特点进行描述。（2）需要描述有无门静脉或肝静脉栓塞，有无门静脉高压的征象。（3）观察肝内外胆

管有无扩张，胆囊是否正常。（4）描述有鉴别诊断价值的阴性征象。（5）描述有无肝门区 /
门静脉旁 / 腹主动脉旁 / 肠系膜上动脉旁等区域淋巴结增大。

4. 扫描所及其他脏器情况

主要是观察胰腺、脾脏、双肾及肾上腺有无异常，也不能遗漏对胃肠道、腹主动脉和
脊椎等组织结构的观察。

（三）肝良性肿瘤或肿瘤样病变的影像诊断

影像诊断需要与影像表现相对应。影像诊断首先必须做到定位诊断（采用肝 S1—S8
段进行定位），尽量作出定性诊断（典型病灶直接给出明确定性诊断；不典型病灶给出不超
过 3 个的可能诊断，以可能性由大到小的顺序排列）。如果有多个疾病诊断，按疾病的重
要程度先后排列，而且诊断结论的顺序应与影像描述的顺序一致。

三、肝良性肿瘤或肿瘤样病变的影像诊断报告示例

病例　患者女性，61 岁，上腹疼痛 10 年。

检查部位及方法：上腹部 MRI 平扫 + 增强。影像图如图 5-5。

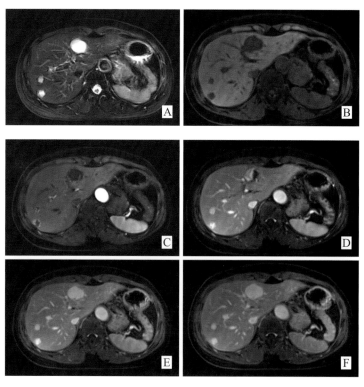

A. 为 T2WI-FS 轴位，B. 为 T1WI-FS 轴位，C—F. 分别为 MRI 多期增强扫描的动脉期、门脉期、平
衡期及延迟期图像。

图 5-5　肝良性肿瘤或肿瘤样病变病例 MRI 平扫 + 增强图像

影像诊断报告

影像所见

肝脏大小、形态未见异常，表面光整。肝 S2—S3 及 S7 肝实质见多发大小不等的类球形异常信号影，最大病灶位于肝 S2—S3，约 3.1cm×2.7cm×2.9cm，边界清楚；信号较均匀，T1WI 为中等低信号，T2WI–FS 呈明显高信号，DWI 序列及 ADC 图均为稍高信号；增强动脉期病灶边缘呈小结节样明显强化，门脉期及平衡期强化进一步向中央扩展，延迟期完全填充呈高信号影，表现为向心填充等血池强化。其余肝实质未见异常信号影及异常强化灶。门静脉主干及其左右分支未见增宽，内未见充盈缺损。肝内胆管分布及走行正常，胆管未见扩张，胆囊大小、形态及信号未见异常。

胰腺、脾脏、双肾及肾上腺形态、大小未见异常，实质内未见异常信号影及异常强化灶。肝门区及腹膜后未见肿大淋巴结影，腹膜腔未见积液。扫描所及其他组织结构未见异常征象。

影像诊断

肝 S2—S3 及 S7 多发海绵状血管瘤。

第六节　肝脓肿

一、肝脓肿概述

　　肝脓肿（LA）是致病菌通过胆道、肝动脉、门静脉或直接蔓延等途径侵入肝脏而引起的肝内局灶性、化脓性病变，是临床上常见的消化系统感染性疾病之一。肝脓肿常见病原包括细菌、真菌、阿米巴，其中细菌性肝脓肿最为常见，占肝脓肿发病率的80%。肝脓肿分为三期即炎症期、脓肿形成初期、脓肿形成期：炎症期肝组织水肿充血、白细胞浸润；脓肿早期肝细胞开始出现坏死，部分溶解、液化，形成数个小脓包；脓肿形成期较小的脓肿逐渐融合成较大的脓腔，内部液化坏死较为彻底。超声常作为肝脓肿的首选影像检查方法，具有简单、经济、无创等特点。CT检查特异性较超声高，可发现较小病灶，在肝脓肿的不同时期呈现不同的影像表现。超声和CT不仅可用于诊断，而且还可以引导介入穿刺治疗。肝脓肿的MRI平扫及增强特点与CT表现相似，但是MR-DWI对于肝脓肿的显示更具特征性和优越性，表现为脓腔DWI扩散受限，ADC图呈低信号。肝脓肿的影像报告可以采用目前应用最为广泛的非结构式报告（描述性报告）进行书写。

二、肝脓肿的影像规范描述和诊断

（一）书写诊断报告前准备

　　（1）严格核对患者的基本信息和影像检查技术，避免检查图像与患者信息不一致，确保医疗质量和医疗安全。

　　（2）认真查阅患者相关资料，包括患者现病史、既往史及相关各项辅助检查资料等。

（二）肝脓肿影像表现的描述

　　影像表现是影像诊断报告的重要组成部分，影像描述需与影像检查方法一致，要求内容完整但简明扼要，格式规范且重点突出，主要包括以下几方面内容。

　　1.肝脏背景

　　描述肝脏形态、大小及边缘情况。

　　2.重点描述肝脓肿病变

　　（1）部位。病变定位采用肝S1—S8段进行描述。（2）数目。可以计数的描述具体个数［1个、2个、多个（3个及以上）］，无法计数的描述为弥漫多发。（3）形态。结节/肿块，球形、类球形或不规则形。（4）大小。类球形病灶需测量三维径线，规则球形病灶只描述直径即可，多发病灶可只测量最大病灶；长度单位务必统一，建议用厘米且精确到小数点后一位，三条径线都要有单位，如5.0cm×3.5cm×4.0cm。（5）边缘。描述病灶边缘是否清楚。（6）密度/信号。参照肝实质直接描述病灶密度/信号高低及其均匀度，其中密度/信号高低可分为明显低、中等低、稍低、等、稍高、中等高、明显高7级。（7）增强扫描情况，需包括以下三个方面。①强化程度（与对比剂血药浓度有关）：无强化——与平扫对比密度/信号无变化，轻度强化——CT值增加30HU以下，中度强化——CT值增加30—60HU，明显强化——CT值增加超过60HU，等血池强化——增强密度/信号接近同期的血管腔。②强化均匀度：病灶如有强化，需要描述强化是否均匀。③增强多期扫描的强化模式：病灶如有强化，分别描述动脉期、门脉期、平衡期/延迟期的病灶强化情况，概括性描述病灶的强化方式为快进快出强化/向心填充强化/渐进性延迟强化。

3. 对肝脓肿的周边情况进行描述

主要包括以下几方面。（1）肝内有无其他病灶，如有其他病灶需对其影像特点进行描述。（2）需要描述有无门静脉或肝静脉栓塞，有无门静脉高压的征象。（3）观察肝内外胆管有无扩张，胆囊是否正常。（4）描述有鉴别诊断价值的阴性征象。（5）描述有无肝门区/门静脉旁/腹主动脉旁/肠系膜上动脉旁等区域淋巴结增大。

4. 扫描所及其他脏器情况

主要是观察胰腺、脾脏、双肾及肾上腺有无异常，也不能遗漏对胃肠道、腹主动脉和脊椎等组织结构的观察。

（三）肝脓肿的影像诊断

影像诊断需要与影像表现相对应。影像诊断首先必须做到定位诊断（采用肝 S1—S8 段进行定位），尽量作出定性诊断（典型病灶直接给出明确定性诊断；不典型病灶给出不超过3个的可能诊断，以可能性由大到小的顺序排列）。如果有多个疾病诊断，按疾病的重要程度先后排列，而且诊断结论的顺序应与影像描述的顺序一致。

三、肝脓肿的影像诊断报告示例

病例　男性，38岁，反复腹痛伴发热5天。

检查部位和方法：上腹部 MRI 平扫＋增强（肝特异性对比剂）。影像图如图5-6。

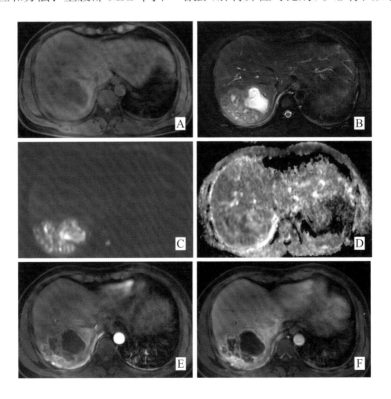

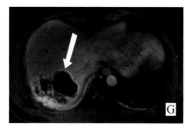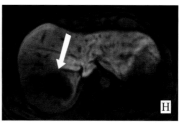

A. 为 T1WI，B. 为 T2WI 压脂，C—D. 为高 B 值 DWI 及 ADC，E—G. 分别为增强动脉期、门脉期、延迟期，H. 为肝胆特异期。

图 5-6　肝脓肿病例上腹部 MRI 平扫 + 增强图像

影像诊断报告

影像所见

肝脏外形稍增大，表面光整。肝 S7 见一大小约 6.0cm×8.6cm×7.8cm 的占位病变，信号不均匀，T1WI 为稍低信号伴有更低信号区，T2WI 压脂呈稍高信号伴有点片状更高信号影，边界清楚；病灶环壁 DWI（b 值 =1000）及 ADC 图均为稍高信号，坏死区 DWI（b 值 =1000）呈明显高信号，ADC 部分呈低信号；增强扫描病灶呈蜂窝状改变，动脉期壁及分隔即明显强化，门脉期、延迟期持续强化，壁薄光整，内部可见点片状无强化区，肝胆特异期壁及分隔为稍低信号、坏死区呈低信号。其余肝实质未见异常信号影及异常强化灶。门静脉主干及其左右分支未见增宽，内未见充盈缺损。肝内胆管轻度扩张，胆囊大小、形态及信号未见异常。

胰腺、脾脏、双肾及肾上腺形态、大小未见异常，实质内未见异常信号影及异常强化灶。肝门区及腹膜后未见肿大淋巴结影，腹膜腔未见积液。扫描所及其他组织结构未见异常征象。

影像诊断

（1）肝 S7 脓肿（脓肿形成期）。

（2）肝内胆管轻度扩张。

第七节　肝外伤

一、肝外伤概述

肝外伤是常见的腹部闭合性损伤，仅次于脾损伤。CT 具有扫描速度快、可实现容积扫描、后重建技术强大等优势，能准确地显示肝损伤的部位、范围、出血情况及血肿的程度，大致判断腹腔内的出血量，腹腔内及腹膜后的合并损伤，准确判断肝损伤程度并进行分级，对临床治疗方案的选择和判断预后有重要指导价值。此外，还可以通过 CT 增强提示是否存在失活的肝组织、是否存在活动性出血，同时观察肝血管情况，可发现 CT 平扫难以发现的小挫裂伤。然而在实际临床工作中，肝外伤较危急，绝大多数行 CT 平扫完成检查，少数行 CT 增强检查，少见行 MRI 检查，本节介绍肝外伤的 CT 规范书写与诊断。

美国创伤外科学会（AAST）的手术分级。Ⅰ级：包膜下血肿范围＜10% 肝表面，包膜裂伤，肝实质裂伤深度＜1cm；Ⅱ级：包膜下血肿范围为 10%—50% 肝表面，肝实质内血肿最大径＜10cm，实质裂伤深度 1—3cm，长度＜10cm；Ⅲ级：包膜下血肿范围＞50% 或进行性扩展，实质血肿最大径＞10cm，实质裂伤深度＞3cm；Ⅳ级：损伤累及 25%—75% 肝叶或一叶中累及 1—3 个肝段；Ⅴ级：损伤累及＞75% 肝叶或一叶中累及＞3 个肝段，肝旁静脉损伤，如肝后下腔静脉，主要是肝静脉；Ⅵ级：肝完全撕脱。

CT 影像 Becker 分级。Ⅰ级：肝包膜撕裂，表面撕裂＜1cm，包膜下血肿最大径＜1cm，仅见肝静脉血管周围轨迹；Ⅱ级：肝撕裂深度约 1—3cm，中央和包膜下血肿的最大径为 1—3 cm；Ⅲ级：肝撕裂深度＞3cm，实质内和包膜下血肿的最大径＞3cm；Ⅳ级：实质裂伤超过 2 肝段，肝内血肿或血管裂伤超过 1 段；Ⅴ级：组织破坏或血管裂伤累及两叶。

二、肝外伤的影像规范描述和诊断

（一）书写诊断报告前准备

（1）严格核对患者的基本信息和影像检查技术，避免检查图像与患者信息不一致，确保医疗质量和医疗安全。

（2）认真查阅患者相关资料，包括患者现病史、既往史及相关各项辅助检查资料等。

（二）肝外伤影像表现的描述

影像表现是影像诊断报告的重要组成部分，影像描述需与影像检查方法一致，要求做到内容完整但简明扼要，格式规范且重点突出，主要包括以下几方面内容。

1.肝脏情况

肝包膜下血肿的厚度，肝撕裂的深度及具体定位、肝内血肿具体定位（采用肝 S1—S8 段进行描述）；增强扫描还需判断是否存在失活的肝组织、是否存在活动性出血，同时可观察肝血管情况，寻找是否存在 CT 平扫未发现的小挫裂伤。

2.腹部其他脏器情况

脾脏、胰腺、肾脏、肾上腺、肠管、胆囊等。

3. 骨骼

是否存在下部肋骨、脊柱骨折及其他骨质病变。

4. 扫描所及两肺情况

是否存在两肺挫伤、胸腔积液。

（三）肝外伤的影像诊断

影像诊断是影像检查的结论，需要与影像表现相对应。影像诊断首先必须做到定位诊断（采用肝 S1—S8 段进行定位），参照相关标准作出分级诊断。

三、肝外伤的影像诊断报告示例

病例　患者男性，18岁，腹部外伤3天，右上腹疼痛。

检查部位和方法：上腹部 CT 平扫 + 增强。影像图如图 5-7。

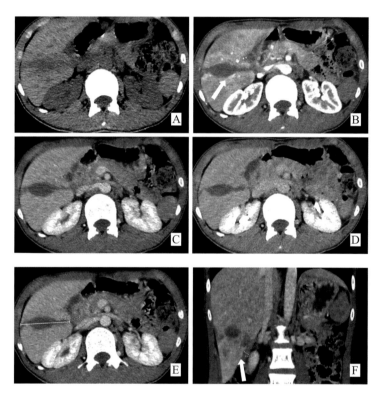

A—D. 为上腹部 CT 平扫、增强动脉期、门脉期、延迟期轴位，肝 S5—S6 交界区挫裂伤，E. 为门脉期期轴位裂伤深度测量，F. 为门脉期冠状位包膜下血肿厚度测量

图 5-7　肝外伤病例 CT 平扫 + 增强图像

影像诊断报告

影像所见

肝脏大小未见异常。肝 S5—S6 交界区见横向不规则条片状稍低密度影，累及深度约 6.3cm，几乎横贯肝 S5—S6 交界区的外内侧缘，增强扫描未见强化；相应内侧缘包膜下见厚度约 0.8cm 的弧形等密度血肿影。肝内血管走行、形态未见异常，未见活动性出血。其

余肝实质未见异常密度影，增强扫描未见异常强化。肝内外胆管未见扩张，未见阳性结石影；胆囊未见异常。

脾脏、胰腺、双肾大小、形态及密度未见异常，增强扫描未见异常强化影。扫描所示肋骨及脊柱胸腰段未见骨折征象。

影像诊断

肝 S5 段挫裂伤（Ⅳ级）。

第八节　胆囊癌

一、胆囊癌概述

胆囊癌是常见的胆道系统恶性肿瘤，发病率居消化道肿瘤的第6位，因其具有恶性程度高、发病隐匿和极易复发转移等特点，总体预后极差，患者5年生存率仅为5%，未达到根治患者的5年生存率为0%。胆囊癌治疗方式主要有外科治疗、放化疗、靶向治疗和免疫治疗等。胆囊癌对放化疗敏感性极低，且靶向治疗和内分泌治疗在临床仍处于探索阶段，因此外科根治手术是最有效的治疗方式。近几年影像学的发展对术前评估起到了很好的推动作用，特别是对肿瘤的分期［包括原发肿瘤大小（T）、区域淋巴结状态（N）和远处转移（M）］。肿瘤的分期评估对后续治疗方面起着至关重要的作用。为了实现与临床分期标准一致，影像诊断报告建议采用TNM分期进行书写。

二、胆囊癌的影像规范描述和诊断

（一）书写诊断报告前准备

（1）严格核对患者的基本信息和影像检查技术，避免检查图像与患者信息不一致，确保医疗质量和医疗安全。

（2）认真查阅患者相关资料，包括患者现病史、既往史及相关各项辅助检查资料等。

（二）胆囊癌影像表现的描述

影像表现是影像诊断报告的重要组成部分，影像描述需与影像检查方法一致，书写做到内容完整但简明扼要，格式规范且重点突出，主要包括以下几方面内容。

1. 重点描述胆囊癌病灶

（1）部位。胆囊颈/胆囊底，肿瘤位于肝脏侧/腹腔侧。当肿瘤较大胆囊结构已显示不清时，可定位为胆囊窝。（2）数目。单发或多发。（3）形态。肿块型/厚壁型/腔内型。内部结构呈实性/囊实性。（4）大小。不规则病灶需测量三维径线，规则球形病灶只描述直径即可，长度单位务必统一，建议用厘米且精确到小数点后一位，三条径线都要有单位，如3.5cm×3.0cm×3.0cm。（5）边缘。描述边缘是否清楚。（6）密度/信号。参照邻近肝实质直接描述病灶密度/信号高低及其均匀度，其中密度/信号高低可分为明显低、中等低、稍低、等、稍高、中等高、明显高7级。（7）DWI扩散受限情况。如有扩散受限描述为DWI（b值=1000）图呈高信号，相对应ADC为低信号，ADC值约____×10^{-3}mm^2/s。（8）增强扫描情况，以CT为例，需包括以下三个方面。①强化程度（与对比剂血药浓度有关）：无强化——与平扫对比密度/信号无变化，轻度强化——CT值增加30HU以下，中度强化——CT值增加30—60HU，明显强化——CT值增加超过60HU，等血池强化——增强密度/信号接近同期的血管腔。②强化均匀度：强化均匀/不均匀（代表异质性）。③增强多期扫描的强化模式：分别描述动脉期、门脉期、平衡期/延迟期的病灶强化情况。

2. 肿瘤浸润及侵犯情况

采用 TNM 分期进行观察诊断。第8版胆囊癌 TNM 分期关键信息如表5-1。

表5-1　胆囊癌 TNM 分期关键信息表

TX	原发肿瘤无法评估
T0	无原发肿瘤证据
Tis	原位癌
T1	T1a　肿瘤侵及固有层 T1b　肿瘤侵及肌层
T2	T2a　侵及腹膜面的肌周结缔组织，但未穿透浆膜（脏腹膜） T2b　侵及肝脏面的肌周结缔组织，但未进入肝脏
T3	肿瘤穿透浆膜和（或）直接侵入肝脏和（或）1个邻近器官的结构，如胃、十二指肠、结肠、胰腺、网膜或肝外胆管
T4	肿瘤侵犯门静脉，或肝动脉，或两个或更多肝外器官或结构
N0	无区域淋巴结转移
N1	1—3枚区域淋巴结转移
N2	≥4枚区域淋巴结转移
M0	无远处转移
M1	有远处转移

3. 其他重要征象的观察

（1）描述有鉴别诊断价值的阴性征象。（2）对肝脏、胰腺、脾脏及双肾等进行观察和描述。

三、胆囊癌的影像诊断

影像诊断是影像检查的结论，需要与影像表现相对应。影像诊断首先必须做到定位诊断（胆囊颈 / 胆囊底，肿瘤位于肝脏侧 / 腹腔侧。当肿瘤较大胆囊结构已显示不清时，可定位为胆囊窝），尽量作出定性诊断，并实现与临床分期标准一致，即遵照 TNM 分期进行诊断。

三、胆囊癌的影像诊断报告示例

病例　患者女性，75岁，上腹痛2年余，伴消瘦半年。

检查部位及方法：上腹部 MRI 平扫＋增强。影像图如图5-8。

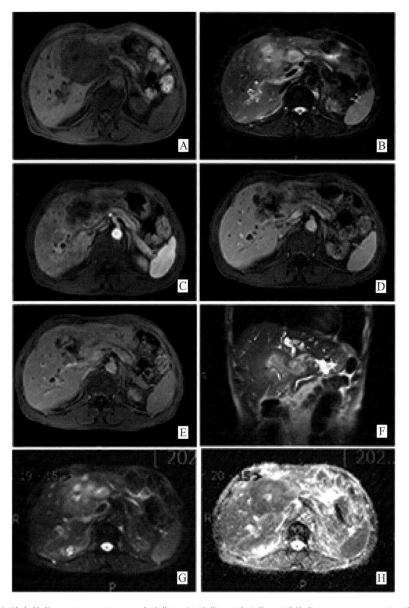

A—H. 分别为轴位 T1WI、T2WI、动脉期、门脉期、延迟期、冠状位 T2WI、DWI（b 值 =1000）及对应的 ADC 图。

图 5-8　胆囊癌病例 MRI 平扫 + 增强图像

影像诊断报告

影像所见

肿瘤部位：□胆囊颈　□胆囊底　☑胆囊窝　　　☑肿瘤位于肝脏侧　☑肿瘤位于腹腔侧

肿瘤形态及大小：形态☑肿块型　□厚壁型　□腔内型

　　　　　　　　大小　8.4 cm × 7.2cm × 8.0cm

肿瘤边界：□清楚 /☑不清楚　　□规则 /☑不规则

☑无 / 有 CT 平扫及增强：平扫呈□等 / □稍高 / □稍低密度，密度□均匀 / □不均匀；增强扫描□轻中度 / □显著强化，□均匀 / □不均匀强化，动脉期＿＿，门脉期＿＿，平衡期 / 延迟期＿＿＿。

无 /☑有 MRI 平扫及增强：T1WI 呈稍低信号，T2WI 呈稍高信号，信号□均匀 /☑不均匀，DWI □无 /☑有扩散受限，ADC 值约 0.91×10^{-3} mm^2/s；增强扫描表现（☑轻中度 / □显著强化，□均匀 /☑不均匀强化，动脉期边缘强化明显，门脉期呈不均匀强化，平衡期 / 延迟期内见不规则延迟强化区域）。

T 分期关键信息——肿瘤浸润（侵犯）：

□肿瘤侵及固有层

□肿瘤侵及肌层

□肿瘤侵及腹膜面的肌周结缔组织

□肿瘤侵及肝脏面的肌周结缔组织

☑肿瘤侵入肝脏

☑肿瘤穿透浆膜和（或）1 个邻近器官的结构（胃 / 十二指肠 / 结肠 / 胰腺 / 网膜或肝外胆管）胆囊窝区病灶与胃窦及十二指肠球分界不清。

□肿瘤侵犯门静脉或肝动脉，或其他肝外器官或结构＿＿＿＿＿。

肿瘤 N 分期评估——区域淋巴结转移：☑无　□1—3 枚　□≥4 枚

肿瘤 M 分期评估：□无远处转移

☑有远处转移（☑肝　□肺　□腹膜或网膜结节　□其他脏器肝内见多发结节状异常信号）。

其他征象：无。

影像诊断

胆囊癌，T4N0M1。

第九节　远端胆管癌

一、肝外胆管癌概述

肝外胆管癌（ECC）是指源于肝外胆管包括肝门区至胆总管下端胆管的恶性肿瘤。在美国癌症联合委员会（AJCC）第8版指南中，肝外胆管癌分为肝门部胆管癌和远端胆管癌两部分，其中发生在肝总管及其以上肝外胆管的是肝门胆管癌，发生在肝总管以下胆管的是远端胆管癌。近年来，肝外胆管癌的发病率逐渐升高，且预后较差，当患者出现黄疸、腹痛、消瘦等临床症状时常提示疾病已进入中晚期，而早期胆管癌较难以发现。按照《消化系统肿瘤WHO分类》（第5版）ECC病理类型包括胆管上皮癌、鳞状细胞癌、腺鳞癌和未分化癌等，以胆管上皮癌最多见。ECC按其病理形态学又可大致分为三型：浸润型、结节型以及乳头型，其中以浸润型最为多见。结节型及乳头型ECC表现为沿胆管壁向腔内生长的结节或肿块，肿瘤长径一般小于2cm；浸润型ECC表现为沿胆管壁周径生长并可引起胆管的局限性狭窄，晚期则可发生胆道梗阻。AJCC 2017年发布的第8版TNM分期系统对ECC分期进行完善。为了实现与临床分期标准一致，影像诊断报告建议采用TNM分期进行书写。

二、远端胆管癌的影像规范描述和诊断

（一）书写诊断报告前准备

（1）严格核对患者的基本信息和影像检查技术，避免检查图像与患者信息不一致，确保医疗质量和医疗安全。

（2）认真查阅患者相关资料，包括患者现病史、既往史及相关各项辅助检查资料等。

（二）远端胆管癌影像表现的描述

影像表现是影像诊断报告的重要组成部分，影像描述需与影像检查方法一致，要求做到内容完整但简明扼要，格式规范且重点突出，主要包括以下几方面内容。

1.重点描述远端胆管癌病灶

（1）部位。需要描述胆管癌病灶位于远端胆管。（2）数目。远端胆管癌通常为单发，如有特殊情况需要进行具体描述。（3）形态。厚壁浸润型，结节或乳头型。（4）大小。远端胆管癌浸润胆管壁深度关系到T分期。结节或乳头型病灶需测量三维径线，规则球形病灶只描述直径即可，多发病灶可只测量最大病灶；长度单位务必统一，建议用厘米且精确到小数点后一位，三条径线都要有单位，如2.5cm×2.0cm×3.0cm。（5）边缘。描述边缘是否清楚。(6)密度/信号。参照邻近肝实质直接描述病灶密度/信号高低及其均匀度。(7) DWI扩散受限情况。如有扩散受限描述为DWI（b值=1000）图呈高信号，相对应ADC为低信号。(8)增强扫描情况，需包括以下三个方面。①强化程度（与对比剂血药浓度有关）：病灶无强化、轻度强化、中度强化还是明显强化。②强化均匀度：强化均匀/不均匀（代表肿瘤异质性）。③增强多期扫描的强化模式：分别描述动脉期、门脉期、平衡期/延迟期的病灶强化特点。（9）肝内外胆管情况。需要观察和描述有无肝内外胆管扩张及扩张胆

管的形态。

2. 对远端胆管癌病灶周边情况进行描述

主要包括以下几方面。

（1）肿瘤 T 分期关键信息：侵犯胆囊壁具体深度（小于0.5cm/0.5—1.2cm/ 大于1.2cm）；有无累及腹腔干、肠系膜上动脉和（或）肝总管。（2）肿瘤 N 分期评估：有无肝十二指肠韧带淋巴结、十二指肠及胰腺周围淋巴结等区域淋巴结增大。（3）肿瘤 M 分期评估：描述有无远处转移及转移瘤的影像特点。（4）胆道内有无其他病灶：如有其他病灶需对其影像特点进行描述。（5）描述有鉴别诊断价值的阴性征象。

3. 其他重要征象的观察

（1）描述有无门静脉高压的征象。（2）对肝脏、胰腺、脾脏及双肾等进行观察和描述。

（三）远端胆管癌的影像诊断

影像诊断是影像检查的结论，需要与影像表现相对应。影像诊断首先必须做到定位诊断（定位于远端胆管），尽量作出定性诊断，而且实现与临床分期标准一致，即遵照 TNM 分期进行诊断。

三、远端胆管癌的影像诊断报告示例

病例　患者女性，56岁，反复上腹疼痛2月，皮肤、巩膜无黄染。

检查部位及方法：上腹部 MRI 平扫 + 增强。影像图如图5-9。

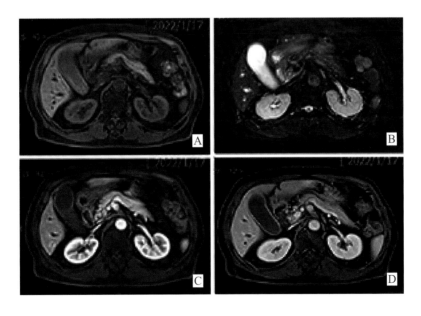

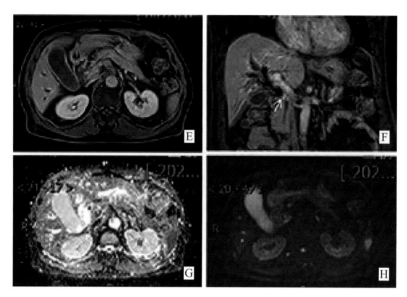

A. 为 T1WI 轴位，B. 为 T2WI–FS 轴位，C—E. 分别为 MRI 多期增强动脉期、门脉期、延迟期轴位，F. 为延迟期冠状位，白色箭头所指为延迟强化的病灶，G. 为 ADC 图，H. 为 DWI（b 值 =1000）。

图 5-9　远端胆管癌病例 MRI 平扫 + 增强图像

影像诊断报告

影像所见

1. 肿瘤情况

部位（远端胆管，约胆总管胰头上缘水平），数目（√单发 / 多发），形态（厚壁浸润型 /√结节或乳头型），大小（1.4cm×0.9cm×1.0cm），边缘（清楚 /√不清楚），√无 / 有 CT（平扫呈等 / 稍高 / 稍低密度，密度均匀 / 不均匀），无 /√有 MRI（T1WI 呈稍低信号、T2WI 呈稍高信号，信号均匀 /√不均匀，DWI 及对应 ADC 图病灶显示不清，增强扫描病灶呈渐进性强化，无 /√有肝内外胆管扩张（病灶水平胆总管狭窄，该水平以上肝内外胆管扩张，呈软藤状）。

2. TNM 分期评估

（1）T 分期关键信息：√单发 / 多发肿瘤，肿瘤侵犯胆囊壁深度约0.6cm，√无 / 有累及腹腔干、肠系膜上动脉和（或）肝总管。

（2）肿瘤 N 分期评估：√无 / 有区域淋巴结增大（肝十二指肠韧带淋巴结 / 十二指肠及胰腺周围淋巴结 / 其他＿＿＿＿＿＿＿＿＿＿＿＿＿）。

（3）肿瘤 M 分期评估：√无 / 有远处转移（＿＿＿＿＿）。

3. 其他征象

√无 / 有胆道系统其他病变（＿＿＿）。

4. 扫描所及其他脏器情况

√无 / 有异常（肝脏 / 胰腺 / 脾脏 / 肾脏 / 肾上腺）（＿＿＿＿）。

影像诊断

考虑远端胆管癌，T2N0M0。

第十节　胆道结石

一、胆道结石概述

胆道结石是胆道系统常见疾病，胆固醇代谢失调及胆汁淤积是结石形成的主要原因，胆道结石主要包括胆囊结石、胆总管结石、左右肝管及肝总管结石、肝内胆管结石，可单独存在，也可合并发生。胆囊结石合并胆总管结石属于胆道结石中复杂类型，且易引起胆囊炎、胰腺炎等，通常临床上建议尽早清除结石，以促使胆汁舒畅流通。常规的内科疗法难以避免结石残留，需采取手术治疗。术前应明确结石分布情况、胆道系统病变及肝实质病变。目前超声、CT、MRI 已成为本病的临床主要检查手段，超声检查具有操作方便、费用低、非侵袭性、可重复检查等优点，但其诊断准确性容易受到医生操作水平和肠气等主客观因素的影响，在决定手术治疗前常需要进行其他影像检查。CT/ MRI 可全面显示结石分布、胆管系统扩张和肝脏实质病变。MRCP 是无创性无辐射的胆道影像检查方法，对于胆道阴性结石的显示具有独到优势。

二、胆道结石的影像规范描述和诊断

（一）书写诊断报告前准备

（1）严格核对患者的基本信息和影像检查技术，避免检查图像与患者信息不一致，确保医疗质量和医疗安全。

（2）认真查阅患者相关资料，包括患者现病史、既往史及相关各项辅助检查资料等。

（二）胆道结石影像表现的描述

影像表现是影像诊断报告的重要组成部分，影像描述需与影像检查方法一致，要求做到内容完整但简明扼要，格式规范且重点突出，主要包括以下几方面内容。

1. 病灶的描述

（1）部位。肝内胆管、肝外胆管（左／右肝管、肝总管）、胆总管（上／中／下段）、胆囊（底、体、颈、管）。（2）数目。可以计数的描述具体个数［1个、2个、多个（3个及以上）］。（3）形态。球形、类球形、不规则形。（4）密度。（低／等／高）密度影。（5）大小。一般需测量三维径线，长度单位务必统一，建议用厘米且精确到小数点后一位，三条径线都要有单位，如1.5cm×1.0cm×1.7cm。

2. 对结石周边情况进行描述

主要包括以下几方面。（1）邻近胆管壁是否增厚。（2）胆道系统扩张情况。（3）周围是否有渗出。

3. 特殊类型结石嵌顿观察

如胆囊颈／管结石嵌顿合并（或不合并）胆总管受压狭窄或胆囊胆管瘘（Mirizzi综合征）。

（三）胆道结石的影像诊断

影像诊断是影像检查的结论，需要与影像表现相对应。影像诊断首先必须做到定位诊

断，如肝内胆管、肝外胆管（左 / 右肝管、肝总管）、胆总管（上 / 中 / 下段）、胆囊（底、体、颈、管），然后作出定性诊断，以及观察是否出现相关并发症。

三、胆道结石的影像诊断报告示例

病例　患者男性，61 岁，反复上腹疼痛 3 天。

检查部位及方法：上腹部 CT 平扫 + 重建。影像图如图 5-10。

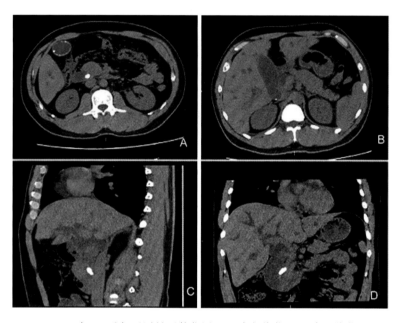

A.、B. 为 CT 平扫不同层面轴位图，C. 为矢状位，D. 为冠状位。

图 5-10　胆道结石病例 CT 平扫 + 重建图像

影像诊断报告

影像所见

胆总管远端见一结节高密度影，边界清晰，大小约 1.0cm×1.1cm×1.3cm；相应胆管壁未见增厚，周围脂肪间隙清楚；肝内外胆管普遍扩张。

胆囊底及胆囊颈内见多个斑点状致密影，结石未见嵌顿；胆囊底囊壁见不连续环状钙化，胆囊壁未见增厚，周围脂肪间隙清晰，未见渗出性病灶。

所示胰腺、脾脏、双肾及肾上腺未见异常。胃腔充盈欠佳，未见明确肿块影。腹膜腔及腹膜后未见肿大淋巴结，腹膜腔未见积液。

影像诊断

（1）胆总管远端结石并胆道系统梗阻性扩张。

（2）胆囊多发小结石，胆囊底囊壁钙化。

第十一节 胰腺癌

一、胰腺癌概述

胰腺癌（PA）是消化系统常见的、具有高度侵袭性的恶性肿瘤；PA 存在高侵袭性的生物学特性，因此死亡率非常高。PA 的准确分期是指导临床个性化治疗及判断患者预后的重要依据，美国癌症联合委员会（AJCC）第八版胰腺癌的 TNM 分期在第七版基础上进行了修订补充：（1）原发肿瘤的 T 分期摒弃了以肿瘤是否局限于胰腺内来分期，直接采用肿瘤大小来划分 T 分期，T4 期取消了"肿瘤不可切除"这一主观判断描述，除了腹腔干、肠系膜上动脉，肝总动脉受肿瘤侵犯也被划入 T4 期；（2）在区域淋巴结 N 分期中将原来的 N1 根据阳性淋巴结数目分层为 N1（1—3 枚阳性淋巴结）和 N2（4 枚以上阳性淋巴结）；（3）分期系统中将不伴有远处转移的 N2 划为 III 期。AJCC 第 8 版分期系统体现了对 PA 的认识更加深入，对临床更具有指导价值。

二、胰腺癌的影像规范描述和诊断

（一）书写诊断报告前准备

（1）严格核对患者的基本信息和影像检查技术，避免检查图像与患者信息不一致，确保医疗质量和医疗安全。

（2）认真查阅患者相关资料，包括患者现病史、既往史及相关各项辅助检查资料等。

（二）胰腺癌影像表现的描述

影像表现是影像诊断报告的重要组成部分，影像描述需与影像检查方法一致，书写做到内容完整但简明扼要，格式规范且重点突出，核心要素组成：病变评估、胰胆管评估、血管侵犯及程度、侵犯胰周结构、淋巴结情况及转移性病变、腹水情况、其他评估。

（三）胰腺癌的影像诊断

影像诊断是影像检查的结论，需要与影像表现相对应。影像诊断首先必须做到定位诊断，尽量作出定性诊断，而且为了实现与临床分期标准一致，建议遵照 AJCC 第 8 版的胰腺癌 TNM 分期系统，采用结构式报告进行书写。

三、胰腺癌的影像诊断报告示例

病例 患者男性，65 岁，腹痛 5 天。

检查部位和方法：上腹部 CT 平扫 + 增强。影像图如图 5-11。

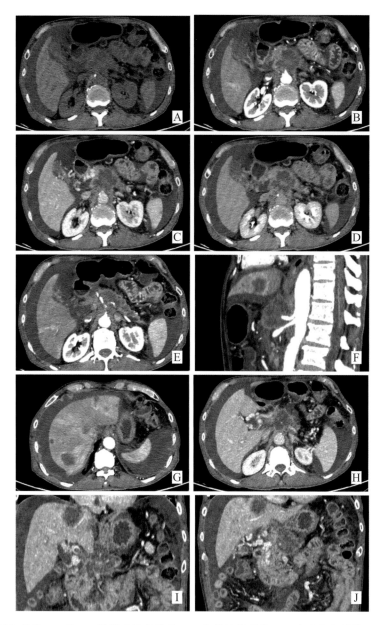

A. 为 CT 平扫轴位；B. 为 CT 增强动脉期轴位；C. 为静脉期轴位；D. 为平衡期轴位，E.、F. 为动脉期轴位及矢状位，腹腔干被肿瘤呈"装箱样"包裹；G. 为动脉期轴位，肝脏多发转移瘤；H. 为门脉期轴位，腹膜后多发淋巴结转移；I.、J. 为门脉期冠状位，门静脉癌栓，侧支循环形成。

图 5-11　胰腺癌病例 CT 平扫 + 增强图像

影像诊断报告

影像所见

病变评估：位置　☐钩突　☐胰头　☐胰颈　☑胰体　☐胰尾　　形态　☐结节　☐肿块　☑不规则形

大小：6.4cm × 4.5cm × 4.3cm。

CT/MRI 平扫：瘤灶 CT 值约31HU。

CT/MRI 增强：瘤灶强化程度明显低于胰腺实质，其中动脉期、静脉期和平衡期的 CT 值分别为31HU、44HU、31HU。

胰胆管评估：胰管截断扩张　□无　☑有

胆总管截断扩张　☑无　□有

动脉评估：肠系膜上动脉　□无接触　□接触面≤180º　☑接触面＞180º

　　　　　腹腔干动脉　　□无接触　□接触面≤180º　☑接触面＞180º

　　　　　肝总动脉　　　□无接触　□接触面≤180º　☑接触面＞180。

胰周动脉变异：☑无　　□有（　　　　　）

静脉评估：门静脉　□无　☑有（门静脉主干及右侧分支主干癌栓）

　　　　　肠系膜上静脉　☑无　□有（　　　）

　　　　　静脉内瘤栓　　☑无　□有（　　　）

　　　　　静脉侧支循环　□无　☑有（栓塞门静脉周边见侧支循环形成）

侵犯胰周结构：□无　☑（侵犯腹腔干、肠系膜上动脉及肝总动脉）

区域淋巴结肿大：□无　□1—3枚　☑≥4枚

远处转移：□无　☑有（☑肝　□肺　□腹膜或网膜结节　□区域外淋巴结　□其他脏器）

腹水：□无　☑有（中等量）

其他评估：可见肝硬化征象。

影像诊断

（1）胰体胰腺癌，T4N2M1。

（2）肝硬化，腹水。

第十二节　急性胰腺炎

一、急性胰腺炎概述

急性胰腺炎（AP）是一种病因复杂、多种因素共同参与的病理生理过程，是具有潜在致死性的急腹症。影像检查在急性胰腺炎及其并发症的评估中发挥着至关重要的作用，同时还能对引起胰腺炎的部分可能原因（如胆道结石、肿瘤等）进行观察。2012年《新亚特兰大分类标准（修订版）》提出，将AP的病程分为早期（即起病后1周内）和晚期（即起病1周后），新亚特兰大国际共识认为增强CT是初步评估AP患者的首选影像检查方式，尤其在判断和评估急性胰腺炎的严重程度、坏死程度（包括胰腺坏死的早期征象）、积液、假性囊肿、脓肿和预后方面发挥重要作用；而对于晚期胰腺炎出现各种局部并发症的评估则更依赖于影像检查。对于孕妇、儿童及需要反复多次复查的患者，可以运用MRI来评估胰腺和胰周的情况。

2020年美国腹部放射学胰腺相关领域专家首次发布AP的结构化CT报告模板，系统化和层次化评估AP胰腺实质与胰腺周围血管结构，减小影像诊断报告的差异对AP病情判断的影响，更有利于AP的临床分类以及并发症诊断和疗效评估。

二、急性胰腺炎的影像规范描述和诊断

（一）书写诊断报告前准备

（1）严格核对患者的基本信息和影像检查技术，避免检查图像与患者信息不一致，确保医疗质量和医疗安全。

（2）认真查阅患者相关资料，包括患者现病史、既往史及相关各项辅助检查资料等。

（二）AP影像表现的描述

影像表现是影像诊断报告的重要组成部分，影像描述需与影像检查方法一致，书写做到内容完整但简明扼要，格式规范且重点突出，主要包括以下几方面内容：胰腺本身、胰周改变、上腹部血管、其他。

（三）AP的影像诊断

影像诊断是影像检查的结论，需要与影像表现相对应。

三、急性胰腺炎国际结构化CT报告模板

影像所见

1.胰腺

增大：局限性／弥漫性

强化：均匀／不均匀

坏死：0／1%—30%／30%—50%／＞50%

坏死部位：胰头／胰颈／胰体／胰尾

胰内积液：无／有（部位和大小）

主胰管中断：不怀疑／怀疑（上游残存腺体大小）

主胰管：无扩张／扩张／缩窄／结石

实性／囊性肿块：没有／有（描述）

胰腺分裂：没有／有（部位和大小）

2. 胰周积液

积液分类：APFC/ANC/WON/PP

部位：横结肠系膜区／小肠系膜根部／右肾旁前间隙／左肾旁前间隙

安置支架：没有／塑料支架／金属支架／腔内附着（位置）

积液内气体：有／没有

出血：有／没有

腹腔积液：有／没有

（注：APFC——急性胰周液体积聚，ANC——急性坏死性积聚，WON——包裹性坏死，

　　　　PP——胰腺假性囊肿。）

3. 上腹部血管结构

血栓形成：脾静脉／肠系膜上静脉／门静脉／没有

胃周侧支循环：有／没有

假性动脉瘤：脾动脉／胃十二指肠动脉／没有

4. 其他

其他：无／有（胆囊结石／胆管结石／胆管扩张／十二指肠狭窄和水肿／其他

　　　　　　　　）

影像诊断

1. 分型

间质水肿性胰腺炎（IEP）。

急性坏死性胰腺炎（ANP）：胰腺和胰周坏死型、仅胰周坏死型、仅胰腺坏死型。

2. 坏死程度及影像评分

见表5-2、表5-3。

胰腺坏死者，坏死范围（＜30%、30%—50%、＞50%）。

3. 局部并发症

①胰腺／胰周积液者，积液范围及命名（APFC、ANC、PP、WON）；

②是否合并感染；

③血管并发症。

4. 器官并发症／合并症、其他器官阳性征象

表5-2　CTSI评分标准（2004修订版MCTSI）

	指标	评分
急性胰腺炎严重程度分级	正常胰腺	0分
	胰腺和（或）胰腺周围炎症	2分
	单发或多发液体积聚或胰周脂肪坏死	4分
胰腺坏死程度（胰腺坏死面积%）	0%	0分
	0%—30%	2分
	>30%	4分
胰腺外并发症程度	无	0分
	胸腔积液、腹水、胃流出道梗阻、脾静脉或门静脉血栓形成、坏死性结肠炎	2分
MCTSI总分＝严重程度分级＋胰腺坏死程度＋胰腺外并发症程度（1—10分）		

（注：修订版CT严重程度指数MCTSI评分系统包含严重程度分级、胰腺坏死程度、胰腺外并发症三部分构成，急性胰腺炎严重度分三级，MCTSI总分＝0—3分为轻度，4—6分为中度，7—10分为重度）

表5-3　MRSI评分标准

分级	指标（急性胰腺严重程度）	评分
A级	正常胰腺	0分
B级	胰腺肿大（水肿）	1分
C级	B级＋胰腺周围炎症	2分
D级	C级＋单区液体积聚	3分
E级	多区液体积聚或积气	4分
胰腺坏死程度	指标（胰腺坏死面积%）	评分
	0%	0分
	0%—30%	2分
	30%—50%	4分
	>50%	6分
	MRSI总分＝严重程度分级＋胰腺坏死程度	（0—10分）

（注：MRSI评分系统包含严重程度分级和胰腺坏死程度两部分构成，急性胰腺炎严重度分三级：0—3分为轻度，4—6分为中度，7—10分为重度。）

四、急性胰腺炎的影像诊断报告示例

病例　患者男性，48岁，上腹部胀痛2周余，加重21小时。

检查方法：上腹部CT平扫＋增强。影像图如图5-12。

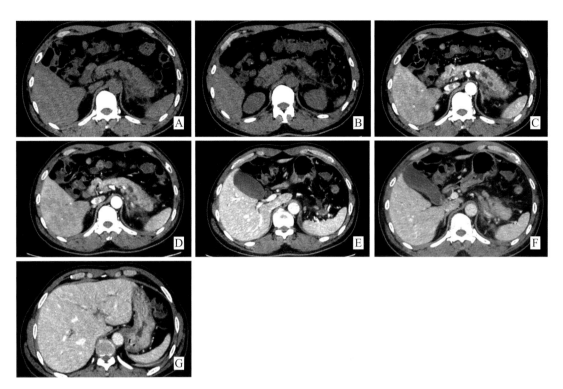

A. 为平扫轴位图像，B. 为平扫示左侧肾前筋膜增厚，C. 为增强动脉期轴位示胰腺尾部坏死区域，D. 为增强静脉期轴位，E.、F. 为 CT 增强静脉期示脾静脉血栓，G. 为增强静脉期示肝内胆管扩张。

图 5-12　急性胰腺炎病例 CT 平扫 + 增强图像

影像诊断报告

影像所见

1. 胰腺

增大：☑局限性　□弥漫性　□无增大

增大部位：□胰头　□胰颈　☑胰体　☑胰尾

强化：□均匀　☑不均匀

坏死面积：□0　☑1%—30%　□30%—50%　□＞50%

坏死部位：□胰头　□胰颈　☑胰体　☑胰尾

胰内积液：□无　☑有（胰腺体尾部，较大约0.9cm×1.1cm×1.4cm，CT值约14HU，增强扫描各期未见强化）

主胰管中断：☑不怀疑　□怀疑（　　　）

主胰管：☑无扩张　□扩张　□缩窄　□结石

实性 / 囊性肿块：☑没有　□有（　　　）

胰腺分裂：☑没有　□有（　　　）

2. 胰周积液

积液分类：□急性胰周液体积聚 APFC　☑急性坏死性积聚 ANC　□包裹性坏死 WON　□胰腺假性囊肿 PP

部位：□横结肠系膜区　□小肠系膜根部　□右肾旁前间隙　☑左肾旁前间隙

安置支架：☑没有　□塑料支架　□金属支架　□腔内附着（位置＿＿＿）

积液内气体：□有　☑没有

出血：□有　☑没有

腹腔积液：☑有　□没有

3.上腹部血管结构

血栓形成：☑脾静脉　□肠系膜上静脉　□门静脉　□没有

胃周侧支循环：□有　☑没有

假性动脉瘤：□脾动脉　□胃十二指肠动脉　☑没有

4.其他

其他：□无　☑有（肝内胆管轻度扩张）

影像诊断

（1）急性坏死性胰腺炎（仅胰腺坏死型），坏死面积＜30%，脾静脉血栓，MCTSI 8分。

（2）肝内胆管轻度扩张。

第十三节　脾外伤

一、脾外伤概述

脾外伤是常见的腹部闭合性损伤。美国创伤外科协会的器官损伤分级（AAST-OIS）是目前指导临床治疗脾脏损伤最为广泛使用的工具，于2018年提出新的脾脏损伤分级系统，将多排螺旋CT（MSCT）纳入分级系统并新增了对脏器血管损伤的分级。AAST-OIS将脾脏损伤分级如下：Ⅰ级，包膜下血肿占脾脏表面积＜10%，实质撕裂深度＜1cm伴包膜撕裂；Ⅱ级：包膜下血肿占脾脏表面积10%—50%，实质内血肿直径＜5cm，实质撕裂深度1—3cm；Ⅲ级，包膜下血肿占脾脏表面积＞50%，包膜下血肿破裂或实质内血肿直径≥5cm，实质裂伤深度＞3cm；Ⅳ级：任何存在脾血管损伤或包膜内活动性出血的损伤，实质裂伤累及脾段或脾门血管，导致脾失血供组织＞25%；Ⅴ级，脾脏完全破裂，脾门血管断裂致全脾无血供。

MSCT是目前评估脾脏损伤程度最准确的影像手段，具有扫描速度快、可实现容积扫描及后重建技术强大等优势，能准确地显示脾损伤的部位、范围、出血情况和血肿的程度，判断腹腔内的出血量，腹膜内及腹膜后的合并损伤情况，准确判断脾损伤程度并进行分级，对临床选择治疗方案和判断预后有重要作用，还可以通过增强CT提示是否存在活动性出血，同时观察脾血管情况，可发现CT平扫难以发现的小挫裂伤。

二、脾外伤的影像规范描述和诊断

（一）书写诊断报告前准备

（1）严格核对患者的基本信息和影像检查技术，避免检查图像与患者信息不一致，确保医疗质量和医疗安全。

（2）认真查阅患者相关资料，包括患者现病史、既往史及相关各项辅助检查资料等。

（二）脾外伤影像表现的描述

影像表现是影像诊断报告的重要组成部分，影像描述需与影像检查方法一致，要求做到内容完整但简明扼要，格式规范且重点突出，主要包括以下几方面内容。

1. 脾情况

脾包膜下血肿的厚度，脾实质撕裂的深度，实质内血肿的大小，出血是否从脾脏扩展到腹膜腔；增强扫描还需判断是否存在失活的脾组织、是否存在活动性出血，同时观察脾血管情况、是否存在CT平扫未发现的小挫裂伤。

2. 腹部其他脏器情况

肝脏、胆囊、胰腺、肾脏、肾上腺、肠管等。

3. 骨骼

是否存在下部肋骨、脊柱骨折及其他骨质病变。

4. 扫描所及两肺情况

是否存在两肺挫伤、胸腔积液。

（三）脾外伤的影像诊断

影像诊断是影像检查的结论，需要与影像表现相对应。脾外伤参照相关标准作出分级诊断。

三、脾外伤的影像诊断报告示例

病例　患者男性，27岁，外伤致左上腹疼痛，急诊 CT 平扫怀疑左肾挫裂伤。

检查部位和方法：下腹部 CT 平扫 + 增强。影像图如图5-13。

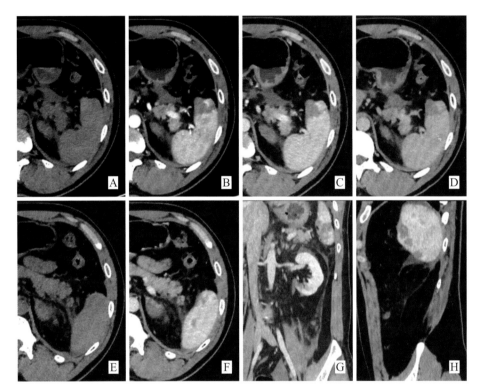

A—D. 为平扫、皮质期、实质期、排泄期轴位，脾脏前下部脾脏挫裂伤；E.、F. 为平扫、实质期轴位，增强发现平扫未能显示的小挫裂伤灶；G. 为实质期冠状位，同时有左肾挫裂伤；H. 为实质期矢状位，显示脾脏包膜下血肿。

图 5-13　脾外伤病例 CT 平扫 + 增强图像

影像诊断报告

影像所见

脾脏见包膜下血肿，占脾脏表面积为10%—50%，脾脏前下部见范围约2.5cm×3.0cm的团片状稍高密度影，增强扫描未见强化，周围脾实质见条片状不强化低密度撕裂影，深入实质约2.5cm；增强扫描另见脾实质小斑片状不强化低密度影，平扫显示不清；脾脏动脉、静脉显影良好，未见异常。

左肾下极见小斑片状稍低信号影，增强扫描未见强化，累及深度约1.5cm；左肾上极见厚约0.8cm的包膜下血肿，左肾动静脉、肾盂肾盏及输尿管上段未见异常。右肾大小、形态及密度未见异常。

所示胰腺、肝脏、胆囊、肾上腺、肠管未见异常征象；所示诸骨未见骨折。

影像诊断

（1）脾脏前下部挫裂伤（Ⅱ级）。

（2）左肾下极挫裂伤（Ⅲ级）。

第十四节　肾细胞癌

一、肾细胞癌概述

肾细胞癌（RCC）指源自肾实质小管上皮细胞的恶性肿瘤，又称肾腺癌，简称肾癌，约占肾脏恶性肿瘤的 80%—90%。肾癌最常见的几个病理类型：透明细胞性肾癌（ccRCC）、乳头状肾细胞癌（pRCC）、嫌色细胞性肾癌（chRCC）、集合管癌。绝大多数肾癌发生于单侧肾实质，10%—20% 为多灶病变。RCC 术前分期对于治疗方案的选择及预后评估至关重要。临床根据美国癌症联合委员会（AJCC）第 8 版肾细胞癌 TNM 分期系统对 RCC 进行分期。为了实现与临床分期标准一致，影像诊断报告建议采用 TNM 分期进行书写。

二、肾细胞癌的影像规范描述和诊断

（一）书写诊断报告前准备

（1）严格核对患者的基本信息和影像检查技术，避免检查图像与患者信息不一致，确保医疗质量和医疗安全。

（2）认真查阅患者相关资料，包括患者现病史、既往史及相关各项辅助检查资料等。

（二）RCC 影像表现的描述

影像表现是影像诊断报告的重要组成部分，影像描述需与影像检查方法一致，书写做到内容完整但简明扼要，格式规范且重点突出，主要包括以下几方面内容。

1. 肾脏情况

肾脏位置、大小、形态实质背景的描述。是否存在先天发育异常、旋转不良、异位等情况，如无上述异常，为了报告简洁可简要描述。

2. 重点描述 RCC 病灶

（1）部位。先定位左侧 / 右侧肾脏，再分上极 / 下极 / 中上段 / 中下段 / 全肾。（2）数目。可以计数的描述具体个数 [1个、2个、多个（3个及以上）]。（3）形态。结节形 / 肿块、球形、类球形或不规则形，内部结构实性 / 囊性 / 囊实性（无 / 有分隔、壁结节）。（4）大小。类球形病灶需测量三维径线，规则球形病灶只描述直径即可，多发病灶可只测量最大病灶；长度单位务必统一，建议用厘米且精确到小数点后一位，三条径线都要有单位，如 4.0cm×3.5cm×3.8cm。（5）边缘。描述边缘是否清楚，有无假包膜。（6）密度 / 信号。参照正常肾实质密度 / 信号描述病灶密度 / 信号高低及其均匀度，CT：呈等、稍高、稍低密度，密度均匀 / 不均；MRI：各序列呈低、稍低、等、稍高、高信号，信号均匀 / 不均匀，DWI 无 / 有扩散受限（ADC 值约＿＿＿×10^{-3}mm^2/s）。（7）增强扫描情况，需包括以下三个方面。①强化程度：轻度、中度、显著强化。②强化均匀度：强化均匀 / 不均匀（代表异质性）。③增强多期扫描的强化模式：分别描述皮质期、实质期、排泄期的病灶强化情况。

3. 对 RCC 病灶周边情况进行描述

主要包括以下几方面。（1）肿瘤 T 分期关键信息：需要描述肿块是否突出肾外、是否突破肾被膜，有无肾周与肾窦脂肪侵犯，有无肾盂肾盏侵犯，有无侵入肾静脉或其分支、

膈下／膈上腔静脉，有无突破肾周筋膜，有无侵犯同侧肾上腺，有无肾静脉、腔静脉癌栓。
（2）肿瘤 N 分期评估：描述有无区域淋巴结增大。（3）肿瘤 M 分期评估：描述有无远处转移及转移瘤的影像特点。（4）描述有鉴别诊断价值的阴性征象。

4. 其他重要征象的观察

无／有腹水或盆腔积液（少量／中等量／大量）。

5. 其他器官的观察

肾上腺、输尿管、膀胱、肠管、骨骼情况。

（三）RCC 的影像诊断

影像诊断是影像检查的结论，需要与影像表现相对应。影像诊断首先必须做到定位诊断（左侧／右侧肾，上极／下极／中上段／中下段／全肾），尽量作出定性诊断，而且实现与临床分期标准一致，即遵照 TNM 分期进行诊断。

三、肾细胞癌的影像诊断报告示例

病例　患者男性，81 岁，体检发现右肾占位 1 天。

检查部位和方法：下腹部 CT 平扫＋增强。影像图如图 5-14。

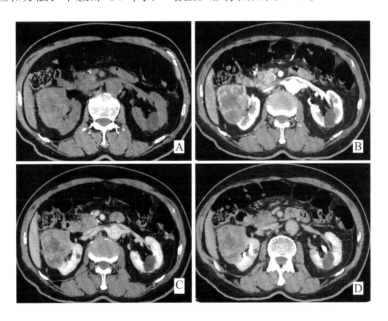

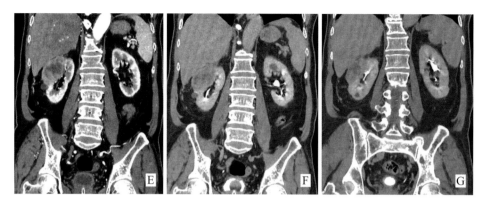

A—D. 为 CT 平扫、皮质期、实质期、排泄期轴位，E. 为 CT 增强皮质期冠位，F.、G. 为 CT 增强排泄期冠位。

图 5-14　肾细胞癌病例 CT 平扫 + 增强图像

影像诊断报告

影像所见

1. 肾脏情况

√无 / 有发育不良 / 旋转不良 / 异位肾 / 马蹄肾（　　　　）。

2. 肿瘤情况

（1）病变部位：左 / ☑右侧肾脏，上极 / 下极 / ☑中上段 / 中下段 / 全肾。

（2）病变形态：球形 / 类球形 / ☑不规则形，结节 / ☑肿块。

（3）内部结构：☑实性 / 囊性 / 囊实性（无 / 有分隔、壁结节）。

（4）病变大小：6.5cm×5.1cm×4.9cm。

（5）病变边界：清楚 / ☑不清楚，有 / ☑无包膜。

（6）无 / ☑有 CT：呈☑等 / 稍高 / 稍低密度，密度均匀 / ☑不均匀。

（7）☑无 / 有 MRI：T1WI 呈_____信号、T2WI 呈_____信号，信号均匀 / 不均匀，DWI 无 / 有扩散受限（ADC 值约_____×10^{-3}mm^2/s）。

（8）增强扫描：肿瘤☑实性成分 / 囊壁 / 分隔 / 壁结节强化表现（动脉期不均匀明显强化，实质期强化减退，排泄期呈相对低密度；强化均匀 / ☑不均匀；轻中度 / ☑显著强化）。

3. TNM 分期评估

（1）T 分期关键信息。病灶最大径 6.5cm，无 / ☑有突破肾被膜，无 / ☑有肾周与肾窦脂肪侵犯，☑无 / 有侵入肾静脉或其段分支、膈下 / 膈上 IVC，☑无 / 有突破肾周筋膜，☑无 / 有侵犯同侧肾上腺。

（2）肿瘤 N 分期评估。无 / ☑有区域淋巴结增大（腹膜后可见 3 个增大淋巴结）。

（3）肿瘤 M 分期评估。☑无 / 有远处转移（_____）。

4. 其他征象

☑无 / 有腹水或盆腔积液（少量 / 中等量 / 大量），其他（双侧肾实质见多发类球形低密度影，最大者位于左肾，约 2.6cm×1.6cm，增强扫描未见强化）。

影像诊断

（1）右侧肾脏实性、富血供占位，考虑肾细胞癌，T3aN1M0，透明细胞癌可能性大。

（2）双肾多发囊肿。

第十五节　肾良性肿瘤

一、肾良性肿瘤概述

肾良性肿瘤在肾脏实质性肿瘤占比小，约10%，包括血管平滑肌脂肪瘤（AML）、纤维瘤、脂肪瘤、嗜酸细胞腺瘤、腺瘤、平滑肌瘤、血管瘤等，最常见的是 AML，据统计约占肾良性肿瘤的85%，其余均为罕见或少见肿瘤，本章节以 AML 为例进行阐述。AML 是一种错构瘤，由血管、平滑肌、脂肪以不同比例构成瘤体，一般无明显临床症状和阳性体征。

二、肾良性肿瘤的影像规范描述和诊断

（一）书写诊断报告前准备

（1）严格核对患者的基本信息和影像检查技术，避免检查图像与患者信息不一致，确保医疗质量和医疗安全。

（2）认真查阅患者相关资料，包括患者现病史、既往史及相关各项辅助检查资料等。

（二）肾良性肿瘤影像表现的描述

影像表现是影像诊断报告的重要组成部分，影像描述需与影像检查方法一致，要求内容完整但简明扼要，格式规范且重点突出，主要包括以下几方面内容。

1. 肾脏情况

肾脏位置、大小、形态实质背景的描述。是否存在先天发育异常、旋转不良、异位等情况，如无上述异常，为了报告简洁可简要描述。

2. 重点描述肾良性肿瘤病灶

（1）部位。先定位左侧/右侧肾脏，再分上极/下极/中上段/中下段/全肾。（2）数目。可以计数的描述具体个数（1个、2个、3个及以上）。（3）形态。结节形/肿块，球形、类球形、不规则形。（4）大小。类球形病灶需测量三维径线，规则球形病灶只描述直径即可，多发病灶可只测量最大病灶；长度单位务必统一，建议用厘米且精确到小数点后一位，三条径线都要有单位，如3.0cm×3.5cm×3.0cm。（5）边缘。描述边缘是否清楚、光滑。（6）密度/信号。有无脂肪成分，有无实性成分及钙化灶。（7）增强扫描情况。直接描述实性成分强化，分轻度、中度及显著强化，分别描述皮质期、实质期、排泄期的病灶强化情况，瘤内有无血管强化。

3. 对肾良性肿瘤的周边情况进行描述

主要包括以下几方面。（1）肾内有无其他病灶，如有其他病灶需对其影像特点进行描述。（2）需要描述有无肾动脉、静脉异常。（3）观察肾盂肾盏有无结石、扩张。（4）描述有鉴别诊断价值的阴性征象。（5）描述有无肾门旁/腹主动脉旁等区域淋巴结增大。

4. 扫描所及其他脏器情况

主要是观察肝脏、胰腺、脾脏及肾上腺有无异常，也不能遗漏对胃肠道、阑尾、腹主动脉和脊椎等组织结构的观察。

（三）肾良性肿瘤或肿瘤样病变的影像诊断

影像诊断是影像检查的结论，需要与影像表现相对应。影像诊断首先必须做到定位诊断（左侧/右侧肾，上极/下极/中上段/中下段/全肾），尽量作出定性诊断（典型病灶直接给出明确定性诊断；不典型病灶给出不超过3个的可能诊断，以可能性由大到小的顺序排列）。如果有多个疾病诊断，按疾病的重要程度先后排列，而且诊断结论的顺序应与影像描述的顺序一致。

三、肾良性肿瘤的影像诊断报告示例

病例　患者男性，28岁，体检发现左肾占位10余天。

检查部位和方法：下腹部CT平扫+增强。影像图如图5-15。

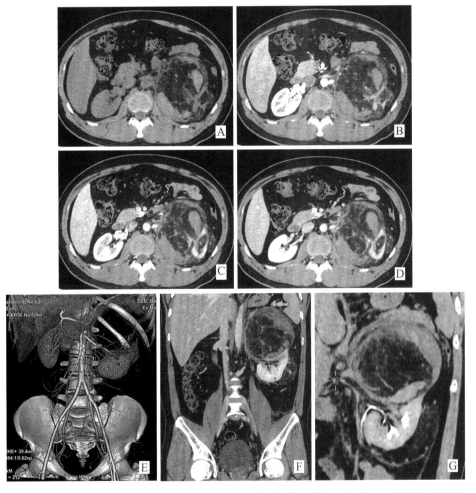

A—D.为平扫、皮质期、实质期、排泄期轴位，E.为皮质期血管VR成像，F.实质期冠状位，G.为排泄期冠状位。

图5-15　肾良性肿瘤病例CT平扫+增强图像

影像诊断报告

影像所见

左肾上极见一类球形混杂密度肿块影突出肾轮廓外，大小约12.0cm×10.7cm×9.5cm，形态规则，边界清楚，其内部以脂肪密度为主，并见少许条絮状稍高密度影，周围见弧形条带状稍高密度影，增强扫描实质成分呈渐进性中度强化，脂肪成分未见强化，内可见多发迂曲血管影；左肾受压，位置下移，排泄期左肾盂肾盏及输尿管显影，未见扩张、未见结石影，上组肾盏受压变形。右肾位置、大小、形态未见异常，增强扫描未见异常强化，右肾盂肾盏未见扩张、未见结石影；两侧输尿管未见结石、未见扩张；膀胱适度充盈，壁不厚，腔内未见异常密度影。双肾动静脉显影良好，未见狭窄、扩张及充盈缺损，左肾动静脉及其分支受压下移。

所示肝脏、胰腺、脾脏、肾上腺未见异常；各肠管未见扩张及占位病变，增强扫描未见异常强化；腹主动脉旁未见肿大淋巴结，腹膜腔未见积液。所示诸骨骨质未见异常。

影像诊断

左肾上极血管平滑肌脂肪瘤。

第十六节 肾囊性病变

一、肾囊性病变概述

肾囊性病变是肾脏最常见的肿瘤或肿瘤样病变，病变类型多样，有单纯性囊肿、复杂囊肿、多囊肾、囊性肾癌、淋巴管瘤等，可单侧单发/多发，亦可双侧多发。好发于老年人，一般无症状，影像检查偶然发现。目前对于肾囊性病变采用2019版Bosniak分级系统进行分级。Ⅰ级，边界清楚，壁薄（≤2mm）且光滑，均匀单纯液体密度（−9—20HU），无分隔、钙化，囊壁可强化。Ⅱ级，边界清楚，壁薄（≤2mm）且光滑，分为6种类型：（1）囊性病变伴少（1—3个）且薄的分隔，囊壁及分隔可强化，可伴有任意类型的钙化；（2）CT平扫上呈均匀高密度（≥70HU）；（3）病变均匀无强化，CT值>20HU，可伴任意类型的钙化；（4）未行增强CT检查时，病变密度均匀，CT值−9—20HU；（5）增强扫描实质期CT值为21—30HU的均匀密度病变；（6）太小而无法定性的均匀低密度病变。ⅡF级（F代表随访，该级囊性病变的诊断标准达不到Ⅲ级，但是比Ⅱ级病变复杂），囊壁光滑，略增厚（3mm）且强化或略增厚的1个或多个强化分隔又或多个（≥4个）强化的光滑、薄（≤2mm）分隔。Ⅲ级，至少1个强化的厚壁或分隔（≥4mm），或者壁或分隔强化且不规则（出现≤3mm与囊壁或分隔呈钝角的凸起）。Ⅳ级，至少1个强化结节（≥4mm）与囊壁或分隔呈钝角的强化凸起，或者任意大小与囊壁或分隔呈锐角的强化凸起。

因为Bosniak分级系统是以CT影像表现为基础创立的，所以本节以CT为例进行阐述。

二、肾囊性病变的影像规范描述和诊断

（一）书写诊断报告前准备

（1）严格核对患者的基本信息和影像检查技术，避免检查图像与患者信息不一致，确保医疗质量和医疗安全。

（2）认真查阅患者相关资料，包括患者现病史、既往史及相关各项辅助检查资料等。

（二）肾囊性病变影像表现的描述

影像表现是影像诊断报告的重要组成部分，影像描述需与影像检查方法一致，书写做到内容完整但简明扼要，格式规范且重点突出，主要包括以下几方面内容。

1. 肾脏情况

肾脏位置、大小、形态等背景描述。是否存在先天发育异常、旋转不良、异位等情况，如无上述异常，为了报告简洁可简要描述。

2. 重点描述肾囊性病灶

（1）部位。先定位左侧/右侧肾脏，再分上极/下极/中上段/中下段/全肾。（2）数目。可以计数的描述具体个数［1个、2个、多个（3个及以上）］，弥漫性多囊肾时需同时观察肝脏是否存在多囊肝。（3）形态。结节/肿块，球形、类球形，内部结构有无分隔及分隔的数目、具体厚度。（4）大小。类球形病灶需测量三维径线，规则球形病灶只描述直径即可，多发病灶可只测量最大病灶；长度单位务必统一，建议用厘米且精确到小数点后一位，三

条径线都要有单位，如2.0cm×2.5cm×2.0cm。（5）边缘。描述边缘是否清楚、光滑。（6）密度。密度是否均匀，测量具体的CT值，有无钙化灶。（7）增强扫描情况。囊壁、分隔有无强化，存在壁结节时分别描述皮质期、实质期、排泄期、（必要时）延迟期的病灶强化情况。

3. 对肾囊性病变周边情况进行描述

当怀疑囊性肾癌时参照肾癌章节描述周围结构侵犯情况、有无区域淋巴结增大、有无远处转移及转移瘤的影像特点。

4. 其他重要征象的观察

有无泌尿系结石等其他病变，扫描所及肝脏、胆道、胰腺、脾脏、肠管、骨骼等情况，当存在多囊肾时尤其需要观察是否存在多囊肝。

（三）肾囊性病变的影像诊断

影像诊断是影像检查的结论，需要与影像表现相对应。对于肾囊性病变，影像报告可以采用目前应用最为广泛的描述性报告进行书写。影像诊断首先必须做到定位诊断（左侧／右侧肾，上极／下极／中上段／中下段／全肾），遵照Bosniak分级系统进行分级诊断。

三、肾囊性病变的影像诊断报告示例

 病例 患者女性，67岁，左侧腰痛2天入院。

检查部位和方法：下腹部CT平扫＋增强。影像图如图5-16。

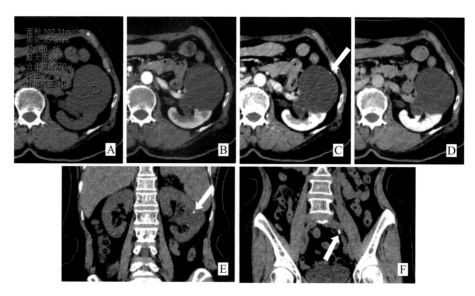

A. 为CT平扫轴位，B—D. 分别为CT增强皮质期、实质期、排泄期轴位，E.、F. 为CT平扫冠状位。

图5-16 肾囊性病变病例CT平扫＋增强图像

影像诊断报告

影像所见

左肾位置正常，形态失常；左肾中下段实质见一大小约5.8cm×6.1cm×6.2cm的椭球形低密度影，边界清楚，部分突出肾轮廓外，密度均匀，平扫CT值约23HU，未见分隔及壁结节；病灶壁薄，厚约0.1cm，增强扫描呈轻度强化，病灶内部无强化。左肾囊性病变旁尚可见一直径约0.4cm的颗粒状致密影。右肾位置、大小、形态及密度未见异常。

左侧输尿管中段见一大小约0.7cm×0.5cm×1.0cm的小结节状致密影，长轴与输尿管走形一致，其以上左输尿管及肾盂肾盏轻度扩张。

所示肝胆、胰腺、脾脏及肠管未见异常；腹膜后未见肿大淋巴结，腹膜腔未见积液。

影像诊断

（1）左肾中下段囊性病变（Bosniak Ⅱ级）。

（2）左侧输尿管中段结石并左输尿管上段及肾盂肾盏轻度积水。

第十七节　肾外伤

一、肾外伤概述

肾外伤是常见的腹部闭合性损伤。CT 具有扫描速度快、可实现容积扫描及后重建技术强大等优势，能准确地显示肾损伤的部位、范围、出血情况和血肿的程度，大致判断腹腔内的出血量，腹膜内及腹膜后的合并损伤情况，准确判断肾损伤程度并进行分级，对临床选择治疗方案和判断预后有重要价值。此外，还可以通过 CT 增强提示是否存在失活的肾组织、是否存在活动性出血，同时观察肾血管情况，可发现 CT 平扫难以发现的小挫裂伤。

美国创伤外科学会（AAST）于2018年提出了新的肾脏损伤分级系统，CT 影像标准：I 级，肾挫伤或肾包膜下血肿，无撕裂伤；II 级，肾皮质撕裂（＜1cm），肾周血肿局限于肾周筋膜内，未累及肾集合系统；III 级，未累及肾集合系统的肾皮质撕裂（＞1cm）；IV 级，肾透壁撕裂（累及皮质、髓质及肾集合系统），肾盂撕裂或肾盂输尿管完全撕裂，在无活动性出血的情况下由于血管血栓形成导致部分或完全性肾梗死，节段性肾血管内膜损伤或血栓形成；V 级，肾粉碎，脏器血流完全阻断伴活动性出血，肾动/静脉主干从肾门处撕裂或断裂。

二、肾外伤的影像规范描述和诊断

（一）书写诊断报告前准备

（1）严格核对患者的基本信息和影像检查技术，避免检查图像与患者信息不一致，确保医疗质量和医疗安全。

（2）认真查阅患者相关资料，包括患者现病史、既往史及相关各项辅助检查资料等。

（二）肾外伤影像表现的描述

影像表现是影像诊断报告的重要组成部分，影像描述需与影像检查方法一致，要求做到内容完整但简明扼要，格式规范且重点突出，主要包括以下几方面内容。

1. 肾情况

肾包膜下血肿的厚度，肾撕裂的深度及具体定位（上极、中部、下极）；增强扫描还需判断是否存在失活的肾组织、是否存在活动性出血，同时观察肾血管情况，寻找是否存在 CT 平扫未发现的小挫裂伤。肾集合系统是否有撕裂或断裂。

2. 腹部其他脏器情况

肝脏、胆囊、胰腺、脾脏、肾上腺、肠管等。

3. 骨骼

是否存在下部肋骨、脊柱骨折及其他骨质病变。

4. 扫描所及两肺情况

是否存在两肺挫伤、胸腔积液。

（三）肾外伤的影像诊断

影像诊断是影像检查的结论，需要与影像表现相对应，肾参照相关标准做出分级诊断。

三、肾外伤的放射诊断报告范例

病例　患者男性，35岁，外伤后左上腹及左腰部疼痛，伴肉眼血尿。

检查部位和方法：下腹部 CT 平扫 + 增强。影像图如图 5-17。

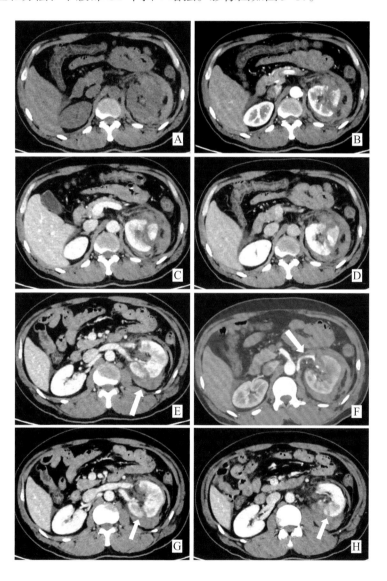

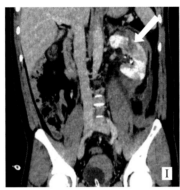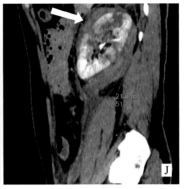

A—E.为平扫、皮质期、实质期、排泄期轴位，肾多处撕裂伤；F.为皮质期轴位，左肾动脉未见异常；G.、H.为排泄期轴位，左肾静脉未见异常，左肾盂撕裂伤；I.、J.为排泄期冠状位及矢状位，左肾多处挫裂伤及包膜下血肿厚度测量。

图 5-17　肾外伤病例 CT 平扫 + 增强图像

影像诊断报告

影像所见

左肾包膜下见厚约2.1cm弧形稍高密度血肿影，实质内亦见数个小团片状稍高密度血肿影。左肾上极、中部、下极见多处撕裂，较深约3cm，局部透壁撕裂，增强扫描不强化，考虑为失活的肾组织；未见活动性出血征象，左肾动静脉显影良好，未见异常。左肾盂边界模糊不清，左肾盂肾盏及输尿管未见结石和扩张。

右肾形态、大小及密度未见异常，右侧肾盂肾盏及输尿管未见结石和扩张。

膀胱内见尿管留置，壁不厚，膀胱腔内见团块状高密度影。

所示肝脏、胆囊、胰腺、脾脏、肾上腺、肠管未见异常，腹膜后未见肿大淋巴结。所示诸骨未见骨折。

影像诊断

左肾多处挫裂伤（Ⅳ级）。

第十八节　肾上腺皮质腺癌

一、肾上腺皮质腺癌概述

肾上腺皮质腺癌（ACC）是起源于肾上腺皮质上皮的恶性肿瘤，依据肿瘤是否具有内分泌功能分为功能性 ACC 和无功能性 ACC。常见症状是腹痛或可触及肿块。功能性 ACC 可导致特征性临床表现，库欣综合征最常见，亦可见到男性女性化或女性男性化，手术切除是首选治疗方案。功能性 ACC 虽在实验室检查、临床表现有一定特点，但其术前评估仍有赖于影像检查；而无功能性 ACC 缺乏特异性的临床表现及实验室检查，明确诊断依赖于影像检查。超声检查易受肠道气体干扰，且对肿瘤整体观察、远处转移等的评估作用有限，CT、MRI 为 ACC 影像检查的主要检查手段。为了实现与临床分期标准一致，影像诊断报告建议采用 TNM 分期进行书写。根据美国癌症联合委员会（AJCC）第 8 版肾上腺皮质腺癌 TNM 分期系统如下。

（一）T 分期

TX：原发肿瘤不能评估。

T1：肿瘤 $\leqslant$ 5cm，无肾上腺外侵犯。

T2：肿瘤 $>$ 5cm，无肾上腺外侵犯。

T3：肿瘤有局部侵犯但未侵犯邻近器官。

T4：任何大小的肿瘤侵犯邻近器官（肾、膈、肝脏、胰腺、脾脏）或大血管（肾静脉或腔静脉）。

（二）N 分期

NX：区域淋巴结无法评估。

N0：无区域淋巴结转移。

N1：区域淋巴结转移。

（三）M 分期

M0：无远处转移。

M1：远处转移。

二、肾上腺皮质腺癌的影像规范描述和诊断

（一）书写诊断报告前准备

（1）严格核对患者的基本信息和影像检查技术，避免检查图像与患者信息不一致，确保医疗质量和医疗安全。

（2）认真查阅患者相关资料，包括患者现病史、既往史及相关各项辅助检查资料等。

（二）肾上腺皮质癌影像表现的描述

影像表现是影像诊断报告的重要组成部分，影像描述需与影像检查方法一致，书写做

到内容完整但简明扼要，格式规范且重点突出，主要包括以下几方面内容。

1. 病灶的描述

（1）部位。需要明确病灶位于肾上腺，肿块比较大的导致肾上腺消失，可以定位于肾上腺区。（2）形态。结节形/肿块，球形、类球形或不规则形。（3）大小。需测量三维径线，规则球形病灶只描述直径即可，多发病灶可只测量最大病灶；长度单位务必统一，建议用厘米且精确到小数点后一位，三条径线都要有单位，如2.5cm×2.6cm×1.8cm。（4）边缘。描述边缘是否清楚。（5）密度/信号。直接描述病灶密度/信号高低及其均匀度（是否有脂肪、钙化、坏死），其中密度/信号高低可分为明显低、中等低、稍低、等、稍高、中等高、明显高7级。CT检查测量其CT值。密度/信号不均匀代表肿瘤异质性。（6）增强扫描情况，需包括以下三个方面。①强化程度（与对比剂血药浓度有关）：无强化、轻度强化、中度强化、明显强化、等血池强化。②强化均匀度：强化均匀/不均匀（代表异质性）。③增强多期扫描的强化模式：分别描述皮质期、实质期、排泄期的病灶强化特点。

2. 对肾上腺病灶周边情况进行描述

主要包括以下几方面。（1）肾上腺周围脂肪间隙是否清晰。（2）病灶有无挤压/侵犯周围组织器官（膈脚、肾脏、肝脏、脾脏、胰腺、脾动脉及下腔静脉）。（3）有无腔静脉、肾静脉、门静脉癌栓。（4）有无腹主动脉旁等区域淋巴结增大。（5）描述有鉴别诊断价值的阴性征象。

3. 其他重要征象的描述

不要遗漏对扫描所见肠道、骨骼等组织结构的观察和描述。

（三）肾上腺皮质癌的影像诊断

影像诊断是影像检查的结论，需要与影像表现相对应。影像诊断首先必须做到定位诊断（位于肾上腺），尽量作出定性诊断（典型病灶直接给出明确定性诊断；不典型病灶给出不超过3个的可能诊断，并以可能性由大到小排序）。如果有多个疾病诊断，按疾病的重要程度先后排列。

三、肾上腺皮质腺癌的影像诊断报告示例

病例 患者男性，54岁，上腹部胀痛1月余。

检查部位及方法：肾上腺CT平扫+增强检查。影像图如图5-18。

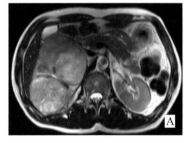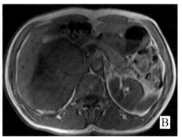

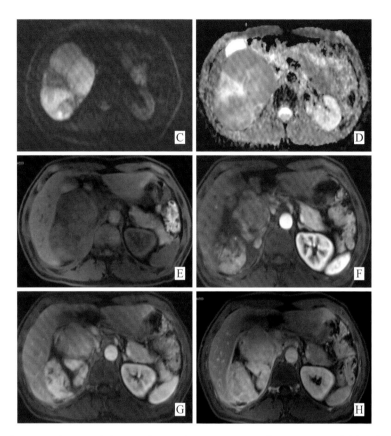

A. 为 T2WI 轴位，B. 为 T1WI 轴位，C. 为 DWI（b 值 =1000），D. 为 ADC 图，E. 为增强前平扫 T1WI，F.、G.、H. 分别为增强皮质期、实质期、排泄期轴位。

图 5-18　肾上腺皮质腺癌病例 CT 平扫 + 增强图像

影像诊断报告

影像所见

1. 肿瘤情况

（1）部位。☑右侧 / □左侧 / □双侧肾上腺，

　　　　肾上腺　□体部 / □内侧支 / □外侧支 / ☑肾上腺区。

（2）形态：□结节 / ☑肿块，□球形 / □类球形 / ☑不规则形。

（3）内部结构：☑实性 / □囊实性（无 / 有分隔、壁结节），☑无 / □有含脂肪及脂质成分，□无 / ☑有坏死，☑无 / □有钙化。

（4）大小。12.4 cm × 11.4 cm × 8.8 cm。

（5）边缘。☑清楚 / □不清楚，□无 / ☑有包膜（包膜不完整）。

（6）☑无 / 有 CT：平扫呈□等 / □稍高 / □稍低密度，密度□均匀 / □不均匀。

（7）无 / ☑有 MRI：T1WI 呈等信号、T2WI 呈稍高信号，信号□均匀 / ☑不均匀，DWI □无 / ☑有扩散受限，ADC 值约 1.251 × 10^{-3}mm^2/s。

（8）增强扫描：轻中度 / ☑明显强化，均匀 / ☑不均匀强化，皮质期呈不均匀明显强

化，实质期继续强化，排泄期持续强化。

2. TNM 分期评估

（1）肿瘤 T 分期关键信息。

□肿瘤≤5cm，无肾上腺外侵犯。

□肿瘤＞5cm，无肾上腺外侵犯。

□肿瘤有局部侵犯但未侵犯邻近器官。

☑任何大小的肿瘤侵犯邻近器官（肾 / 膈 / 肝脏 / 胰腺 / 脾脏）或大血管（☑右侧肾静脉 /☑下腔静脉）。

（2）肿瘤 N 分期评估。☑无 /□有区域淋巴结增大（　　　）。

（3）肿瘤 M 分期评估。☑无 /□有远处转移（　　　　）。

3. 其他征象

☑无 /□有腹水或盆腔积液（少量 / 中等量 / 大量），其他（右肾受压向下移位，信号未见异常）。

影像诊断

右侧肾上腺占位并右肾静脉及下腔静脉受侵，考虑肾上腺皮质腺癌，T4N0M0。

第十九节　肾上腺良性病变

一、肾上腺良性病变概述

肾上腺位于腹膜后肾脏上方、肾周间隙内。肾上腺常见良性病变主要有肾上腺增生、腺瘤、嗜铬细胞瘤、髓样脂肪瘤、囊肿、出血等。肾上腺腺瘤是一种良性、非功能亢进的肿瘤，通常在 CT 检查中偶尔发现，常见于老年人和糖尿病患者。肾上腺增生是各种原因引起的肾上腺组织细胞非肿瘤性增多，临床症状多为 Cushing 综合征（库欣综合征），随年龄增加，增生发生率增高。嗜铬细胞瘤起源交感神经，也称为10%肿瘤：10%双侧、多发肿瘤，10%恶性和10%家族性。发病率峰值年龄为20—40岁。肾上腺髓样脂肪瘤为少见的良性肿瘤，临床无症状，多意外发现。

二、肾上腺良性病变的影像规范描述和诊断

（一）书写诊断报告前准备

（1）严格核对患者的基本信息和影像检查技术，避免检查图像与患者信息不一致，确保医疗质量和医疗安全。

（2）认真查阅患者相关资料，包括患者现病史、既往史及相关各项辅助检查资料等。

（二）肾上腺良性病灶的影像表现的描述

影像表现是影像诊断报告的重要组成部分，影像描述需与影像检查方法一致，要求做到内容完整但简明扼要，格式规范且重点突出，主要包括以下几方面内容。

1.病灶的描述

（1）部位。病灶位于肾上腺体部、内侧支、外侧支；单侧或双侧肾上腺。（2）数目。可以计数的描述具体个数［1个、2个、多个（3个及以上）］。(3)形态。结节/肿块，球形、类球形或不规则形。（4）大小。需测量三维径线，规则球形病灶只描述直径即可，多发病灶可只测量最大病灶；长度单位务必统一，建议用厘米且精确到小数点后一位，三条径线都要有单位，如1.5cm×1.0cm×1.7cm。（5）边缘。描述边缘是否清楚。（6）密度/信号。直接描述病灶密度/信号高低及其均匀度（是否含有脂肪或钙化），其中密度/信号高低可分为明显低、中等低、稍低、等、稍高、中等高、明显高7级，并测量其CT值，例如脂肪、钙化有其特殊CT值，脂肪抑制、正反相位分别可见成熟脂肪或脂肪变。(7)增强扫描情况，需包括以下三个方面。①强化程度（与对比剂血药浓度有关）：无强化、轻度强化、中度强化、明显强化。②强化均匀度：强化均匀/不均匀。③增强多期扫描的强化模式：分别描述皮质期、实质期、排泄期的病灶强化特点。

2.对肾上腺良性病变周边情况进行描述

主要包括以下几方面。（1）肾上腺周围脂肪间隙是否清晰。（2）有无挤压周围组织（膈肌脚、小网膜、胃、脾脏、胰腺、脾动脉及下腔静脉）。（3）有无腹主动脉旁淋巴结等区域淋巴结增大。（4）描述有鉴别诊断价值的阴性征象。

3. 其他重要征象的观察

对肝脏、胆道系统、胰腺、脾脏及双肾进行观察和描述。

（三）肾上腺良性病灶的影像诊断

影像诊断是影像检查的结论，需要与影像表现相对应。影像诊断首先必须做到定位诊断（体部、内侧支、外侧支／单侧、双侧），尽量作出定性诊断（典型病灶直接给出明确定性诊断；不典型病灶给出不超过3个的可能诊断，以可能性由大到小的顺序排列）。如果有多个疾病诊断，按疾病的重要程度先后排列，而且诊断结论的顺序应与影像描述的顺序一致。

三、肾上腺良性病变的影像诊断报告示例

病例　患者男性，64岁，血压升高3年余，恶心6天。

检查部位及方法：肾上腺CT平扫＋增强。影像图如图5-19。

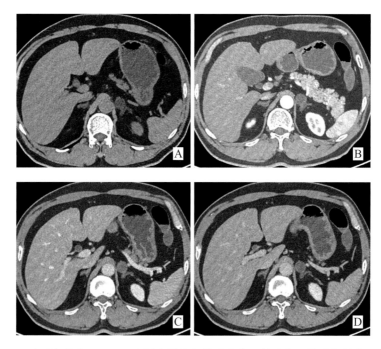

A. 为平扫轴位，B—D. 分别为增强扫描动脉期、静脉期、排泄期轴位。

图5-19　肾上腺良性病变病例CT平扫＋增强图像

影像诊断报告

影像所见

左侧肾上腺体部见一大小约1.6cm×1.4cm×1.5cm的类球形低密度结节影，边界清楚，密度均匀，平扫CT值约-8HU，增强扫描呈轻度均匀强化，各期CT值分别为动脉期7HU、静脉期20HU、排泄期18HU。周围脂肪间隙清晰，相邻组织未见受侵征象。右侧肾上腺形态、大小及密度未见异常，增强扫描未见异常强化影。

肝脏、胰腺、脾脏及双肾形态、大小未见异常，实质内未见异常密度影及异常强化

灶。肝门区及腹膜后未见肿大淋巴结，腹膜腔未见积液。扫描所及其他组织结构未见异常征象。

影像诊断

左侧肾上腺体部腺瘤。

第二十节 膀胱癌

一、膀胱癌概述

膀胱癌是泌尿系统最常见的恶性肿瘤之一，老年男性好发，城市地区发病率及死亡率均高于农村地区。膀胱癌严重威胁人民健康，规范化诊断及治疗对提高膀胱癌的诊疗水平有重要意义。

术前精准分期是决定膀胱癌治疗方式的最重要因素。对于非肌层浸润期（≤ T1 期）病变，行经尿道肿瘤切除术，膀胱可完整保留，维持良好的生活质量；对于肌层浸润期（≥ T2 期）病变，需行膀胱根治术 / 部分切除术或保守治疗；因此术前准确区分≤ T1 期和≥ T2 期（即有无肌层浸润）是重点、难点，亦是关键点。T3b 期及 T4 期影像检查容易判断，超声及 CT 难以对 T1 期与 T2 期进行鉴别，多参数磁共振成像（mp-MRI）是目前最优的术前分期检查方法，其对于鉴别≤ T1 期和≥ T2 期膀胱癌的准确率可达90%。故本节将介绍膀胱癌的磁共振规范书写与诊断。扫描序列推荐 MRI 平扫 +DWI+ 动态增强。

为了实现与临床分期标准一致，影像报告建议采用 TNM 分期进行书写，其中 T 分期参照 VI-RADS 评分。

膀胱癌大多数为单发，少数可以多发，影像检查应注意是否存在多发，避免漏诊多发的小病灶。

二、膀胱癌的影像规范描述和诊断

（一）书写诊断报告前准备

（1）严格核对患者的基本信息和影像检查技术，避免检查图像与患者信息不一致，确保医疗质量和医疗安全。

（2）认真查阅患者相关资料，包括患者现病史、既往史及相关各项辅助检查资料等。

（二）膀胱癌影像表现的描述

影像表现是影像诊断报告的重要组成部分，影像描述需与影像检查方法一致，书写做到内容完整但简明扼要，格式规范且重点突出，主要包括以下几方面内容。

1. 膀胱充盈情况的描述

过度充盈 / 适度充盈 / 充盈不佳。

2. 病灶数量

单发病灶，2 个病灶，≥3 个病灶为多发。

3. 重点描述病灶

（1）部位。三角区、顶部、体部、尖部、底部、颈部。（2）形态及是否带蒂。扁平病变宽基底，菜花或结节样带蒂 / 不带蒂。（3）大小。测量三维径线，对于≥ T2 期的病灶应分别测量大小，≤ T1 期的病灶测量最大病灶即可。长度单位统一，建议用厘米且精确到小数点后一位，三条径线都要有单位，如1.5cm×1.0cm×1.3cm。（4）边缘。清楚 / 不清楚 / 不规则。（5）信号。参照盆壁肌层描述病灶信号高低及其均匀度，T1WI 稍低 / 等信号，

T2WI 等 / 稍高信号，观察肌层连续低信号是否中断。（6）DWI 及 ADC 值。高 b 值 DWI 呈稍高 / 高信号，定量测量 ADC 值（单位为 $10^{-3}mm^2/s$）。（7）动态增强扫描情况。增强曲线为流出型 / 平台型 / 流入型，重点观察及描述动态增强早期肌层是否出现与病灶强化接近的强化灶，肌层是否连续。（8）病灶邻近膀胱壁外缘情况。外缘光整 / 毛糙？周围脂肪层是否被侵犯，如外缘光整考虑 ≤ T2 期，毛糙为 ≥ T3 期；邻近输尿管开口处病灶需观察有无侵犯输尿管下端（如有侵犯则为 T3b 期）。

4. 对盆腔及淋巴结情况进行描述

（1）盆腔淋巴结情况：即肿瘤 N 分期评估，需要描述有无膀胱周围、真骨盆区（髂内、髂外、闭孔、骶前）、髂总淋巴结转移及数目。（2）病灶与盆腔邻近器官情况：描述有无肠管、盆壁、子宫、精囊腺等盆腔脏器侵犯。（3）腹盆腔其他脏器转移情况：即肿瘤 M 分期评估，描述有无远处转移及转移瘤的影像特点，尤其是有无骨盆骨质破坏。

（三）膀胱癌的影像诊断

影像诊断是影像检查的结论，需要与影像表现相对应。影像诊断首先必须确定病灶数目（单发 /2 个 / 多发），明确定位诊断（最高分期病灶的部位，同一分期则定位最大径线病灶），实现与临床分期标准一致，即遵照 TNM 分期进行诊断，其中 T 分期参照 VI-RADS 评分，诊断意见应给出 VI-RADS 评分分值及 TNM 分期情况。

三、膀胱癌的影像诊断报告示例

病例 患者女性，50 岁，复发血尿 1 月余，超声发现膀胱结节。

检查部位和方法：膀胱 MRI 平扫 +DWI+ 动态增强。影像图如图 5-20。

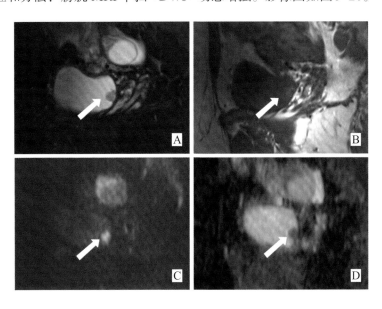

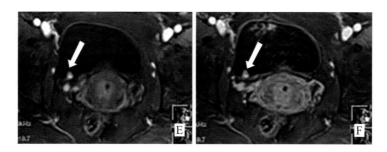

A. 为 T2WI 压脂矢状位，B. 为 T1WI 矢状位，C. 为 b 值 =1000 的 DWI 矢状位，D. 为相应 ADC 图矢状位，E. 为动态增强早期轴位，F. 为动态增强晚期轴位。

图 5-20　膀胱癌病例 MRI 平扫 +DWI+ 动态增强图像

影像诊断报告

影像所见

1. 膀胱充盈情况

□过度充盈　☑适度充盈　□充盈不佳

2. 病灶数目

☑1 个　□2 个　□多发

3. 病灶情况

部位：☑三角区（右侧）□顶部　□体部　□尖部　□底部　□颈部

形态：□扁平　☑菜花状　□结节状；基底☑带蒂　□窄基底　□宽基底

大小：1.0cm×0.9cm×1.2cm

边缘：☑清楚　□不清楚　□不规则

信号：T1WI 呈等信号、T2WI/T2WI 压脂呈稍高信号，信号☑均匀 / □不均匀，肌层连续低信号☑无 / □有中断；DWI □无 / ☑有扩散受限，DWI 呈高信号，ADC 图为低信号，ADC 值约 $0.98 \times 10^{-3} mm^2/s$，肌层信号☑无 / □有中断。

MRI 增强：□轻中度 / ☑明显强化，☑均匀 / □不均匀强化，肌层☑无 / □有早期强化，肌层连续信号☑无 / □有中断，增强曲线呈（☑流出型 / □平台型 / □流入型）；邻近膀胱壁外缘（☑光整 / □毛糙）；☑无 / □有侵犯（左侧 / 右侧 / 双侧）输尿管下端。（注意：多发病灶时，描述最高分期病灶，同一分期的则描述最大病灶。）

4. 盆腔情况

☑无 / □有邻近组织侵犯（肠管 / 子宫 / 盆壁 / 精囊腺 / 其他脏器_____），☑无 / □有盆腔积液（少量 / 中等量 / 大量）。

5. 肿瘤 N 分期评估

☑无 / □有区域淋巴结增大（膀胱周围 / 髂内 / 髂外 / 闭孔 / 骶前 / 髂总淋巴结 / 其

他_____)。

6. 肿瘤 M 分期评估

☑无 / □有远处转移(   )。

7. 扫描所及其他脏器情况

☑无 / □有异常 (输尿管中下段 / 子宫附件 / 其他_____)。

影像诊断

膀胱三角区右侧单发膀胱癌，VI–RADS 1 分，T1N0M0。

第二十一节 静脉肾盂造影

一、静脉肾盂造影概述

静脉肾盂造影（IVP）是指经静脉注射对比剂，通过肾排泄到尿路，观察肾实质、肾盂、肾盏、输尿管及膀胱的一种全尿路病变检查方法，也称排泄性尿路造影。可用于检查泌尿道器质性病变，观察尿路梗阻部位及原因，显示尿路结石造成的对比剂充盈缺损，对肾结核、慢性肾盂肾炎（CPN）、肾盂肿瘤等所致的肾盂、肾盏破坏也各有其特征性改变；此外，IVP 对肾实质肿瘤、囊性肾病、孤立肾、肾下垂等也有重要的诊断意义，对不便做膀胱镜检查的患者更为适用。

二、静脉肾盂造影的影像规范描述和诊断

（一）书写诊断报告前准备

（1）严格核对患者的基本信息和影像检查技术，避免检查图像与患者信息不一致，确保医疗质量和医疗安全。

（2）认真查阅患者相关资料，包括患者现病史、既往史及相关各项辅助检查资料等。

（二）静脉肾盂造影的影像表现的描述

影像表现是影像诊断报告的重要组成部分，影像描述需与影像检查方法一致，要求做到内容完整但简明扼要，格式规范且重点突出，主要包括以下几方面内容。

1.KUB（尿路平片）

（1）部位。病变位于左/右肾、输尿管（上/中/下段）、膀胱。（2）数目。可以计数的描述具体个数［1个、2个、多个（3个及以上）］。（3）形态。球形、类球形、铸形或不规则形。（4）大小。一般需测量二维径线，长度单位务必统一，建议用厘米且精确到小数点后一位，两条径线都要有单位，如1.0cm×1.5cm。（5）边缘。描述病灶边缘是否清楚。（6）密度。稍高密度/高密度/致密影。

2.IVP

（1）肾实质：有无显影，是否延迟显影。（2）肾盂肾盏：有无显影，有无充盈缺损，有无狭窄或扩张（轻/中/重度），是否变形。（3）输尿管：有无显影，有无狭窄、梗阻或扩张。（4）膀胱：有无显影，有无充盈缺损，边缘光滑/欠光整/不规则。

（三）静脉肾盂造影的影像诊断

影像诊断是影像检查的结论，需要与影像表现相对应。影像诊断首先必须做到定位诊断［病灶位于肾、肾盂、输尿管（上/中/下段）、膀胱；单侧或双侧］，尽量作出定性诊断（典型病灶直接给出明确定性诊断；不典型病灶给出不超过3个的可能诊断，以可能性由大到小排序）。如果有多个疾病诊断，按疾病的重要程度先后排列，而且诊断结论的顺序应与影像描述的顺序一致。

三、静脉肾盂造影的影像诊断报告示例

病例　患者女性，36岁，反复左腰部疼痛1年余，再发2天。影像图如图5-21。

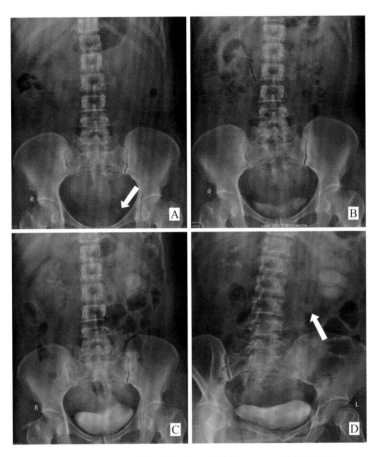

A. 为KUB，B—D.分别为注射对比剂后7、15、30分钟图像。

图5-21　静脉肾盂造影病例KUB+IVP图像

影像诊断报告

影像所见

1.KUB

腹内少量肠气及肠内容物，双侧肾影轮廓隐约可见，位置无异常，左侧肾影增大；盆腔内左侧坐骨棘旁见一大小约0.7cm×0.8cm的小结节状致密影，余泌尿系走行区未见阳性结石影。

2.IVP

静脉注射碘佛醇30mL，综合动态观察系列摄片所见。①7分钟左侧肾盂肾盏未见显示，左肾影增大；15及30分钟可见左侧肾盏杯口消失，部分呈球样改变；平片所见致密影位于左侧输尿管下段水平，对比剂下行受阻，排空延迟。②7分钟右侧肾盂肾盏即显影良好，其位置、大小、形态未见异常，肾盏杯口存在。右输尿管显影良好、通畅，未见梗阻征象。

膀胱充盈显影良好，边缘光滑，未见充盈缺损。

影像诊断

左输尿管下段结石并左肾及输尿管中—重度积水。

第二十二节　泌尿系结石

一、泌尿系结石概述

泌尿系结石为最常见的泌尿外科疾病之一，也叫尿路结石，包括上尿路结石（肾和输尿管结石）和下尿路结石（膀胱结石和尿道结石）。CT 检查不受组织重叠、肠气及内容物影响，为泌尿系结石目前最优影像检查方法，非增强 CT 扫描可以进行二维或三维重建，清楚显示结石的部位、数量、形状、大小及体积，还可以通过 CT 值初步判断结石的成分；CT 增强扫描还可通过肾实质强化及排泄期来初步评估肾排泄功能。

二、泌尿系结石的影像规范描述和诊断

（一）书写诊断报告前准备

（1）严格核对患者的基本信息和影像检查技术，避免检查图像与患者信息不一致，确保医疗质量和医疗安全。

（2）认真查阅患者相关资料，包括患者现病史、既往史及相关各项辅助检查资料等。

（二）泌尿系结石的影像表现的描述

影像表现是影像诊断报告的重要组成部分，影像描述需与影像检查方法一致，要求做到内容完整但简明扼要，格式规范且重点突出，主要包括以下几方面内容。

1. 病灶的描述

（1）部位。病灶位于肾、输尿管（上 / 中 / 下段）、膀胱、尿道；单侧或双侧。（2）数目。1个、2个、多个（3个及以上）。（3）形态。结节状、球形、类球形、铸形或不规则形。（4）大小。一般需测量三维径线，长度单位务必统一，建议用厘米且精确到小数点后一位，三条径线都要有单位，如1.5cm×1.0cm×1.7cm。（5）边缘。多数泌尿系结石边界清楚。（6）密度。描述结石 CT 值，单位用 HU。

2. 对结石周边情况进行描述

主要包括以下几方面。（1）结石周围脂肪间隙是否清晰。（2）输尿管及肾集合系统扩张情况。（3）肾周间隙是否清晰。

3. 其他脏器结构的描述

对结石部位以外的其他泌尿系、肠道、阑尾、肾上腺、扫描所见肝胆、胰腺、脾脏、盆腔、骨肌以及有无腹膜后淋巴结肿大等进行观察和描述。

4. 建议

为了避免左右混淆，建议左侧肾脏、右侧肾脏和输尿管各一段文字描述，仅在段首出现左侧、右侧，段中不再出现，并且把有问题或问题最重的放在首段，膀胱及尿道、其他脏器结构各另起一段。

（三）泌尿系结石的影像诊断

影像诊断是影像检查的结论，需要与影像表现相对应。影像诊断首先必须做到定位诊

断左/右肾（肾盏/肾盂）、左/右输尿管（上/中/下段）、膀胱、尿道，而且判断是否合并肾盂肾盏及输尿管梗阻扩张。

三、泌尿系结石的影像诊断报告示例

病例　患者女性，45岁，左侧腰腹部疼痛10余天。

检查部位及方法：下腹部CT平扫＋重建。影像图如图5-22。

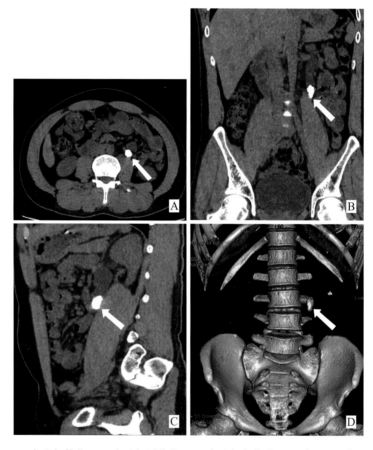

A.为平扫轴位，B.为平扫冠状位，C.为平扫矢状位，D.为VR图像。

图5-22　泌尿素结石病例CT平扫＋重建图像

影像诊断报告

影像所见

左肾位置、大小、形态及实质密度未见异常；左输尿管上段（腰3椎体水平）见一长椭球形致密影，长轴与输尿管走行一致，大小约1.3cm×1.2cm×2.4cm，CT值约1368HU，其以上输尿管及肾集合系统稍扩张，周围脂肪间隙及肾周间隙未见渗出影；下组肾盏见小结节状致密影。

右肾轮廓光滑，大小、形态正常，实质内未见异常密度灶，肾盂肾盏未见扩张，输尿管未见结石影及梗阻性扩张。

膀胱充盈欠佳，壁未见增厚，腔内未见异常密度影。

双侧肾上腺大小、形态、密度未见异常。肝脏、胰腺、脾脏未见异常。腹膜后及大血管旁未见肿大淋巴结影，腹盆腔未见积液。各肠管未见扩张；阑尾未见肿胀，周围未见渗出。

影像诊断

（1）左输尿管上段结石并输尿管上段及左肾轻度积水。

（2）左肾结石。

第二十三节　前列腺增生、前列腺癌

一、前列腺增生及前列腺癌概述

前列腺增生（BPH）是指前列腺平滑肌和上皮细胞的过度生长，是最常见的前列腺疾病，50岁以上男性发病率为50%—75%，70岁以上男性发病率约80%。前列腺腺体分中央带（占25%）、移行带（占5%）和外周带（占70%）三个部分。根据BPH的成分不同在影像上将其分为腺体增生、间质组织增生和混合型增生三种类型，临床上以混合型增生多见。BPH早期无症状，随着病变发展，梗阻程度加重及合并感染和结石，可出现尿频、排尿困难、尿潴留、血尿、尿路刺激征及肾功能损害等症状。

前列腺癌（PCa）严重威胁男性健康，在我国PCa发病率呈逐年上升趋势。前列腺特异性抗原（PSA）未列入常规检查，且特异性不高，临床表现不典型，与前列腺增生（BPH）相似；PCa易发生骨转移，患者常以骨痛就诊，大多已经属于晚期。基于最新的循证医学证据，由美国癌症联合委员会（AJCC）制定的前列腺癌TNM分期已经更新到第八版，对指导临床制订治疗方案起重要作用。

多参数MRI检查可清楚显示前列腺解剖结构，为目前前列腺最佳影像检查方法，在BPH及PCa的检出、定位、定性、分期方面具有重要作用。目前，前列腺癌影像报告与数据系统普遍采用由前列腺成像报告和数据系统（PI-RADS）指导委员会于2019年发表的PI-RADS V2.1。PI-RADS V2.1采用多序列评分，然后进行综合评分，采用5分制评估每一个病灶，判断是临床显著癌（CSC）的可能性，即：

PI-RADS 1分 – Very low（CSC高度不可能），

PI-RADS 2分 – Low（CSC不大可能），

PI-RADS 3分 – Intermediate（是否CSC不确定），

PI-RADS 4分 – High（可能是CSC），

PI-RADS 5分 – Very high（CSC高度可能）。

其评分规则如下。

（一）T2WI评价外周带病灶

评分	外周带
1分	均匀高信号
2分	线样、楔形低信号或弥漫轻度低信号，通常边界不清
3分	信号不均匀，或者边界不清、球形的中度低信号，其他不能纳入2、4、5分者
4分	最大径＜1.5cm且局限于腺体内，边界清楚、均匀局灶性/肿块样中度低信号结节/肿块
5分	同评分4，但病灶最大径≥1.5cm，或有明确的前列腺外侵犯行为

（二）T2WI 评价移行带病灶

评分	移行带
1分	正常表现的移行带球形、完全被膜结节（典型结节）
2分	无包膜或包膜不完整结节（不典型结节）或均匀稍低信号区
3分	信号不均，边缘模糊，包括不能纳入2、4、5分者
4分	病灶最大径＜1.5cm；边界不清均匀中度低信号
5分	同评分4，但直径≥1.5cm或有明确的前列腺外侵犯行为

（三）DWI 评价外周带或移行带病灶

评分	外周带或移行带
1分	ADC 图或 DWI 未见异常
2分	ADC 图上线性、楔形低信号和（或）高 b 值 DWI 图上线性、楔形不显著高信号
3分	ADC 图上局灶性（散在性，与背景不同）低信号和（或）在高 b 值 DWI 上局灶性高信号；可能在 ADC 图上显著低信号或在高 b 值 DWI 图上显著的高信号，但不能两者兼而有之
4分	ADC 图局限性明显低信号，DWI 明显高信号，最大直径＜1.5cm
5分	同评分4，但最大径≥1.5cm或有明确的前列腺外侵行为

（四）DCE 对病灶的评价

在 PI-RADS V2.1 中 DCE-MRI 阴性评估标准：无早期强化或弥漫性多病灶强化，与 T2WI 和（或）DWI 的病灶不对应；阳性评估标准：局灶强化，且早于或者与腺体同时强化，且与 T2WI 和（或）DWI 异常对应。

（五）综合评估规则

外周带：以 DWI 评价为主。对于 DWI 3分的病灶，如 DCE 阴性则为 PI-RADS 3；如 DCE 阳性则为 PI-RADS 4；T2WI 评分不影响综合评分，主要用于发现、验证病变。

移行带：T2WI 评价为主。对于 T2WI 3分病灶，看 DWI，如 DWI≤4分则为 PI-RADS 3，如 DWI= 5分则为 PI-RADS 4；对于 T2WI 2分病灶，如 DWI＜4分则为 PI-RADS 2，如 DWI≥4分则为 PI-RADS 3。

二、前列腺增生及前列腺癌的影像规范描述和诊断

（一）书写诊断报告前准备

（1）严格核对患者的基本信息和影像检查技术，避免检查图像与患者信息不一致，确保医疗质量和医疗安全。

（2）认真查阅患者相关资料，包括患者现病史、既往史及相关各项辅助检查资料等。

（二）前列腺增生及前列腺癌影像表现的描述

影像表现是影像诊断报告的重要组成部分，影像描述需与影像检查方法一致，书写做

到内容完整但简明扼要，格式规范且重点突出，主要包括以下几方面内容。

1. 前列腺背景描述

描述前列腺大小、形态及边缘，前列腺整体大小需测量三维径线；长度单位务必统一，建议用厘米且精确到小数点后一位，三条径线都要有单位，如5.0cm×5.0cm×6.0cm（横径、纵径、前后径）。

2. 病灶描述

（1）部位。前列腺大体解剖分为底部、中部及尖部（沿矢状位长轴分三等级），分周围带（位于后下部，T2WI 明显高信号）、移行带（位于中央区尿道周围，T2WI 低信号）、中央带（位于后上部，围绕射精管，T2WI 低信号）及前纤维肌质（不含腺体，T2WI 明显低信号）。前列腺区分39区，其中前列腺分36区（前纤维肌质6区、移行带12区、外周带16区、中央带2区），精囊腺2区，尿道周围括约肌1区。（2）数目。可以计数的描述具体个数［1个、2个、多个（3个及以上）］，无法计数的描述为弥漫多发。（3）形态。规整/不规整。（4）大小。前列腺结节需测量三维径线；长度单位务必统一，建议用厘米且精确到小数点后一位，三条径线都要有单位，如1.5cm×1.2cm×1.2cm（横径、纵径、前后径）。（5）边缘。描述病变边界是否清楚。（6）信号。参照前列腺直接描述病灶信号高低及其均匀度，其中信号高低可分为明显低、中等低、稍低、等、稍高、中等高、明显高7级。（7）增强扫描情况，需包括以下三个方面。①强化程度：无强化——与平扫对比信号无变化，轻度强化——与平扫对比信号稍增加，中度强化——与平扫对比信号增加较明显，明显强化——与平扫对比信号明显增加。②强化均匀度：病灶如有强化，需要描述强化是否均匀。③动态增强信号强度 - 时间曲线：持续缓升型、缓升平台型、速升平台型、速升缓降型。

3. 对前列腺的周边情况进行描述

主要包括以下几方面。（1）前列腺包膜是否完整。（2）描述有鉴别诊断价值的阴性征象。（3）描述有无盆腔内淋巴结增大。

4. 扫描所及其他脏器情况

主要是观察膀胱、精囊腺、直肠有无异常，也不能遗漏对阴茎、睾丸、腹股沟区、骨盆诸骨和骨盆内血管等组织结构的观察。

（三）前列腺增生及前列腺癌的影像诊断

影像诊断是影像检查的结论，需要与影像表现相对应。影像诊断首先对 BPH/PCa 定位，然后采用PI-RADS V2.1进行评分，若判定为PCa则遵照TNM分期标准进行肿瘤分期。

三、前列腺增生及前列腺癌的影像诊断报告示例

（一）前列腺增生的放射诊断报告示例

病例　患者男性，68岁，因"解无痛性肉眼血尿2天"入院。

检查部位及方法：前列腺 MRI 平扫＋增强。影像图如图5-23。

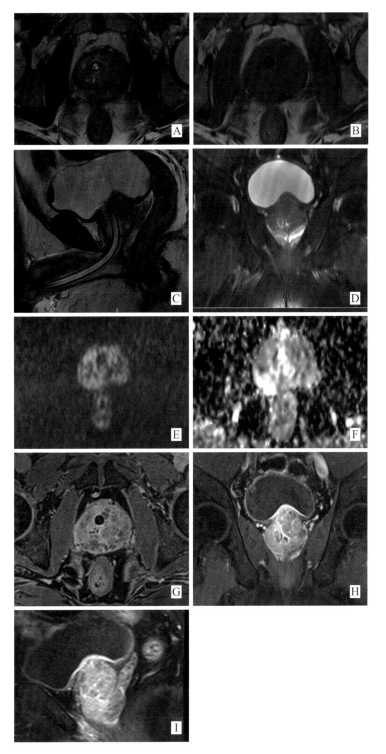

　　A. 为 T2WI 轴位，B. 为 T1WI 轴位，C. 为 T2WI 矢状位，D. 为 T2WI-FS 冠状位，E. 为 DWI，F. 为 ADC 图，G—I. 分别为增强扫描轴位、冠状位、矢状位图像。

图 5-23　前列腺增生病例 MRI 平扫 + 增强图像

影像诊断报告

影像所见

前列腺增大，大小约4.9cm×4.6cm×5.0cm；以上下径增大明显，并向上凸压迫膀胱下壁，分界清晰；T2WI上显示中央带、移行带信号不均匀，可见多发不均匀等、高T2信号结节影，双侧外周带受压变薄，局部高信号减低，周围包膜尚完整；DWI未见明显扩散受限征象；增强后中央带、移行带呈不均匀结节状强化，其内可见无强化多发小囊变区，外周带未见异常强化灶。膀胱及尿道内见导尿球囊、尿管留置并见少量气体信号影，余膀胱腔内未见异常信号灶；膀胱肌层厚薄欠均匀，局部内壁欠光整，信号欠均匀，增强扫描强化较均匀。双侧精囊腺大小、形态及信号未见异常，膀胱精囊角区未见占位性病变。盆腔内及双侧腹股沟区域未见肿大淋巴结影。

影像诊断

前列腺增生，符合PI-RADS 2分。

（二）前列腺癌的放射诊断报告示例

病例　患者男性，91岁，2018年6月因"解血尿20余天"入院并完善检查后确诊前列腺癌，现返院复查。

检查部位及方法：前列腺MRI平扫＋增强。影像图如图5-24。

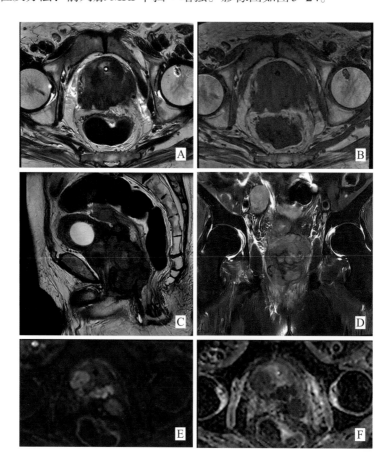

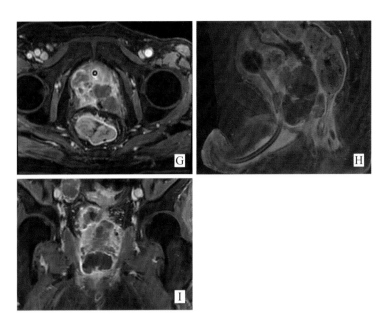

A. 为 T2WI 轴位，B. 为 T1WI 轴位，C. 为 T2WI 矢状位，D. 为 T2WI-FS 冠状位，E. 为 DWI（b 值 = 1000），F. 为 ADC 图，G—I. 分别为增强轴位、矢状位、冠状位图像。

图 5-24　前列腺癌病例 MRI 平扫 + 增强图像

影像诊断报告

影像所见

1. 背景

前列腺体积明显增大，形态欠规则，局部边缘模糊毛糙，大小约 5.3cm × 4.7cm × 6.1cm；外周带、移行带、中央带分界不清。

2. 病变情况

（1）部位。前列腺各带

（2）数目。□单发　☑多发

（3）形态。☑结节/☑肿块，□球形/□类球形/☑不规则形，内部结构（☑实性/□囊实性）

（4）大小。（最大病灶）2.3 cm × 1.7 cm × 3.1 cm

（5）边缘。□清楚/☑不清楚，☑无/□有包膜（　　　　）

（6）信号：T1WI 呈等/稍信号、T2WI 呈稍高信号，信号□均匀/☑不均匀，DWI（b 值 =1000）□无/☑有扩散受限，ADC 值约 $0.823 × 10^{-3} mm^2/s$。

（7）增强扫描：□轻中度/☑明显强化，□均匀/☑不均匀强化，动态增强扫描时间 - 信号强度曲线（□持续缓升型/□缓升平台型/□速升平台型/☑速升缓降型）。

3. TNM 分期评估

（1）前列腺癌 T 分期关键信息。□无/☑有突破前列腺，□无/☑有侵犯包膜，□无/☑有侵犯前列腺外邻近组织结构（☑精囊腺/☑膀胱/□尿道外括约肌/☑直肠/□盆壁/□其他　　　）（两侧精囊腺、膀胱后壁及直肠前壁与前列腺分界不清）。

（2）前列腺癌 N 分期评估。☐无 /☑有区域淋巴结增大（☑股动脉旁 /☐闭孔周围 /☐髂血管旁 /☐直肠周围 /☐骶前腔静脉旁 /☐直肠 – 主动脉分叉水平处淋巴结 /☐其他＿＿＿＿＿＿）（股动脉旁可见数个肿大淋巴结，最大者约 1.5cm × 0.9cm）。

（3）前列腺癌 M 分期评估。☑无 /☐有远处转移（＿＿＿＿＿＿＿＿）。

4. 前列腺其他征象

☑无 /☐有（＿＿＿）。

5. 扫描所及其他脏器情况

☑无 /☐有异常（☐精囊腺 /☐膀胱 /☐尿道外括约肌 /☐直肠 /☐盆壁 /☐其他＿＿＿＿＿＿）。

影像诊断

前列腺各带异常改变，符合 PI–RADS 5 分，考虑前列腺癌，$T_4N_2M_x$。

第二十四节　消化道异物

一、消化道异物概述

消化道异物是指消化道内不能被消化且未及时排出而滞留的各种物体，是消化科常见的危急症之一，在儿童中最为常见。根据异物在消化道内嵌顿的部位不同，为喉咽部异物、食管异物、胃肠异物。异物主要嵌顿在食管，容易发生在食管的生理狭窄和正常压迹部位。少数嵌顿在胃或肠腔，胃腔异物主要嵌顿在胃窦，而肠腔异物主要嵌顿在小肠内。80%—90% 的消化道异物可不经处理而自行排出，10%—20% 的异物则需到医院通过器械取出。CT 密度分辨率高、检查速度快、直观、图像清晰，广泛用于消化道异物检查，CT 对消化道异物检出敏感性高，通过多平面重建技术可获得任意平面和 3D 影像，清晰地显示异物的位置、形态、大小、周围毗邻关系，显示异物所致食管、胃肠壁损伤程度及并发症如脓肿、纵隔炎、腹膜炎等。

二、消化道异物的影像规范描述和诊断

（一）书写诊断报告前准备

（1）严格核对患者的基本信息和影像检查技术，避免检查图像与患者信息不一致，确保医疗质量和医疗安全。

（2）认真查阅患者相关资料，包括患者现病史、既往史及相关各项辅助检查资料等。

（二）消化道异物影像表现的描述

影像表现是影像诊断报告的重要组成部分，影像描述需与影像检查方法一致，要求内容完整但简明扼要，格式规范且重点突出，主要包括以下几方面内容。

1. 消化道异物

（1）位置。精准定位是重点，消化道生理性狭窄是异物停留的好发部位，如多见于咽喉、食管入口、贲门、幽门、十二指肠，而回盲部则是下消化道常见停留和穿孔部位。（2）数目。可以计数的描述具体个数，绝大多数为单个。（3）形态。针刺状、分叉状、团状，有时可根据形态及病史明确异物具体名称，如硬币。（4）大小。针刺状可测量长径，团状可测量三维径线，建议用厘米且精确到小数点后一位，三条径线都要有单位。（5）边缘。异物的边界是否清楚，有无金属伪影。（6）密度：异物密度不一，高 / 等 / 低 / 混杂。

2. 继发改变

（1）穿孔、出血。异物突出管壁外及腹腔、纵隔见游离影时应考虑到合并穿孔。（2）梗阻。异物较大可引起机械性肠梗阻。（3）嵌顿。尖锐的异物可嵌顿于胃肠壁并引起水肿。（4）周围组织损伤、感染。异物嵌插处管壁周围脂肪间隙模糊、密度增高，则提示炎症累及，若合并气液平面，则考虑脓肿形成。（5）对周围血管、气管损伤情况。如食管主动脉弓压迹间异物合并血肿形成，则考虑食管 – 主动脉瘘；食管气管间隙见异物存留并显示小窦道形成，周围或颈部间隙多发积气，考虑食管支气管瘘可能。

3. 扫描所及其他脏器情况

上消化道 CT 扫描注意观察扫及颈部、肺部、腹部情况，不应遗漏扫描所及异常改变；下消化道扫描亦不能忽略泌尿系统等腹部脏器观察。

此外，需要特别警惕的是，有时针刺状异物（如鱼刺）在下移过程中已致消化道穿孔，但在 CT 扫描时异物已经下移，此时在 CT 上仅见到穿孔位置外周的积气和（或）脓肿，该部位并无异物发现。在阅片时需要仔细辨别，报告应详细描述。

（三）消化道异物的影像诊断

影像诊断需要与影像表现相对应。影像诊断首先必须做到精准定位诊断，继发周围组织结构改变亦需要对相关描述下诊断。如果有多个疾病诊断，按疾病的重要程度先后排列，而且诊断结论的顺序应与影像描述的顺序一致，必要时可根据多种影像诊断给出总结性的综合诊断。

三、消化道异物的影像诊断报告示例

病例 患者女性，34 岁，咽部异物感半小时，有食鱼史。

检查部位和方法：颈部 CT 平扫 + 三维重建。影像图如图 5-25。

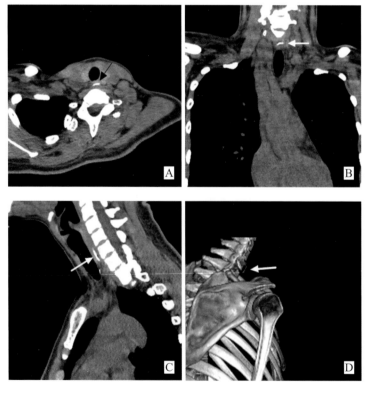

A. 为横轴位，B. 为冠状位，C. 为矢状位，D. 为三维成像。

图 5-25　消化道异物病例 CT 平扫 + 三维图像重建图像

影像诊断报告

影像所见

喉咽部食管入口处可见薄片状高密度（约颈6椎体水平），大小约0.8cm×0.2cm×1.6cm，相应管壁稍增厚，外壁光整，周围未见积气、积液。食管胸段未见阳性异物。所见两肺未见异常密度影，纵隔未见积气、积液，未见肿大淋巴结。

影像诊断

喉咽部食管入口处异物存留（约颈6椎体水平）。

特殊病例 患者男性，83岁，腹痛3小时，有食鱼史。CT检查时异物已下移，穿孔位置外周积气积液。

检查部位及方法：上腹部CT平扫。影像图如图5-26。

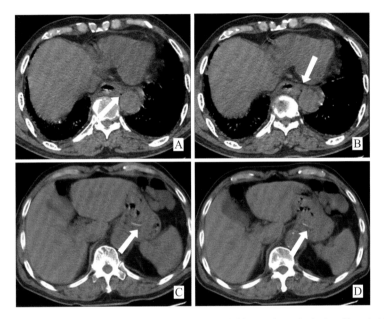

A.、B.示食管下段周围见少许小气泡影，周围脂肪间隙模糊，提示有穿孔可能，但该层面未发现异物；C.、D.发现胃腔内见细长条状致密异物影，结合食鱼后腹痛病史，考虑异物（鱼刺，已进入胃腔内）并食管下段穿孔。

图5-26 消化道异物特殊病例上腹部CT平扫图像

第二十五节　肠梗阻

一、肠梗阻概述

肠梗阻是肠粘连、炎症、肿瘤及腹腔手术后等因素所致肠腔部分性或完全性阻塞而引起的肠内容物通过受阻，为临床上常见的急腹症之一，放射科医师务必掌握好肠梗阻（DR、CT）的放射科规范书写及诊断。

二、肠梗阻的影像规范描述和诊断

（一）书写诊断报告前准备

（1）严格核对患者的基本信息和影像检查技术，避免检查图像与患者信息不一致，确保医疗质量和医疗安全。

（2）认真查阅患者相关资料，包括患者现病史、既往史及相关各项辅助检查资料等。

（二）肠梗阻影像表现的描述

影像表现是影像诊断报告的重要组成部分，影像描述需与影像检查方法一致，要求内容完整但简明扼要，格式规范且重点突出，主要包括以下几方面内容。

1. 对有无梗阻的判定

在发生肠梗阻数小时之后，梗阻近端的肠曲即发生扩张并伴有积气、积液；发生后24—48小时内，梗阻远端肠管内气体被吸收，表现为梗阻段以下肠管内看不到肠气或肠气明显减少。

2. 对梗阻部位的判定

DR 根据肠管扩张和液平面的部位、数量、扩张肠管黏膜皱襞的特点判断：①小肠近端梗阻（高位肠梗阻）肠管扩张少、气液平面少并且多位于上腹部。②小肠远端梗阻（低位肠梗阻）肠管扩张多、气液平面多并且可遍及全腹部。③结肠梗阻早期积气积液主要在结肠，后期回盲瓣功能丧失，小肠也可出现肠管扩张及气液平面。④空肠黏膜呈弹簧状，贯穿肠管横径的全长，回肠的黏膜皱襞比较少，扩张肠管呈光滑管状；结肠的半月瓣仅能到达肠管横径的一部分。CT 判断梗阻部位较 DR 更直观准确。

3. 对梗阻有无绞窄性的判定

①闭袢内大量积液形成"假肿瘤"征，闭袢内大量积气扩张形成"咖啡豆"征；②CT 平扫肠壁内可见线状或小气泡状气体影；③CT 增强扫描肠壁增厚并分层及肠系膜血管集中反映肠缺血，肠壁密度增加、积气及肠系膜出血反映肠坏死；④出现腹水。上述征象常常提示绞窄性肠梗阻。

4. 对梗阻原因的判定

影像检查除了观察肠管扩张及积气积液、明确有无肠梗阻，更重要的是进一步查找具体的梗阻部位及梗阻原因。肠梗阻时扩张肠管及塌陷肠管间的移行带为梗阻部位，应重点排查。如"液气平面"较多、连续倒 U 形征或见到异物、肿块（肿瘤）考虑机械性肠梗阻；周围见粘连系带（有腹部手术史）为粘连性肠梗阻（属于机械性肠梗阻的一类）；CT 增强发现肠系膜动脉或静脉血栓应考虑血运性肠梗阻；大肠小肠广泛扩张、肠管积气为主时，应考虑到麻痹性肠梗阻。

（三）肠梗阻的影像诊断

明确有无肠梗阻，若有肠梗阻则应进一步明确梗阻的类型，并确定梗阻的位置及病因。腹部立位片可以确定肠腔内有无积气及气液平面宽度与分布。CT 平扫 + 增强检查有助于诊断肠梗阻的部位及病因，并能评估有无肠缺血。

三、肠梗阻的影像诊断报告示例

病例1　患者女性，27岁，腹痛2天。

检查部位和方法：腹部立位片。影像图如图5-27。

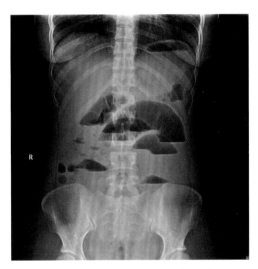

图 5-27　肠梗阻病例 1 腹部立位片

影像诊断报告

影像所见

两膈下未见游离气体影。小肠肠腔胀气明显，肠管扩张，可见大跨度充气扩张的弹簧状黏膜皱襞肠曲，中上腹肠腔内见多个宽窄不等气液平面，宽2—6cm，呈阶梯状排列。

影像诊断

单纯性机械性小肠梗阻。

病例2　患者男性，70岁，腹痛、腹胀伴肛门停止排气排便3天。

检查部位和方法：腹部 CT 平扫及增强。影像图如图5-28。

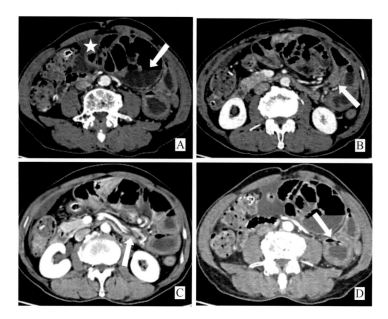

A. 可见小肠扩张及气液平面（↑）、腹水（★）；B. 可见扩张小肠与塌陷小肠间的移行带（↑）；C. 可见相应区域肠系膜血管集中（↑）；D. 可见肠壁增厚、分层，肠壁内见气泡影（↑）。

图 5-28　肠梗阻病例 2 腹部 CT 平扫 + 增强扫描静脉期不同层面轴位图像

影像诊断报告

影像所见

腹腔小肠肠管积液、扩张明显，较宽约 6cm，内见液气平面，肠壁增厚、水肿，呈分层样改变，肠壁间见少量气体影，小肠周围见积液；增强扫描增厚小肠肠壁强化程度较正常肠壁减低，左上腹见肠系膜血管集中，肠系膜上、下动静脉未见充盈缺损。结直肠未见扩张，肠壁未见增厚。

肝脏、胰腺、脾脏、双肾及肾上腺形态、大小未见异常，实质内未见异常密度影及异常强化灶。肝门区及腹膜后未见肿大淋巴结影。扫描所及其他组织结构未见异常征象。

影像诊断

绞窄性小肠梗阻并肠缺血坏死，少量腹水。

第二十六节　消化道造影

一、消化道造影概述

全消化道包括食管、胃、小肠和大肠，均由软组织构成，因缺乏自然对比，故普通 X 线检查效果不佳。造影检查能够显示消化道的形态及功能变化，同时也可反映消化道某些病变的范围与性质，临床应用广泛，常用于诊断各种消化道疾病，如先天畸形、炎症、肿瘤、食管癌术后有无食管气管瘘、食管纵隔瘘、食管纵隔气管瘘及胃肠道肿瘤术后吻合口情况等。消化道疾病的造影检查主要包括钡剂和碘水造影，可以清楚显示食管及胃肠道的位置、轮廓、管腔大小、内腔、黏膜皱襞及蠕动情况，但对判断食管及胃肠道肿瘤的内部结构、肠壁的浸润程度和外壁侵犯及转移等尚有一定困难，还需结合其他影像检查。

二、消化道造影的影像规范描述和诊断

（一）书写诊断报告前准备

（1）严格核对患者的基本信息和影像检查技术，避免检查图像与患者信息不一致，确保医疗质量和医疗安全。

（2）认真查阅患者相关资料，包括患者现病史、既往史及相关各项辅助检查资料等。

（二）消化道造影的影像表现的描述

影像表现是影像诊断报告的重要组成部分，影像描述需与影像检查方法一致，要求做到内容完整但简明扼要，格式规范且重点突出，主要包括以下几方面内容。

（1）病变定位：食管 / 胃 / 十二指肠 / 空肠 / 回肠 / 结肠 / 乙状结肠 / 直肠。

（2）食管钡剂 / 碘水通过是否顺畅。

（3）食管、胃肠道轮廓改变（有无龛影 / 憩室 / 充盈缺损）。

（4）黏膜皱襞改变（有无破坏中断 / 平坦 / 增粗迂曲 / 纠集 / 胃微皱襞改变 / 其他）。

（5）管腔大小改变（有无狭窄 / 扩张）。

（6）消化道位置改变。

（7）功能性改变（张力 / 蠕动 / 分泌功能）。

（8）食管及胃肠道肿瘤术后吻合口情况（有无对比剂外漏 / 瘘管 / 瘘口 / 纵隔积气 / 腹腔积气；如有外漏，描述及判断外漏类型：食管 – 气管漏、食管 – 纵隔漏、食管 – 胸腔漏、胃肠道内漏等）。

（三）消化道造影的影像诊断

影像诊断是影像检查的结论，需要与影像表现相对应。影像诊断首先必须做到定位诊断（食管 / 胃 / 十二指肠 / 空肠 / 回肠 / 结肠 / 乙状结肠 / 直肠），尽量作出定性诊断（典型病灶直接给出明确定性诊断；不典型病灶给出不超过3个的可能诊断，以可能性由大到小排序）。如果有多个疾病诊断，按疾病的重要程度先后排列，而且诊断结论的顺序应与影像描述的顺序一致。

三、消化道造影的影像诊断报告示例

 病例1　患者女性，78岁，进行性吞咽困难1月余入院。

检查方法：食管吞钡造影。影像图如图5-29。

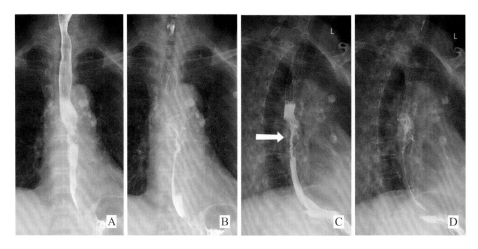

A. 为前后位充盈相，B. 为前后位黏膜相，C. 为斜位充盈相，D. 为斜位黏膜相。

图5-29　消化道造影病例1食管吞钡造影图像

影像诊断报告

影像所见

食管吞钡：食管胸中段（相当于胸5—7椎体下缘范围）可见管腔偏心性狭窄，长约6.2cm，狭窄段管壁僵硬，边缘不规则，相应黏膜皱襞破坏中断，蠕动消失，钡剂通过不畅，狭窄段与正常食道之间呈突然性移行，狭窄以上食管可见扩张；余食管各段未见异常，贲门通过良好。

影像诊断

食管胸中段食管癌。

病例2　患者男性，69岁，食管癌术后1月余。

检查方法：食管吞钡造影。影像图如图5-30。

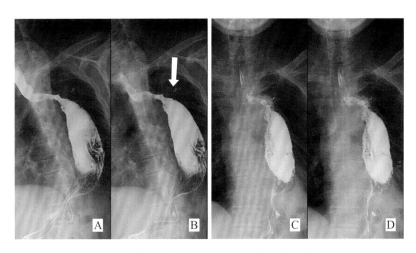

A.、B. 为斜位充盈相，C.、D. 为前后位黏膜相。

图 5-30 消化道造影病例 2 食管吞钡造影图像

影像诊断报告

影像所见

食管吞钡：食管呈术后改变，纵隔内可见胸腔胃；吻合口未见明显狭窄，对比剂通过尚可，食管未见扩张。胸 4 椎体水平吻合口左外侧缘可见线状对比剂充盈显示。胸腔胃显示良好，黏膜尚规整，未见明确龛影及充盈缺损。余未见异常征象。

影像诊断

食管癌术后胸腔胃改变，食管 – 胸腔瘘可能，建议行胸部 CT 进一步检查。

第二十七节　食管癌

一、食管癌概述

　　食管癌是食管最常见的肿瘤，也是我国最常见的恶性肿瘤之一，好发于胸中段食管；患者男性多于女性，多发生于40岁以上；早期症状不明显，中晚期典型临床症状表现为进行性加重的吞咽困难。食管癌确诊靠内镜活检，但内镜无法观察癌灶累及深度和腔外情况。影像学在食管癌分期中起重要作用，CT为最主要检查手段，CT增强可观察肿瘤浸润深度、与周围结构及器官的关系、区域淋巴结转移及周围血管侵犯，对于CT无法判别肿瘤与周围结构、器官关系时MRI可提供有价值的补充信息。但对于早期食管癌病灶较小的CT显示不佳，甚至可无阳性发现，上消化道气钡双重造影对于早期细小食管癌的发现要优于CT，是食管癌的首选影像检查方法，其对病变有直观、全面的显示，可清楚观察病灶的具体范围，但无法观察区域淋巴结转移及周围组织结构侵犯。为了实现与临床分期标准一致，影像诊断报告建议采用TNM分期进行书写。

二、食管癌的影像规范描述和诊断

（一）书写诊断报告前准备

　　（1）严格核对患者的基本信息和影像检查技术，避免检查图像与患者信息不一致，确保医疗质量和医疗安全。

　　（2）认真查阅患者相关资料，包括患者现病史、既往史及相关各项辅助检查资料等。

（二）食管癌影像表现的描述

　　影像诊断报告是衡量放射科质控质量的重要指标，其中影像表现是影像诊断报告的重要组成部分，影像描述需与影像检查方法一致，书写做到内容完整但简明扼要，格式规范且重点突出，主要包括以下几方面内容。

　　1. 重点描述食管癌病灶

　　（1）肿瘤部位。采用食管颈段、食管胸段、食管腹段进行定位。（2）病变形态。结节/肿块，球形/类球形/不规则形。（3）肿瘤范围。需要描述病变的长度范围和最大厚度等，建议采用厘米单位且精确到小数点后一位。（4）贲门受侵情况。描述肿瘤是否侵犯贲门。（5）密度。描述肿瘤密度高低及其均匀度。（6）增强扫描情况，需包括以下三个方面。①强化程度：病变表现为无强化、轻度强化、中度强化还是明显强化。②强化均匀度：强化均匀/不均匀。③增强扫描动脉期、静脉期的病灶强化情况。

　　2. TNM分期评估

　　（1）肿瘤T分期关键信息的描述。主要描述肿瘤浸润深度及对邻近组织侵犯情况。（2）肿瘤N分期的观察。描述有无区域淋巴结增大及其数目。（3）肿瘤M期的观察。注意观察扫描所及双肺、颈部、腹部组织器官有无转移，如有转移灶，需对转移瘤的影像特点进行描述。

（三）食管癌的影像诊断

影像诊断是影像检查的结论，需要与影像表现相对应。食管癌的影像诊断首先必须做到定位诊断（采用食管颈段／胸段／腹段进行定位），然后尽量作出定性诊断，而且遵照TNM分期进行诊断。

三、食管癌的影像诊断报告示例

病例　患者男性，65岁，进行性吞咽困难半年余。

检查部位及方法：食管区域CT平扫＋增强。影像图如图5-31。

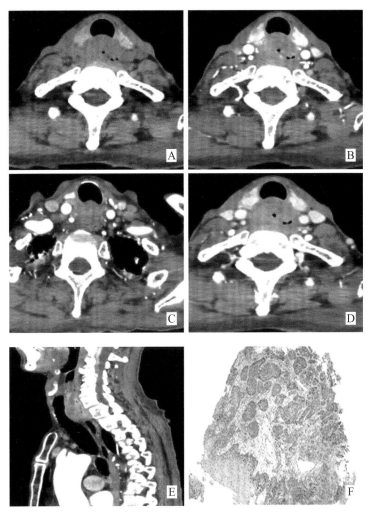

A.为CT平扫轴位，B.、C.为CT增强动脉期轴位，D.为CT增强静脉期轴位，E.为CT增强矢状位，F.为病理切片（提示为食管鳞状细胞癌）。

图5-31　食管癌病例CT平扫＋增强及病理图

影像诊断报告

影像所见

1.肿瘤情况

（1）肿瘤部位：√食管颈段 /√食管胸段 / 食管腹段。

（2）病变形态：结节 /√肿块，球形 / 类球形 /√不规则形（相应食管管腔狭窄）。

（3）肿瘤范围：长约4.5cm，最厚约2.0cm。

（4）肿瘤侵犯贲门：√无 / 有贲门侵犯（   ）

（5）CT平扫：√等 / 稍低 / 稍高密度，密度 √均匀 / 不均匀，CT值62HU。

（6）CT增强扫描：√轻中度 / 明显强化，均匀 /√不均匀强化

动脉期CT值89HU，静脉期CT值98HU。

2.TNM分期评估

（1）关于T分期描述：

肿瘤侵犯黏膜固有层或黏膜肌层 / 瘤侵犯黏膜下层 / 瘤侵犯食管固有肌层 /√瘤侵犯食管外膜。

无 /√有邻近组织侵犯（胸膜 / 心包 / 奇静脉 / 膈肌 / 腹膜 / 主动脉 / 椎体   /√气管 / 其他组织结构（病灶周边脂肪间隙及小血管受侵）。

（2）关于N分期描述：无 /√有区域淋巴结肿大：1—2枚 /√3—6枚 / ≥7枚。

（3）关于M分期描述：无 / 有远处转移（   ）/√不确定有无远处转移。

影像诊断

颈、胸段食管癌，T4bN2Mx。

第二十八节　胃癌

一、胃癌概述

胃癌在我国城市恶性肿瘤总发病率位居第二位、总死亡率位居第三位，是消化道常见恶性肿瘤之一，患者男女比例约2：1，好发于50岁以上。胃癌确诊靠内镜病理活检，该方法也是发现胃早癌的最重要手段，但内镜无法观察病变侵犯深度及腔外情况。影像检查在胃癌分期中起重要作用，其中CT为最主要检查手段，CT增强可观察肿瘤浸润深度、与周围结构及器官的关系、区域淋巴结转移，但对于早期胃癌病灶较小者CT显示不佳，甚至可无阳性发现，难以发现T1及以下分期病灶；CT应与胃镜配合互补。美国癌症联合委员会（AJCC）/国际抗癌联盟（UICC）的胃癌TNM分期是国际通用的胃癌分期系统，是临床制定胃癌治疗方案、评估预后的重要依据和参考标准，为了实现与临床分期标准一致，影像诊断报告建议采用TNM分期进行书写。

二、胃癌的影像规范描述和诊断

（一）书写诊断报告前准备

（1）严格核对患者的基本信息和影像检查技术，避免检查图像与患者信息不一致，确保医疗质量和医疗安全。

（2）认真查阅患者相关资料，包括患者现病史、既往史及相关各项辅助检查资料等。

（二）胃癌影像表现的描述

影像表现是影像诊断报告的重要组成部分，影像描述需与影像检查方法一致，书写做到内容完整但简明扼要，格式规范且重点突出，主要包括以下几方面内容。

1. 胃充盈状况的描述

因为胃充盈状况对T分期有重要影响，所以首先需要观察胃是否充盈良好。

2. 重点描述胃癌病灶

（1）部位。需要具体描述胃癌的发生部位，如果位于胃贲门，还需要观察有无食管侵袭及其侵袭范围。（2）形态。结节/肿块，球形、类球形或不规则形。（3）大小。类球形病灶需测量三维径线（三条径线都要有单位，如5.0cm×3.5cm×4.0cm），规则球形病灶只描述直径即可，多发病灶可只测量最大病灶，不规则病灶以肿瘤累及范围来表示其大小；长度单位务必统一，建议采用厘米且精确到小数点后一位。（4）密度。参照正常胃壁直接描述病灶的密度高低及其均匀度，建议测量肿瘤实质区的CT值。（5）增强扫描情况，需包括以下三个方面。①强化程度（与对比剂血药浓度有关）：无强化/轻度强化/中度强化/明显强化。②强化均匀度：强化均匀/不均匀，应该测量肿瘤实质区动脉期和静脉期的CT值。③观察有无肿瘤溃疡形成。

3. TNM分期评估

（1）肿瘤T分期关键信息的描述。主要描述肿瘤浸润深度及对邻近组织侵犯情况。

（2）肿瘤 N 分期的观察。描述有无区域淋巴结增大及其数目。

（3）肿瘤 M 期的观察。注意观察是否发生远隔（非区域）淋巴结转移（包括胰后、胰十二指肠、胰周、肠系膜上、中结肠、腹主动脉旁及腹膜后淋巴结），扫描所及腹部组织器官有无转移，如有转移灶，需对转移瘤的影像特点进行描述。

（三）胃癌的影像诊断

影像诊断是影像检查的结论，需要与影像表现相对应。胃癌的影像诊断首先必须做到定位诊断，然后尽量作出定性诊断，并且遵照 TNM 分期进行诊断。

三、胃癌的影像诊断报告示例

病例　患者女性，57 岁，上腹部胀痛 3 月余。

检查部位及方法：上腹部 CT 平扫 + 增强。影像图如图 5-32。

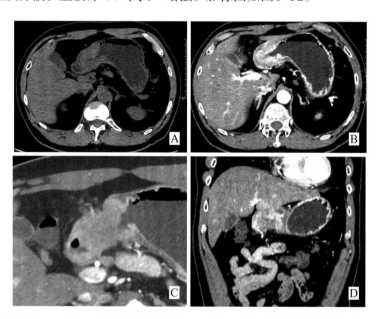

A. 为 CT 平扫轴位，B. 为 CT 增强动脉期轴位，C. 为 CT 增强静脉期轴位局部放大，D. 为 CT 增强动脉期冠状位。

图 5-32　胃癌病例 CT 平扫 + 增强图像

影像诊断报告

影像所见

1. 胃腔充盈情况

√良好 / 欠佳 / 不良。

2. 肿瘤情况

肿瘤发生部位：胃贲门部 / 胃底 / 胃体 /√ 胃窦部，√ 胃小弯 /√ 胃大弯

胃贲门部肿瘤：√无 / 有侵袭食管（侵袭食管的范围_____）。

病变形态：结节 / 肿块，球形 / 类球形 /√ 不规则形 。

肿瘤大小：_____cm × _____cm × _____cm/√ 肿瘤累及范围 3.9cm。

CT 平扫：√ 等 / 稍低 / 稍高密度，密度均匀 /√ 不均匀（有 /√ 无出血、坏死），肿瘤实质区 CT 值 47HU。

CT 增强扫描：轻中度 /√ 明显强化，均匀 /√ 不均匀强化，动脉期 CT 值 126HU，静脉期 CT 值 120HU，√ 无 / 有肿瘤溃疡形成。

3. TNM 分期评估

T 分期评估：肿瘤侵犯胃黏膜固有层、黏膜肌层或黏膜下层 / 肿瘤侵犯胃壁固有肌层 / 肿瘤穿透浆膜下结缔组织，但未侵犯脏腹膜或邻近结构 /√ 肿瘤侵犯浆膜（脏腹膜）或邻近结构（病变区胃壁外缘毛糙，邻近脂肪组织斑片状密度增高，肝脏局部受累强化）。

N 分期评估：无 /√ 有区域淋巴结肿大：1—2 枚 /√3—6 枚 / ≥ 7 枚。

M 分期评估：√ 无 / 有远处转移：远隔（非区域）淋巴结转移 / 其他脏器转移（　　　）。

影像诊断

胃贲门部 / 胃底 / 胃体 /√ 胃窦部胃癌，T4bN2Mx。

<h2 style="text-align:center">第二十九节　胃肠间质瘤</h2>

一、胃肠间质瘤概述

胃肠间质瘤（GIST）是一组来自胃肠间质组织的肿瘤，独立起源于胃肠道间质卡哈尔（Cajal）细胞或向 Cajal 细胞分化的多潜能干细胞的肿瘤，为胃肠道的非上皮性、非肌源性、非神经源性及非淋巴性肿瘤，由梭形及上皮样细胞组成，具有多向分化潜能，可分为平滑肌分化型、神经方向分化型、双向分化型及缺乏分化型4个亚型。GIST 可发生在消化道任何部位，最常见于胃（50%—60%）、其次是小肠（30%—35%）、结肠和直肠（5%）、食道（<1%），以及少部分消化道外（肠系膜、大网膜和腹膜后，<5%）。目前认为所有的GIST 都具有恶性潜能。47% 的 GIST 初诊时伴有转移性病变：①大肿块直接浸润周围组织器官；②腹腔种植；③血行转移（肝脏最常见，其次为肺、骨）；④极少发生淋巴结转移；⑤ GIST 几乎不出现肺转移，这一点可以和平滑肌肉瘤鉴别，后者容易肺转移；⑥骨转移和脑转移罕见。在肿瘤良恶性的多种评判标准中，影像学上多以肿瘤大小、与周边结构关系以及有无转移来评判。

二、胃肠间质瘤的影像规范描述和诊断

（一）书写诊断报告前准备

（1）严格核对患者的基本信息和影像检查技术，避免检查图像与患者信息不一致，确保医疗质量和医疗安全。

（2）认真查阅患者相关资料，包括患者现病史、既往史及相关各项辅助检查资料等。

（二）胃肠间质瘤影像表现（CT）的描述

影像表现是影像诊断报告的重要组成部分，影像描述需与影像检查方法一致，要求内容完整但简明扼要，格式规范且重点突出，主要包括以下几方面内容。

1. 重点描述胃肠间质瘤

（1）部位。病变定位。（2）分型。黏膜下型、肌壁间型、浆膜下型、胃肠道外型。（3）形态。结节／肿块，类球形或不规则形。（4）大小。病灶需测量三维径线，多发病灶可只测量最大病灶；长度单位务必统一，建议用厘米且精确到小数点后一位，三条径线都要有单位，如5.0cm×3.5cm×4.0cm。（5）边缘。描述病灶边缘是否清楚。（6）密度。直接描述病灶密度高低及其均匀度，其中密度高低可分为明显低、中等低、稍低、等、稍高、中等高、明显高7级；均匀度需描述：是否有囊变、坏死或出血等。（7）增强扫描情况，需包括以下三个方面。①强化程度（与对比剂血药浓度有关）：无强化——与平扫对比密度无变化，轻度强化——CT 值增加30HU 以下，中度强化——CT 值增加30—60HU，明显强化——CT 值增加超过60HU。②强化均匀度：病灶如有强化，需要描述强化是否均匀。③增强多期扫描的强化模式：病灶如有强化，分别描述动脉期、静脉期的病灶强化情况。

2. 对胃肠间质瘤的周边情况进行描述

主要包括以下几方面。（1）需描述病灶是否对邻近胃肠产生侵犯或形成窦道、消化道穿通、消化道梗阻等。（2）描述有无肠旁/肠系膜血管旁/腹主动脉旁等区域淋巴结增大。（3）描述有鉴别诊断价值的阴性征象。

3. 扫描所及其他脏器情况

主要是观察肝脏、胰腺、脾脏、双肾及肾上腺有无异常，也不能遗漏对腹主动脉和脊椎等组织结构的观察。

（三）胃肠间质瘤的影像诊断

影像诊断需要与影像表现相对应。影像诊断首先必须做到定位诊断（是否位于消化道的部位，少部分位于消化道外），其次尽量作出定性诊断（所有的 GIST 都具有恶性潜能）和分型诊断（黏膜下型、肌壁间型、浆膜下型、胃肠道外型）。如果有多个疾病诊断，按疾病的重要程度先后排列，而且诊断结论的顺序应与影像描述的顺序一致。

三、胃肠间质瘤的影像诊断报告示例

病例　患者男性，51 岁，上腹疼痛 6 余年。

检查部位及方法：上腹部 CT 平扫 + 增强。影像图如图 5-33。

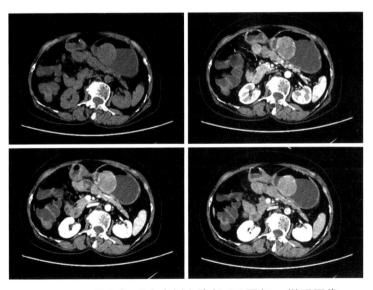

图 5-33　胃肠间质瘤病例上腹部 CT 平扫 + 增强图像

影像诊断报告

影像所见

胃充盈显示良好，胃体部后壁小弯侧黏膜下见一类球形稍高密度影，突向胃腔内生长，大小约 4.2cm×3.8cm×4.0cm，边界清楚，密度均匀；增强扫描病灶呈渐进性明显强化；相应胃体小弯侧周围脂肪间隙清楚。其余胃壁未见占位性病变，增强扫描未见异常强化病灶。

肝脏、胰腺、脾脏、双肾及肾上腺形态、大小未见异常，实质内未见异常密度影及异常强化灶。肝门区及腹膜后未见肿大淋巴结，腹膜腔未见积液。脊椎骨质增生，扫描所及其他组织结构未见异常征象。

影像诊断

胃体后壁小弯侧胃肠间质瘤（黏膜下型）。

第三十节　小肠癌

一、小肠癌概述

小肠恶性肿瘤比较少见，仅占胃肠道恶性肿瘤的1%，以腺癌、类癌、平滑肌肉瘤和淋巴瘤为主。其中腺癌通常表现为结节样隆起或息肉状突入肠腔，亦可浸润肠壁呈不规则形生长并导致肠腔环形狭窄。2016年美国癌症联合委员会（AJCC）/国际抗癌联盟（UICC）发布第8版小肠癌TNM分期系统，并于2018年1月1日在全球范围内执行，指导临床医生制定个体化小肠癌诊治策略。为了实现与临床分期标准一致，影像诊断报告建议采用TNM分期进行书写。

二、小肠癌的影像规范描述和诊断

（一）书写诊断报告前准备

（1）严格核对患者的基本信息和影像检查技术，避免检查图像与患者信息不一致，确保医疗质量和医疗安全。

（2）认真查阅患者相关资料，包括患者现病史、既往史及相关各项辅助检查资料等。

（一）小肠癌影像表现的描述

影像表现是影像诊断报告的重要组成部分，影像描述需与影像检查方法一致，书写做到内容完整但简明扼要，格式规范且重点突出，主要包括以下几方面内容。

1. 小肠充盈状况的描述

因为小肠充盈状况对T分期有重要影响，所以首先需要观察小肠是否充盈良好。

2. 重点描述小肠癌病灶

（1）部位。需要具体描述小肠癌的发生部位。（2）形态。结节/肿块/不规则形。（3）大小：结节/肿块病灶需测量三维径线（三条径线都要有单位，如5.0cm×3.5cm×4.0cm）；多发病灶可只测量最大病灶；肠壁浸润型小肠癌常不规则，可以用肿瘤累及范围来表示其大小；长度单位务必统一，建议采用厘米且精确到小数点后一位。（4）密度/信号。参照正常小肠壁直接描述病灶的密度/信号高低及其均匀度，如果有DWI及ADC序列，建议测量肿瘤实质区的ADC值。（5）增强扫描情况，需包括以下两个方面。①强化程度（与对比剂血药浓度有关）：无强化/轻度强化/中度强化/明显强化。②强化均匀度：强化均匀/不均匀。

3. TNM分期评估

（1）肿瘤T分期关键信息的描述。主要描述肿瘤浸润深度及对邻近组织侵犯情况。

（2）肿瘤N分期的观察。描述有无区域淋巴结增大及其数目。

（3）肿瘤M期的观察。注意观察扫描所及腹部组织器官、脊椎和骨盆等有无转移，如有转移灶，需对转移瘤的影像特点进行描述。

（三）小肠癌的影像诊断

影像诊断是影像检查的结论，需要与影像表现相对应。小肠癌的影像诊断首先必须做到定位诊断，然后尽量作出定性诊断，而且遵照 TNM 分期进行诊断。

三、小肠癌的影像诊断报告示例

病例　患者男性，39岁，腹部不适3月余。

检查部位及方法：中下腹部 MRI 平扫 + 增强。影像图如图 5-34。

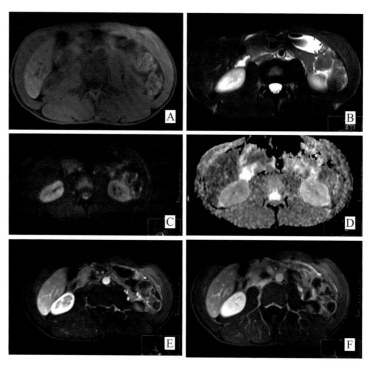

A. 为 T1WI–FS 轴位，B. 为 T2WI–FS 轴位，C. 为 DWI 轴位，D. 为 ADC 图，E. 为 MRI 增强动脉期，F. 为 MRI 增强静脉期。

图 5-34　小肠癌病例 MRI 平扫 + 增强图像

影像诊断报告

影像所见

1. 小肠腔充盈情况

良好 /√ 欠佳 / 不良。

2. 肿瘤情况

肿瘤发生部位：√ 十二指肠 / 空肠 / 回肠（病变位于十二指肠水平段）。

病变形态：√ 结节 / 肿块 / 不规则形 。

肿瘤大小：√ 结节 / 肿块大小 1.6cm × 1.5cm × 1.8 cm。

肠壁浸润型：肿瘤范围 ＿＿＿ cm，最厚层面 ＿＿＿ cm。

平扫密度 / 信号：√ 无 / 有 CT（等 / 稍高 / 稍低密度，密度均匀 / 不均匀）；无 /√ 有

MRI（T1WI 为稍低信号、T2WI 呈稍高信号，√信号均匀 / 不均匀，DWI 无 /√ 有扩散受限，表现为 DWI 稍高信号、ADC 图稍低信号，ADC 值约 $1.092 \times 10^{-3} \text{mm}^2/\text{s}$）。

增强扫描：√轻中度 / 明显强化，√均匀 / 不均匀强化。

3. TNM 分期评估

T 分期评估：肿瘤侵犯黏膜固有层或黏膜下层 / 肿瘤侵犯固有肌层 / 肿瘤穿过肌层侵及浆膜下层或无腹膜覆盖组织（肠系膜或腹膜后）/√ 肿瘤穿透腹膜或直接侵及其他器官或结构（肿瘤边缘不规则，邻近组织结构模糊）。

N 分期评估：无 /√ 有区域淋巴结肿大（√1—2 枚 / ≥ 3 枚）。

M 分期评估：√无 / 有远处转移（　　　　　）。

影像诊断

十二指肠癌，T4N1M0。

第三十一节　结直肠癌

一、结直肠癌概述

结直肠癌是常见的胃肠道恶性肿瘤之一，多见于老年患者，多发生于直肠及乙状结肠，又以直肠最为好发。近年来发病率和死亡率均呈上升趋势。早期结直肠癌可无明显症状，病情发展到一定程度可出现排便习惯改变、大便性状改变、腹痛或腹部肿块、肠梗阻等相关症状。结直肠癌多为腺癌，依其分化程度可分为高分化腺癌、中分化腺癌和低分化腺癌，此外，还有黏液腺癌、印戒细胞癌、鳞状上皮癌、腺鳞癌、未分化癌等。进展期结直肠癌大体形态可分为四型：蕈伞型、局限溃疡型、浸润溃疡型、浸润型。结肠癌推荐采用全腹CT平扫＋增强扫描，可以兼顾肿瘤本身、有无壁外血管侵犯及转移瘤好发部位肝脏；直肠癌患者推荐采用盆腔MRI平扫＋增强扫描，可明确肿瘤的位置、T分期、直肠系膜筋膜状态、有无壁外血管侵犯。结直肠癌诊疗过程可能涉及手术、化疗、放疗、影像评估、病理学评估、内镜等诊疗手段，目前采用多学科综合治疗模式，为了实现与临床分期标准一致，影像诊断建议采用TNM分期结构式报告。

二、结直肠癌的影像规范描述和诊断

（一）书写诊断报告前准备

（1）严格核对患者的基本信息和影像检查技术，避免检查图像与患者信息不一致，确保医疗质量和医疗安全。

（2）认真查阅患者相关资料，包括患者现病史、既往史及相关各项辅助检查资料等。

（二）结直肠癌影像表现的描述

影像表现是影像诊断报告的重要组成部分，影像描述需与影像检查方法一致，书写做到内容完整但简明扼要，格式规范且重点突出，主要包括以下几方面内容。

1.结直肠癌病灶的描述

（1）定位。

结肠：左半结肠（结肠脾曲、降结肠）、右半结肠（结肠肝曲、升结肠）、盲肠、横结肠、乙状结肠。

直肠：判断肿瘤与腹膜反折的关系，测量肿瘤下缘至肛缘距离（下段直肠癌＜5cm、中段直肠癌5—＜10cm、上段直肠癌10—＜15cm）。

（2）肠壁增厚、腔内肿块。正常结直肠肠壁厚度为1—3mm，＞5mm提示病变可能，肠腔充分扩张及与肠壁的良好对比是准确判断肠壁增厚的关键。注意观察肿瘤是否形成肠腔内肿块、相应肠腔是否狭窄引起梗阻等征象。

（3）大小。肠壁浸润型病灶需测量肿瘤最厚层面，肿块型病灶需测量三维径线；长度单位务必统一，结直肠癌建议采用毫米，且三条径线都要有单位，如50mm×35mm×40mm。

2. 癌肿对肠壁浸润情况（即 T 分期）

（1）结肠（CT）。

T1—T2：肿瘤局限性凸入腔内或局部肠壁增厚，其肠壁外缘清楚光整，周围脂肪间隙清晰。

T3：肠壁浆膜面模糊不清或伴浆膜外缘少许条索影或周围脂肪间隙模糊。

T4a：肿瘤突破肠壁外层，外缘不规则，周围脂肪浸润、模糊并见大量条索影、结节影或弥漫性密度增高影。

T4b：肿瘤直接外侵至邻近器官。

（2）直肠（MRI）。

T1：表现为高信号黏膜下层受累。

T2：肿瘤累及低信号肌层，但低信号肌层连续，肠壁外缘光整，肠管周围脂肪间隙清晰。

T3：肿瘤累及并穿透肌层，低信号肌层中断，肠壁外缘毛糙。

T4a：肿瘤突破肠壁外缘或侵犯腹膜反折（上段直肠癌）。

T4b：肿瘤直接侵及周围组织或邻近器官。

3. 对结直肠癌病灶周边情况进行描述

主要包括以下几方面。（1）结直肠肿瘤壁外血管侵犯（EMVI）评估：EMVI（+）征象为肿瘤直接侵犯肠壁外血管，导致系膜血管内出现管状或结节状充盈缺损。（2）直肠系膜筋膜（MRF）状态：MRF（+）即肿瘤、转移淋巴结、癌结节、阳性壁外血管侵犯与 MRF 的最短距离＜1mm。（3）肿瘤 N 分期评估：有无区域淋巴结可疑阳性淋巴结，需计数并测量最大短径。（4）肿瘤 M 分期评估：描述有无远处转移及转移瘤的影像特点。（5）描述有鉴别诊断价值的阴性征象。

4. 其他重要征象的观察

对肝脏、胰腺、脾脏及双肾、骨盆及脊柱等进行观察和描述。

（三）结直肠癌的影像诊断

影像诊断是影像检查的结论，需要与影像表现相对应。影像诊断首先必须做到定位定性诊断，尽量作出准确的分期诊断，而且实现与临床分期标准一致，即遵照 TNM 分期进行诊断。

三、结直肠癌的影像诊断报告示例

病例1　患者女性，78 岁，腹痛 3 月余。

检查部位及方法：结肠 CT 平扫＋多期增强。影像图如图 5-35。

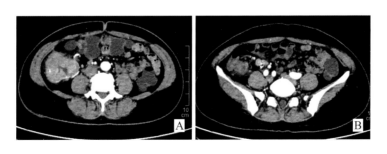

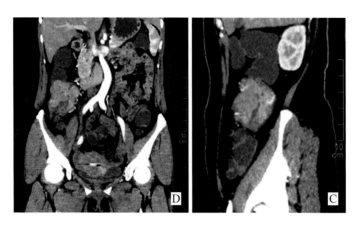

A—B. 为 CT 增强动脉期轴位，C. 为 CT 增强动脉期冠状位，D. 为 CT 增强动脉期矢状位。

图 5-35　结直肠癌病例 1 的 CT 平扫 + 多期增强图像

影像诊断报告

姓名	性别：女	年龄：78 岁	影像号	检查日期
检查项目：结肠 CT		临床诊断：结肠肿瘤		
肿瘤位置		☐左半　☑右半	☐盲肠	
		☑升结肠　☐结肠肝曲	☐横结肠	
		☐结肠脾曲　☐降结肠	☐乙状结肠	
肿瘤大小	☑肿块型		肿块大小： 59 mm× 54 mm× 63 mm	
	肠壁浸润型		肿瘤最厚层面：　　　 mm	
肿瘤侵犯腹膜后手术切缘（仅适用于升或降结肠）	☐有		☑无	
T 分期	☐ T1：肿瘤侵犯至黏膜下层			
	☐ T2：肿瘤侵犯固有肌层，但未穿透固有肌层			
	☐ T3：肿瘤突破固有肌层 < 5 mm			
	☐ T3：肿瘤突破固有肌层 ≥ 3 mm			
	☑T4a：肿瘤侵犯超出腹膜覆盖的表面			
	☐ T4b：肿瘤侵犯邻近器官			
N 分期	☑区域可疑阳性淋巴结数量： 2 枚		最大短径： 15 mm	
	☐腹膜后可疑阳性淋巴结数量：无		最大短径：　　 mm	
结肠壁外血管侵犯	☑有		☐无	
M 分期	☐肝转移		肺转移：☐左肺　☐右肺	
	☐腹膜种植转移		☐其他转移病变	
其他异常征象	☐肿瘤穿孔		☐肠梗阻	
诊断意见：T 4a N 1b M 0，壁外血管侵犯（+）				

病例2 患者男性，65 岁，腹痛伴血便 5 月余。

检查部位及方法：直肠 MRI 平扫 +DWI+ 增强。影像图如图 5–36。

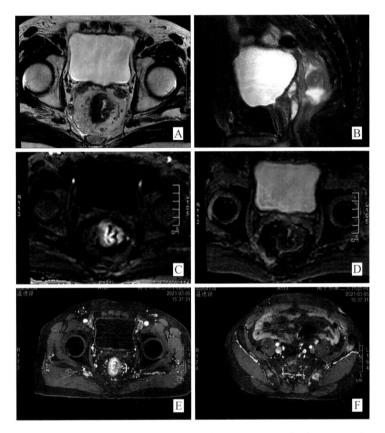

A. 为 T2WI 轴位，B. 为 T2WI–FS 矢状位，C.、D. 为 DWI 及 ADC 序列，E.、F. 为 FS–T1WI+C。

图 5–36 结直肠癌病例 2 的 MRI 平扫 +DWI+ 增强图像

影像诊断报告

姓名	性别：男	年龄：65 岁	影像号	检查日期
检查项目：直肠 MRI		临床诊断：直肠癌		
T 分期				
病变定位	腹膜反折		□腹膜反折以上、未受累 ☑腹膜反折以下、未受累 □跨腹膜反折、未受累 □腹膜反折受累	
	参照肿瘤下缘至肛缘距离定位		□上段直肠癌：10—＜15 cm □中段直肠癌：5—＜10 cm ☑下段直肠癌：＜5 cm	
	肿瘤下缘距肛直肠环距离		3.5　　cm	

大小	肿块型	斜轴位测量：___ mm×___ mm 矢状位测量（纵径）：___ mm
	☑肠壁浸润型	斜轴位测量肠壁最厚：16　 mm 矢状位测量（纵径）：54　 mm

病变环绕肠周径	□＜1/4 周	□1/4—＜1/2 周	□1/2—＜3/4 周	☑3/4—1 周

浸润程度	□T1：肿瘤侵犯至黏膜下层
	□T2：肿瘤侵犯固有肌层，但未穿透固有肌层
	☑T3：肿瘤突破固有肌层外膜，到达直肠周围系膜脂肪内　6　 mm
	□T3a：肿瘤突破肌层＜5 mm
	☑T3b：肿瘤突破肌层 5—10 mm
	□T3c：肿瘤突破肌层＞10 mm
	□T4a：肿瘤侵透腹膜或浆膜（上段直肠）
	□T4b：肿瘤侵犯邻近器官

备注：_____

N 分期（需综合淋巴结边缘、形态、内部信号特征评价）

□直肠上动脉周围淋巴结	可疑淋巴结数量：_____	最大短径：___ mm
☑直肠系膜筋膜内淋巴结	可疑淋巴结数量：8枚	最大短径：8mm
□髂内血管旁淋巴结	可疑淋巴结数量：_____	最大短径：___ mm

侧方淋巴结

□闭孔动脉旁淋巴结	可疑淋巴结数量：_____	最大短径：___ mm
□髂内血管旁淋巴结	可疑淋巴结数量：_____	最大短径：___ mm

备注：_____

M 分期

□腹股沟淋巴结	可疑淋巴结数量：_____	最大短径：___ mm

备注：骨盆多发转移。

直肠系膜筋膜状态	□阳性：前、后、左、右	阳性原因：肿瘤、淋巴结、癌结节、阳性壁外血管侵犯
	☑阴性	

备注：_____

直肠壁外血管侵犯	☑有：前、后、左、右	部位：□上段　□中段　☑下段 （参考肿瘤定位）
	□无	

备注：左侧	
其他异常征象	☑提示黏液腺癌可能
诊断意见：T3 N 2b M1a，直肠系膜筋膜（-），壁外血管侵犯（+）	

第三十二节 阑尾炎

一、阑尾炎概述

阑尾炎是常见的急性腹腔感染之一，包括急性单纯性、化脓性、坏疽穿孔性阑尾炎和阑尾周围脓肿等。其诊断主要依据临床表现和实验室检查结果，具有典型临床表现的急性阑尾炎不足50%，仅凭临床表现诊断阑尾炎的准确度为70%—78%，常会出现漏诊或误诊，延误治疗会增加患者并发症发生率，严重的可导致患者死亡，影像检查能显著降低阑尾炎的漏诊或误诊率。阑尾炎影像检查首选腹部超声，但超声检查有一定的局限性；CT 容积扫描可多平面重建，不受肠气、骨骼等干扰，诊断急性阑尾炎的敏感度及特异度均高于超声，尚可对合并阑尾穿孔、周围脓肿、肠粘连或肿瘤合并阑尾炎进行准确诊断；对于90%的阑尾炎及其并发症仅 CT 平扫就能作出诊断，仅少数情况需要 CT 增强检查。阑尾炎是否合并穿孔、脓肿、肠粘连，是否存在肿瘤合并阑尾炎对于治疗方案的制定至关重要，影像报告在诊断阑尾炎的同时还应对并发症等进行描述和诊断，为临床治疗提供重要依据。

二、阑尾炎的影像规范描述和诊断

（一）书写诊断报告前准备

（1）严格核对患者的基本信息和影像检查技术，避免检查图像与患者信息不一致，确保医疗质量和医疗安全。

（2）认真查阅患者相关资料，包括患者现病史、既往史及相关各项辅助检查资料等。

（二）阑尾炎影像表现的描述

影像表现是影像诊断报告的重要组成部分，影像描述需与影像检查方法一致，要求内容完整但简明扼要，格式规范且重点突出，主要包括以下几方面内容。

1. 重点描述阑尾情况

主要包括以下几方面。（1）阑尾位置：回肠前位、回肠后位、盆位、盲肠后位、盲肠下位。（2）管径增粗：阑尾直径≥6mm 提示炎症存在。（3）阑尾壁增厚：管壁肿胀增厚的判断标准一般为＞2mm，增强扫描显示更佳。（4）阑尾腔内积液：常以积液宽≥2.6mm 作为诊断标准。（5）阑尾结石：多数阑尾结石呈球形或椭球形，边缘有钙化。

2. 对阑尾周边情况进行描述

主要包括以下几方面。（1）阑尾周围是否渗出：阑尾周围炎症时阑尾和盲肠周围可见条索状、片絮状边缘模糊影。（2）阑尾周围是否积气：阑尾周围积气或游离小气泡被认为是坏疽性阑尾炎和穿孔的 CT 表现。（3）是否存在阑尾蜂窝织炎或周围脓肿：阑尾蜂窝织炎在 CT 上表现为阑尾周围软组织密度影形成，密度不均匀，边缘模糊；脓肿为包裹性性肿块，内部液性密度，可见脓肿壁，边缘模糊，增强扫描脓肿壁强化明显。阑尾蜂窝织炎或周围脓肿被认为是阑尾穿孔的特异性征象。（4）淋巴结是否增大：周围淋巴结肿大，好发于肠系膜根部，需测量最大淋巴结。（5）盲部肠壁是否增厚：炎症波及回盲部时，回盲部肠壁管壁会增厚肿胀，肠壁增厚多以阑尾根部为中心；盲肠癌合并阑尾炎时盲肠增厚、密实，增强扫描呈均匀或不均匀明显强化。（6）是否存在腹膜炎、腹水：局限性腹膜炎只累及阑尾周围局部腹膜、系膜、筋膜，表现为增厚肿胀，相应区域腹腔脂肪密度增高模糊；弥漫性腹膜炎则广泛性累及腹膜腔，腹膜及肠系膜增厚肿胀，腹腔脂肪密度呈浑浊性密度增高，两者均可致炎性反应性腹水产生。

3.扫描所及其他脏器情况

主要观察炎症是否累及邻近小肠，是否存在粘连性肠梗阻；泌尿系脏器、双侧肾上腺、所及肝脏、胆囊、胰腺、脾脏有无异常，也不应遗漏对腹主动脉和脊椎的观察。

（三）阑尾炎的影像诊断

影像诊断需要与影像表现相对应。影像诊断首先必须做到定位诊断，再作出定性诊断（典型病灶直接给出明确定性诊断；不典型病灶给出不超过3个的可能诊断，以可能性由大到小的顺序排列）。如果有多个疾病诊断，按疾病的重要程度先后排列，而且诊断结论的顺序应与影像描述的顺序一致。必要时可根据多种影像诊断给出总结性的综合诊断，避免一味地罗列多条诊断结果。

三、阑尾炎的影像诊断报告示例

病例　患者女性，70岁，腹痛、腹胀1天，以腹痛查因收入院。

检查部位及方法：下腹部CT平扫＋增强。影像图如图5-37。

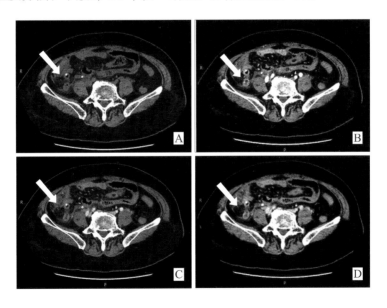

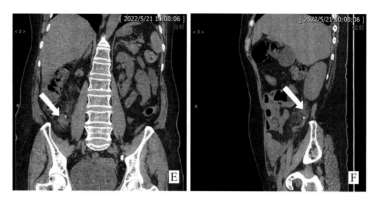

A—D.为平扫、动脉期、静脉期、延迟期横轴位，E.为平扫冠状位，F.为平扫矢状位。

图 5-37　急性阑尾炎病例 CT 平扫 + 增强图像

影像诊断报告

影像所见

盆位阑尾，阑尾增粗，管径最宽处约1.4cm，管腔内见少量积液及结节状致密影，周围脂肪间隙模糊，见斑片状、条索状渗出影，并可见多个淋巴结显示。增强扫描阑尾壁强化明显，壁厚约0.3cm，局部连续性中断，阑尾周围见数个小气泡影。盲肠壁水肿增厚，余邻近肠管未见异常；各肠管未见扩张及占位病变，增强扫描未见异常强化。双肾、输尿管、膀胱未见异常。所示肝脏、胰腺及脾脏未见异常。脊椎胸腰段骨质增生，骨盆未见异常。

影像诊断

盆位阑尾，急性阑尾炎并阑尾穿孔、周围脓肿形成，阑尾粪石。

特殊病例　患者男性，61岁，右下腹痛1天。

行下腹部 CT 平扫 + 重建。需要警惕盲肠癌合并阑尾炎、阑尾黏液腺癌合并阑尾炎。影像图如图5-38。

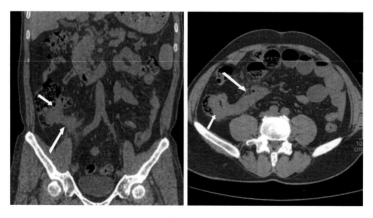

右下腹阑尾肿大、周围见渗出（长箭头），盲肠局部明显增厚（短箭头），术后病理：盲肠癌并阑尾炎。

图 5-38　阑尾炎特殊病例的下腹部 CT 平扫 + 重建影像图

第三十三节　肛瘘

一、肛瘘概述

肛瘘是肛门直肠瘘的简称，是发生在直肠、肛门周围的脓肿溃破或切开引流后的后遗病变或自行生长的慢性炎性窦道。肛瘘是肛肠科常见疾病之一，发病率仅次于痔疮，中国肛瘘发病率占肛肠病的 1.67%—3.60%。肛瘘的分类方法较多，根据 Parks 肛瘘分类法，绝大多数肛瘘可以归入下列四型：括约肌间型、经括约肌型、括约肌上型、括约肌外型。依据肛瘘治疗的困难程度，可将其分为单纯性（低位）和复杂性（高位）肛瘘。MRI 多参数、多方位及功能成像，具有无电离辐射、极佳软组织对比度、无结构重叠的多平面成像等优点，可以充分显示肛管与直肠周围肌肉的关系，能更好地显示内口、瘘管及其与毗邻组织的关系，可以在术前明确诊断、准确分型，辅助临床制定最合适的治疗方案，被认为是评估和分类肛瘘的"金标准"。

二、肛瘘的影像规范描述和诊断

（一）书写诊断报告前准备

（1）严格核对患者的基本信息和影像检查技术，避免检查图像与患者信息不一致，确保医疗质量和医疗安全。

（2）认真查阅患者相关资料，包括患者现病史、既往史及相关各项辅助检查资料等。

（二）肛瘘影像表现的描述

影像表现是影像诊断报告的重要组成部分，影像描述需与影像检查方法一致，要求内容完整但简明扼要，格式规范且重点突出，主要包括以下几方面内容。

（1）肛瘘个数。可以计数的描述具体个数［1个、2个、多个（3个及以上）］。

（2）内外口的位置。①冠状位图像定位低、高位（齿状线为界）。②轴位图像采用肛门时钟定位法来确定外科仰卧截石位时的肛瘘内口位置。

（3）瘘管长度。测量内口距肛周皮肤距离。

（4）肛瘘分型，Parks 肛瘘分类法。①括约肌间型：内口位于齿状线附近，沿内、外括约肌间隙走行；②经括约肌型：内口可为高位或低位，瘘管突破肛门外括约肌进入坐骨直肠窝；③括约肌上型：内口位于齿状线附近，瘘管沿括约肌间隙向上走行，在耻骨直肠肌的上方突破肛提肌行至坐骨直肠窝；④括约肌外型：内口位于直肠，直接突破肛提肌行至坐骨直肠窝，此型与肛门括约肌复合体无关。

（5）其他复杂情况。是否合并脓肿、分支瘘管以及周围组织炎性反应的详细位置、瘘管炎症活动情况等。

（6）信号及增强扫描情况。①急性瘘管在 MRI 上表现为条状 T1WI 类似周围肌肉的低信号，T2WI 及抑脂序列瘘管纤维壁呈环形低信号，腔内容物呈高信号，DWI 上表现为高或稍高信号，增强扫描强化明显。②合并脓肿则表现为明显环形强化，其内部脓液无强化。③对于慢性瘘管和纤维瘢痕，T1WI 及 T2WI 均表现为低信号，增强早期无或轻度强化，延迟期可强化。

（7）扫描所及其他脏器情况。主要是观察盆腔所见其他脏器有无异常，也不能遗漏对骨盆等组织结构的观察。

（三）肛瘘的影像诊断

影像诊断需要与影像表现相对应。影像诊断要准确地描述瘘管的内外口、走行的解剖位置，对肛瘘进行分型，再描述合并其他复杂情况的位置以及瘘管的炎症活动情况等。

三、肛瘘的影像诊断报告示例

病例　患者男性，24岁，肛周疼痛6天，加重1天。

检查部位和方法：肛管高分辨 MRI 平扫 + 增强 +DWI。影像图如图 5-39。

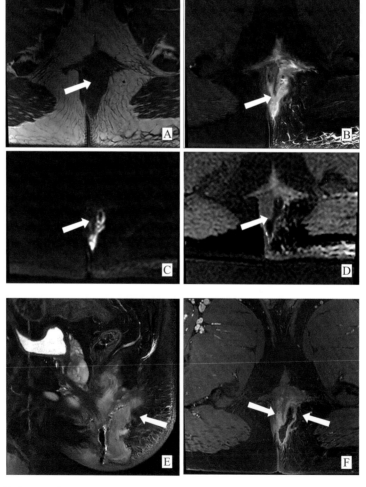

A. 为 T1WI 轴位，B. 为 T2WI-FS 轴位，C. 为 DWI（b 值 =1000）轴位，D. 为 ADC 轴位，E. 为 T2WI-FS 矢状位，F. 为 MRI 增强扫描图像。

图 5-39　肛瘘病例 MRI 平扫 + 增强 +DWI 图像

影像诊断报告

影像所见

肛管齿状线水平约 6 点钟方向距肛缘约 1.3cm 处见管道状瘘口经肛门内、外括约肌间隙向左前下方延伸至肛周皮下，并形成不规则形 T1WI 低、T2WI 高信号囊状病灶，内伴散在气体，DWI 病灶内部呈扩散受限高信号，ADC 图呈低信号，较大层面大小约 3.1cm×5.9cm×4.3cm，边界欠清，周围脂肪间隙模糊，见片状 T2WI 压脂不均匀高信号渗出，增强扫描管道壁及囊壁强化明显，囊内区域未见强化。扫描所及其他组织结构未见异常征象。

影像诊断

考虑肛瘘（括约肌间型，内口位于肛管齿状线水平约 6 点钟方向），合并左侧肛周括约肌间 – 皮下脓肿形成。

·· 第六章 ··

妇科、儿科常见疾病影像诊断报告的规范书写

第一节　乳腺疾病

一、乳腺疾病概述

乳腺癌在我国发病率呈快速上升趋势，如今已经居女性恶性肿瘤的首位，严重危害女性生命和健康，如何早期鉴别乳腺良恶性疾病尤为重要。乳腺疾病的临床诊断主要有3种方法：临床触诊、影像检查及穿刺活检。其中，影像检查能发现临床触诊阴性的乳腺疾病，在乳腺癌的筛查和早期诊断中发挥着不可替代的作用；同时，对于已确诊的乳腺癌，影像检查在其术前分期、疗效评估、检测复发等方面也发挥了重要作用。目前，临床最常用的乳腺影像检查方法包括乳腺超声、乳腺 X 线摄影和乳腺 MRI 检查等。乳腺 X 线摄影因其可较好地显示乳腺内肿块和细小钙化，且诊断费用低、操作简单，故与乳腺超声一起成为乳腺疾病首选的筛查和诊断组合方法。但是，我国女性相较于欧美女性而言致密型乳腺占比较高，因此组织分辨率更高的乳腺 MRI 检查也常用于乳腺疾病的诊断和鉴别诊断。乳腺 MRI 检查因其多序列、多参数、动态增强扫描、功能成像等特点，对乳腺病灶的检出具有更高的敏感性和特异性，在乳腺癌的诊断、分期、疗效评估及高危人群的筛查等体现出更大价值，已经成为继乳腺超声、乳腺 X 线摄影的重要后续诊断方法。

为更好地规范乳腺影像诊断报告，便于国内外乳腺影像的学术交流，鼓励采用美国放射学会 2013 版乳腺影像报告和数据系统（BI-RADS），使用规范化的影像报告术语，对乳腺病变进行标准化评估及分类。影像报告包括自由式文本和结构式文本两种形式，而对于 BI-RADS 3 类以上病变，参照 BI-RADS 形成的结构式报告，能更有助于放射科医师全面、规范和准确地书写影像诊断报告，不但能提高书写的效率、报告的质量，增强诊断的信心，还可以广泛应用于临床教学和科研工作中，从而有效地利用信息数据。

二、乳腺 X 线摄影的规范描述和诊断

（一）患者基本信息核对

书写诊断报告之前务必严格核对患者的基本信息和影像检查技术，避免检查图像与患者信息不一致，确保医疗质量和医疗安全。简要询问病史，包括既往影像检查、月经史、既往史及家族史等。

（二）诊断原则

（1）乳腺 X 线报告的组成，应包括病史、检查目的、投照体位、乳腺分型、任何重要的影像所见及与既往检查片对比的结果，最后是评估类别和建议。报告措辞应当简洁，使用术语词典中的标准词汇。应清楚地描述任何有意义的发现，如有前片，应对比有无变化，最有意义的是新发现的病灶。如果同时进行过超声和乳腺 MRI 检查，在报告中应予提及。

（2）建议采用美国放射学会2013年第5版乳腺影像报告和 BI-RADS 的描述术语及影像评估诊断分类。

（三）报告术语

1. 构成分类

诊断报告首先需要描述乳腺纤维腺体组织（FGT）构成分类。共分为4型，a 型（脂肪型）：双乳几乎均为脂肪；b 型（散在纤维腺体型）：纤维腺体密度小区域性分散存在；c 型（不均匀致密型）：双乳不均匀性致密，可遮掩小肿块，分为弥漫和局限两种情况，局限致密可发生在单侧乳腺；d 型（极度致密型）：双乳极度致密，使乳腺 X 线摄影敏感度降低。

2. 乳腺方位

包括病灶位置（左、右乳房，外上、内上、外下和内下4个象限，中央区、乳晕后区、腋尾区）和病灶深度（包括前、中、后3个部分，或与乳头距离）。

3. 乳腺 X 线摄影征象分析

（1）肿块。需要描述以下特征：①形状，包括球形、卵球形、不规则形。②边缘，包括清楚、遮蔽、小分叶、浸润/模糊、毛刺/星芒状。③密度，包括高密度、等密度、低密度、含脂肪密度。

（2）钙化。主要从形态和分布两方面描述。①形态，包括9种典型良性钙化（皮肤钙化、血管钙化、粗糙或爆米花样钙化、大杆状钙化、球形或点状钙化、环形钙化、钙乳钙化、营养不良性钙化、缝线钙化）和4种可疑形态钙化（不定形钙化、粗糙不均质钙化、细小多形性钙化、细线或细线分支样钙化）。②分布，包括散在或弥漫分布、区域状分布、集群分布、线样分布、段样分布。

（3）结构扭曲。可以是一种征象，也可为肿块、不对称致密或钙化的伴随征象。

（4）对称性征象。包括不对称、局灶性不对称、大团状不对称和进展性不对称。

（5）伴随征象。与肿块、不对称或钙化伴随使用，无其他异常出现时，可单独出现作为影像发现。包括皮肤回缩、皮肤增厚、乳头凹陷、乳腺小梁结构增粗、腋窝淋巴结肿大、结构扭曲、钙化等。

（6）乳内淋巴结、皮肤病变、假体等。

4. 评估分类

应对每个病灶进行完整的评估和分类，如表6-1。

表6-1 乳腺 X 线摄影 BI-RADS 评估分类与处理意见

不完全评估	恶性可能性	对应病变	处理意见
0类：不完全，需要进一步影像评估或与前片对比	N/A	常在普查情况下应用，在完全的影像检查后以及与前片对比后则很少用；对于发现的病变需要进一步确定性质或观察范围，也可使用	召回进行下一步检查，和（或）与前片对比
完全评估	恶性可能性	对应病变	处理意见
1类：阴性	0%	无异常发现	常规随访
2类：良性	0%	钙化的纤维腺瘤、皮肤钙化、金属异物（活检或术后的金属夹）、含脂肪的病变（脂型囊肿、积乳囊肿、脂肪瘤及混合密度的错构瘤）、乳腺内淋巴结、血管钙化、植入体及符合手术部位的结构扭曲等	常规随访
3类：良性可能	>0%，≤2%	常规 X 线摄影中观察到的、临床不能触及的、边界清楚的肿块，在点压放大片上部分变薄的局灶性不对称、孤立集群分布的点状钙化和双乳弥漫无定形模糊钙化或粗糙不均质钙化	6个月后随访 + 后续随访
4类：可疑	>2%，<95%		
4A：恶性可能性（低）	>2%，≤10%	可扪及的、X 线显示边缘清晰而超声提示可能为纤维瘤的实质性肿块、可扪及的复杂囊肿和可扪及的可疑脓肿、未扪及肿块的结构扭曲、未扪及肿块的结构扭曲伴局灶性不对称致密	组织学检查临床医生应明白对良性结果进行随访的必要性
4B：恶性可能性（中）	>10%，≤50%	集群样分布的无定形钙化或细小多形性钙化、边缘浸润的实性肿块、扪及肿块的结构扭曲及扪及肿块的结构扭曲伴局灶性不对称致密	
4C：恶性可能性（高）	>50%，<95%	形态不规则、边缘浸润的实性肿块和集群样分布的细小线状钙化灶	
5类：恶性可能性（极高）	≥95%	形态不规则星芒状边缘的高密度肿块、段样和线样分布的细小线样和分支状钙化、不规则星芒状边缘肿块伴钙化	外科干预或组织学检查

续表

不完全评估	恶性可能性	对应病变	处理意见
6类：组织学已证实恶性	N/A	用来描述活检已证实为恶性的影像评估，主要是评价先前活检后的影像改变，或监测术前治疗的影像改变	外科干预或其他治疗

5.影诊断报告结论要求

体现轻重缓急，致命的、严重的、急需处理的诊断列前，次要的列后。同性质的疾病或有因果关系的疾病归在同一项诊断中。可能影响诊断敏感性和准确性的情况需要指出，如乳腺构成分类为d型，即乳腺实质是极度致密，可影响乳腺X线摄影的诊断，降低疾病检出水准，必须在报告结论中体现。诊断结论的结构是前半段为一般性疾病诊断结论，后半段为BI-RADS分类。注意，不仅仅是列出分类序号，还应标注分类的含义。

三、乳腺 MRI 检查的规范描述和诊断

（一）患者基本信息核对

书写诊断报告之前务必严格核对患者的基本信息和影像检查技术，避免检查图像与患者信息不一致，确保医疗质量和医疗安全。了解患者发病情况、症状、体征、家族史、高危因素，询问乳腺手术史及病理学检查结果和手术日期、月经状态及月经周期、有无激素替代治疗或内分泌治疗史、有无胸部放疗史、有无前片及其他相关检查（包括乳腺X线摄影、乳腺超声检查）。

（二）诊断原则

（1）建议采用美国放射学会2013年第2版乳腺影像报告和BI-RADS的描述术语及影像评估诊断分类。

（2）乳腺MRI诊断必须有增强图像，结合多种序列来描述、分析、判断病灶的特征。

（3）诊断报告首先需在非脂肪抑制平扫T1WI描述FGT构成分类。a类：几乎全部由脂肪构成。b类：散在的纤维腺体组织构成。c类：不均质的纤维腺体组织构成。d类：绝大部分由纤维腺体组织构成。

（4）诊断报告需在脂肪抑制增强T1WI描述乳腺实质背景强化（BPE），依据其强化程度分为几乎不强化、轻微强化、中度强化、明显强化四型；依据两侧乳腺强化对称性分为对称和不对称。对明显强化型乳腺，由于病灶容易被掩盖在增强的实质中，诊断的敏感性和阴性预测值将明显下降。

（5）如果有假体则应在报告中陈述，包括假体的内容物（生理盐水、硅胶或其他）、单房或多房等。

（6）诊断报告中对MRI所发现的异常病变的描述应包括以下方面。

①位置：描述病变所在的象限，钟点位置，与乳头及相邻皮肤、深部胸壁的距离。

②数目：描述病变的数目。

③大小：测量病变的三维径线，对已确诊乳腺癌进行分期检查时，则要测量病变的总体范围。

④形态：先确定病变是肿块性病变还是非肿块性病变，然后具体描述其形状、边缘、内部强化特点。

⑤病灶平扫的 T1WI 与 T2WI 信号情况。

⑥强化表现：对定性诊断非常重要，包括早期强化程度和 TIC。

（7）对病变性质的分析判断需结合形态学特征和动态增强特征（包括 TIC）两方面进行。建议尽可能结合 DWI 及表观扩散系数（ADC）进行分析。

（8）强调结合临床表现和其他影像检查进行综合影像诊断。

（三）乳腺 MRI 征象分析

以强化影像为依据，乳腺 MRI 征象主要分为三大类：灶点强化、肿块样强化和非肿块强化，应注意从形态学和功能影像学两方面分析。另有部分病灶不强化或表现为其他异常征象。

（1）灶点或多灶点强化。很常见，通常在增强前无特殊发现。呈细小点状（直径＜5mm），不具有明显的占位效应，难以对其形状及边缘加以描述。

（2）肿块样强化。其形态学从形状、边缘、内部强化特点 3 个方面来描述，再分析其动态增强 TIC 类型。

①形状：分为球形、卵球形（可有2—3个分叶）和不规则形。

②边缘：分为清晰、不清楚（包括不规则、毛刺）。

③内部强化特征：包括均匀强化、不均匀强化、环形强化、内部暗分隔4种。

④肿块动态增强特性（血流动力学）：通常应用早期增强率（缓慢强化、中等度强化及快速强化）和 TIC（持续型、平台型和廓清型）两方面来评价。结合两段曲线的走势情况，常可分为缓升持续型、速升平台型、速升廓清型3种类型。

（3）非肿块强化。从分布特点、内部强化特征两方面来描述。

①分布特点：可分为局灶分布、线样分布、段样分布、区域分布、多区域分布和弥漫分布。

②内部强化特征：可分为均匀强化、不均匀强化、集丛样强化和簇状环形强化。

（4）不强化病灶。多为良性病变，常包括 T1WI 增强前高信号的导管、囊肿、术后积液（血肿、浆液淤积）、治疗后皮肤或小梁增厚，不强化的肿块、结构扭曲、由异物或手术植入物所致的信号缺失，以及含脂病灶如脂肪瘤、脂肪坏死、错构瘤等。

（5）其他征象及伴随征象。包括乳头内陷、乳头受侵、局限性或弥漫性皮肤增厚、皮肤受侵、皮肤水肿、淋巴结受侵、胸肌受侵、胸壁受侵、血肿或出血、异常流空信号。伴随征象可与其他异常征象一同出现，亦可单独出现。发现伴随征象的意义在于当其与其他异常征象一起出现时，可提高乳腺癌的诊断；当确诊为乳腺癌时，某些伴随征象的出现将有助于术前分期及手术方式的选择。

（6）假体。

①假体材料和类型：主要分为两种，即盐水或硅凝胶。观察假体被膜是完整还是破裂。

②其他假体材料（如豆油、聚丙烯、聚氨酯和海绵，包括直接注射）。

③腔型（单或双）。

④植入物位置：在腺体后方或胸肌后方。

⑤假体轮廓异常：局部凸起。

⑥硅胶囊内异常：放射状褶皱、包膜下陷、锁眼征（泪滴、套索）、意面征。

⑦硅胶囊外异常：乳腺内、淋巴结内。

⑧水滴。

⑨移植物周围液体。

（四）乳腺 MRI 的 BI-RADS 分类

应对每个病灶进行完整的评估和分类，如表6-2。

表6-2 乳腺 MRI BI-RADS 评估分类与处理意见

完全评估	恶性可能性	对应病变	处理意见
0类：不完全，需要进一步影像评估或与前片对比	N/A	由于通常进行初次乳腺 MRI 检查时已有其他影像检查，故应尽量避免使用0类；常用于扫描条件不满意，或未做血流动力学成像，或需更多信息以解释目前扫描所见时	召回进行下一步检查（MG/US），和（或）与前片对比
完全评估	恶性可能性	对应病变	处理意见
1类：阴性	0%	无异常发现	常规随访
2类：良性	0%	乳腺内淋巴结、义乳、植入体、金属异物如外科夹、无强化的纤维腺瘤、囊肿、无强化的陈旧或近期瘢痕，以及含脂肪的病变如脂性囊肿、脂肪瘤、积乳囊肿、混合密度的错构瘤等	常规随访
3类：良性可能	>0%，≤2%	BPE 表现不典型或考虑与激素变化有关、T2WI 上高亮信号的灶点病变、独立于 BPE 并具有良性的形态学和血流动力学特征的孤立性病灶	短期随访（6m+6m+1y+2y）
4类：可疑	>2%，<95%	不具有乳腺癌的典型表现，但不能排除乳腺癌的可能性，包括可疑的非肿块强化按线样分布或段样分布、不规则形态或不均匀强化或环形强化的肿块、具有任何可疑形态或血流动力学特点的局灶分布强化	组织学检查

续表

完全评估	恶性可能性	对应病变	处理意见
5类：恶性可能性（极高）	≥95%	具有恶性肿瘤的典型征象，通常单个的恶性征象不足以归为5类，需多个恶性征象或有乳腺X线摄影及超声作为佐证，方可定为5类	外科干预或组织学检查
6类：组织学已证实恶性	N/A	用于活检组织学已证实为恶性的术前诊断，如果恶性病变已切除或乳腺成功切除者不应使用6类；除已知的恶性病变外，另见其他可疑病变者应归为4或5类，以便相应治疗	外科干预或其他治疗

　　影诊断报告结论要求：体现轻重缓急，致命的、严重的、急需处理的诊断列前，次要的列后。同性质的疾病或有因果关系的疾病归在同一项诊断中。可能影响诊断敏感性和准确性的情况需要指出，如在背景实质明显强化型乳腺，由于病灶容易被掩盖在增强的实质中，诊断的敏感性和阴性预测值将明显下降，必须在报告结论中体现。诊断结论前半段为一般性疾病诊断结论，后半段为 BI-RADS 分类。注意，不仅仅是列出分类序号，还应标注分类的含义。

四、乳腺疾病的影像诊断报告示例

病例1　患者女性，42岁，因"发现右乳肿物2月余"入院。

　　检查部位及方法：双侧乳腺钼靶检查。影像图如图6-1。

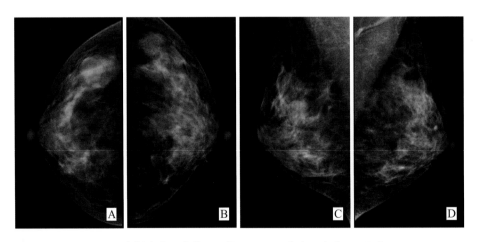

A.、B. 分别为右、左乳 CC 位，C.、D. 为右、左乳 MLO 位。

图 6-1　乳腺疾病病例 1 的双侧乳腺头尾位（CC 位）、内外侧斜位（MLO 位）图像

影像诊断结构式报告

（一）临床病史

□高危人群筛查

☑诊断性检查　　右乳占位性病变性质待查

（1）既往影像检查：

☑超声　右乳实质性低回声团性质待查

□X线

□MRI

（2）月经史：□绝经　　　绝经年龄＿＿＿＿＿＿

　　　　　　　☑未绝经　末次月经时间　2017年8月1日

（3）既往史及家族史：无

（二）检查技术评估

□未包括病灶

□病灶未完全包括

□未包括腋窝区

□图像质量评估对比度差、噪声大，影响诊断

（三）影像所见

1. 整体评估

☑双乳纤维腺体组织呈：□脂肪型　□散在腺体型　☑不均匀致密型　□极度致密型

□双乳未见异常发现，腋窝未见肿大淋巴结

2. 病灶评估

部位：□左侧　☑右侧

位置：☑外上　□外下　□内上　□内下　□中上　□中下　□外侧　□内侧　□乳晕后区　□中央区　□腋尾区

　　　□前带　☑中带　□后带

征象：☑肿块　□钙化　□结构扭曲　□对称性征象

肿块：☑单发　□多发

　　　　大小　（2.0）cm×（1.9）cm×（2.1）cm

　　　　形态　☑球形　□卵球形　□不规则形

　　　　边缘　☑清楚　□遮蔽　□小分叶　□浸润/模糊　□毛刺/星芒状

　　　　密度　□高密度　☑等密度　□低密度　□含脂肪密度

3. 伴随征象

□病灶侵犯：□乳头　□皮肤　□胸大肌

□皮肤：□回缩　□增厚

□乳头凹陷：☑无　□有

□乳腺小梁结构增粗

□淋巴结：☑腋窝未见肿大淋巴结

　　　　　□腋窝肿大淋巴结　□单发　□多发 短径（　　　）cm

□结构扭曲：☑无　□有

□钙化：☑无　□有

4. BI-RADS 评估分类

□0需结合其他影像检查

□1阴性

□2良性病变

□3可能良性（0%＜恶性可能性≤2%）

☑4可疑恶性：（2%＜恶性可能性＜95%）

　　　☑4A（2%＜恶性可能性≤10%）

　　　□4B（10%＜恶性可能性≤50%）

　　　□4C（50%＜恶性可能性＜95%）

□5高度可疑恶性（恶性可能性≥95%）

□6病理证实为恶性

（四）影像诊断

（1）右乳外上象限肿块，考虑为纤维腺瘤可能，BI-RADS4A 类，建议组织学检查。

（2）左乳未见明显异常，BI-RADS1类。

病例2　患者女性，37岁，体检要求行钼靶检查。

检查部位及方法：双侧乳腺钼靶。影像图如图6-2。

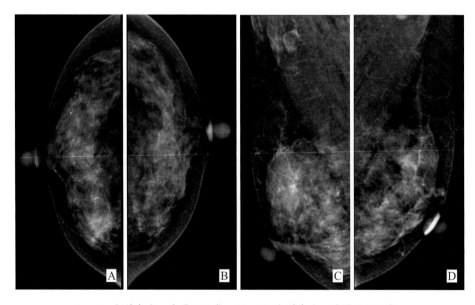

A.、B. 分别为右、左乳 CC 位，C.、D. 分别为右、左乳 MLO 位。

图 6-2　乳腺疾病病例 2 的双侧乳腺头尾位（CC 位）、内外侧斜位（MLO 位）图像

影像诊断结构式报告

（一）临床病史

☑高危人群筛查

□诊断性检查 _____

（1）既往影像检查：

□超声

□X线

□MRI

（2）月经史：□绝经　　绝经年龄 _____

　　　　　　☑未绝经　末次月经时间 2018年3月25日

（3）既往史及家族史：　母亲乳腺癌病史

（二）检查技术评估

□未包括病灶

□病灶未完全包括

□未包括腋窝区

□图像质量评估对比度差、噪声大，影响诊断

（三）影像所见

1. 整体评估

双乳纤维腺体组织呈：□脂肪型　□散在腺体型　☑不均匀致密型　□极度致密型

□双乳未见异常发现，腋窝未见肿大淋巴结

2. 病灶评估

部位：□左侧　☑右侧

位置：□外上　□外下　☑内上　□内下　□中上　□中下　□外侧　□内侧

□乳晕后区　□中央区　□腋尾区

　　　　□前带　☑中带　□后带

征象：□肿块　☑钙化　□结构扭曲　□对称性征象

钙化范围：（0.7）cm×（0.7）cm×（0.8）cm

钙化形态：

□良性钙化

　　　　□皮肤钙化　□血管钙化　□粗糙或爆米花样钙化　□大杆状钙化　□球形或

　　　　点状钙化　□环形钙化　□钙乳钙化　□营养不良性钙化　□缝线钙化

☑可疑形态钙化

　　　　□不定形钙化　□粗糙不均质钙化　☑细小多形性钙化　□细线或细线分支样

　　　　钙化

分布：□散在或弥漫分布　□区域状分布　☑集群分布　□线样分布　□段样分布

3. 伴随征象

☐病灶侵犯：☐乳头 ☐皮肤 ☐胸大肌

☐皮肤：☐回缩 ☐增厚

☑乳头凹陷：☑无 ☐有

☐乳腺小梁结构增粗

☑淋巴结：☑腋窝未见肿大淋巴结

　　　　　☐腋窝肿大淋巴结：☐单发 ☐多发 短径（　　　）cm

☑结构扭曲：☑无 ☐有

4. BI-RADS 评估分类

☐0需结合其他影像检查

☐1阴性

☐2良性病变

☐3可能良性（0%＜恶性可能性≤2%）

☐4可疑恶性（2%＜恶性可能性＜95%）

　　　☐4A（2%＜恶性可能性≤10%）

　　　☑4B（10%＜恶性可能性≤50%）

　　　☐4C（50%＜恶性可能性＜95%）

☐5高度可疑恶性（恶性可能性≥95%）

☐6病理证实为恶性

（四）影像诊断

（1）右乳内上象限钙化，中度疑似恶性，BI-RADS4B类，建议组织学检查。

（2）左乳未见明显异常，BI-RADS 1 类。

病例3　女性，60岁，因"发现左乳肿物1月余"入院。

检查部位及方法：乳腺 MRI 平扫＋增强。影像图如图6-3。

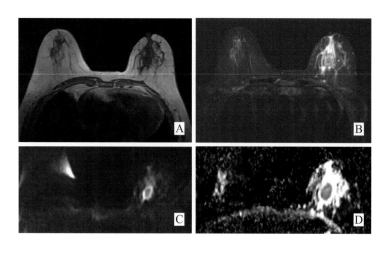

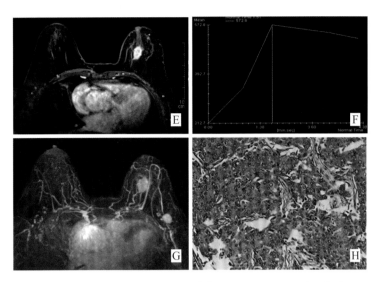

A.、B. 分别为 TWI、T2WI–FS 轴位；C.、D. 分别为 DWI（b 值 =1000）、相应 ADC 图轴位；E. 为增强后 TWI–FS 轴位；F. 为 TIC 曲线；G. 为 MRI–MIP 图像；H. 为术后病理，左侧乳腺非特殊型浸润性癌。

图 6–3　乳腺疾病病例 3 的双侧乳腺 MRI 平扫 + 增强图像

影像诊断结构式报告

（一）临床病史

☐高危人群筛查

☑诊断性检查　<u>左乳占位性病变性质待查</u>

（1）既往影像检查：

☑超声　<u>左乳实性低回声团，BI–RADS 4B</u>

☐ X 线

☐ MRI

（2）月经史：☑绝经　绝经年龄　<u>51 岁</u>

　　　　　　☐未绝经　末次月经时间　<u>　　　　　　</u>

（3）既往史及家族史：　<u>无</u>

（二）检查技术评估

☐未包括病灶

☐未包括腋窝区

☐图像伪影

☐图像信噪比差

☐ DCE 扫描时相错误

（三）影像所见

1. 整体评估

双乳纤维腺体组织数量呈：☐脂肪型　☑散在腺体型　☐不均匀腺体型　☐致密型

背景实质强化：□极少　☑轻度　□中度　□重度

　　　　　　　对称性　☑对称　□不对称

□双乳未见异常强化灶，腋窝未见肿大淋巴结

2. 病灶评估

部位：☑左侧　□右侧

位置：□外上　□外下　□内上　□内下　□中上　□中下　□外侧　□内侧

　　　□乳晕后区　☑中央区　□尾叶区

　　　　　　　□前带　☑中带　☑后带

征象：☑肿块　□非肿块样强化　□灶点强化

肿块　☑单发　□多发

　　　T1WI　□明显低　□中等低　☑稍低　□等信号　□稍高　□中等高　□明显高

　　　T2WI　□明显低　□中等低　□稍低　□等信号　☑稍高　□中等高　□明显高

　　　大小　（2.4）cm×（1.8）cm×（2.7）cm

　　　形态　□球形　☑卵球形　□不规则形

　　　边缘　□清晰　□不清楚　呈　☑不规则　□毛刺

　　　增强　□均匀强化　☑不均匀强化　□环形强化　□内部暗分隔

　　　TIC 曲线　□流入型　□平台型　☑流出型

　　　DWI　☑高信号　□低信号　□等信号　□伪影严重，无法评价

　　　ADC 值　（0.952）×10^{-3}mm^2/s

　　　周围卫星灶　☑未见　□可见

3. 伴随征象

□病灶侵犯：□乳头　□皮肤　□胸肌　□胸壁

□乳头凹陷

□皮肤：□增厚　□凹陷

□淋巴结：□腋窝未见肿大淋巴结

　　　　　☑腋窝肿大淋巴结：□单发　☑多发 短径（1.5）cm

　　　　　□内乳淋巴结：□单发　□多发 短径（　）cm

□周围结构扭曲

4. BI-RADS 评估分类

□0需结合其他影像检查

□1阴性

□2良性病变

□3可能良性（0%＜恶性可能性≤2%）

□4可疑恶性（2%＜恶性可能性＜95%）

☑5高度可疑恶性（恶性可能性≥95%）

□6病理证实为恶性

（四）影像诊断

（1）<u>左乳中央区</u>肿块，考虑为乳腺癌，<u>伴左腋窝淋巴结转移</u>，BI-RADS5<u>类</u>，建议<u>组织学检查</u>。

（2）右乳未见明显异常，BI-RADS 1 类。

病例4 女性，23岁，因"发现右乳肿物9月"入院。

检查部位及方法：乳腺MRI平扫+增强。影像图如图6-4。

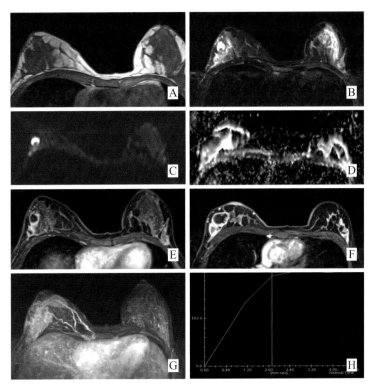

A.、B. 分别为 TWI、T2WI-FS 轴位，C.、D. 分别为 DWI（b 值 =1000）、相应 ADC 图轴位，E.、F. 分别为增强后 TWI-FS 不同层面轴位，G. 为 MRI-MIP 图像，H. 为 TIC 曲线。

图 6-4 乳腺疾病病例 4 双侧乳腺 MRI 平扫 + 增强图像

影像诊断结构式报告

（一）临床病史

☐高危人群筛查

☑诊断性检查　<u>右乳占位性病变性质待查</u>

（1）既往影像检查：

☑超声　<u>右乳外上象限多发低回声团性质待定，BI-RADS 4B 类</u>

☑X线　<u>右乳外上象限大团状不对称，BI-RADS 0类</u>

☐ MRI

（2）月经史：□绝经　　　绝经年龄 _____

　　　　　　　☑未绝经　　末次月经时间　2016年10月8日

（3）既往史及家族史：___无___

（二）检查技术评估

□未包括病灶

□未包括腋窝区

□图像伪影

□图像信噪比差

□ DCE 扫描时相错误

（三）影像所见

1. 整体评估

双乳纤维腺体组织数量呈：□脂肪型　　□散在腺体型　☑不均匀腺体型　　□致密型

背景实质强化：□极少　　☑轻度　　☑中度　　□重度

　　　　　　　对称性　☑对称　　□不对称

□双乳未见异常强化灶，腋窝未见肿大淋巴结

2. 病灶评估

部位：□左侧　☑右侧

位置：☑外上　　□外下　　□内上　　☑内下　　□中上　　□中下　　☑外侧　　□内侧

　　　□乳晕后区　　□中央区　　□尾叶区　　☑前带　　☑中带　　☑后带

征象：☑肿块　　□非肿块样强化　　□灶点强化

肿块：□单发　☑多发

　　　T1WI　□明显低　☑中等低　□稍低　□等信号　□稍高　□中等高　□明显高

　　　T2WI　□明显低　□中等低　□稍低　□等信号　□稍高　□中等高　☑明显高

　　　大小　（2.5）cm ×（2.3）cm ×（3.3）cm

　　　形态　□球形　☑卵球形　□不规则形

　　　边缘　□清晰

　　　　　　☑不清晰　呈　☑不规则　□毛刺

　　　增强　□均匀强化　□不均匀强化　☑环形强化　□内部暗分隔

　　　TIC 曲线　□流入型　☑平台型　□流出型

　　　DWI　☑高信号　□低信号　□等信号　□伪影严重，无法评价

　　　ADC 值　（0.823）× 10^{-3} mm^2/s

　　　周围卫星灶：□未见　☑可见

3. 伴随征象

□病灶侵犯：□乳头　　□皮肤　　□胸肌　　□胸壁

☑乳头凹陷

□皮肤：☑增厚　□凹陷

□淋巴结：☑腋窝未见肿大淋巴结

　　　　　□腋窝肿大淋巴结：□单发　□多发 短径（　　　）cm

　　　　　□内乳淋巴结：□单发　□多发 短径（　　　）cm

□周围结构扭曲

4. BI-RADS 评估分类

□0需结合其他影像检查

□1阴性

□2良性病变

□3可能良性（0%＜恶性可能性≤2%）

☑4可疑恶性（2%＜恶性可能性＜95%）

□5高度可疑恶性（恶性可能性≥95%）

□6病理证实为恶性

（四）影像诊断

（1）右乳多发肿块，考虑为乳腺炎性病变伴多发脓肿形成，BI-RADS 4类，建议组织学检查；

（2）左乳未见明显异常，BI-RADS 1 类。

病例5　女性，38岁，因"左乳头溢液5天"入院。

检查部位及方法：乳腺 MRI 平扫＋增强。影像图如图6-5。

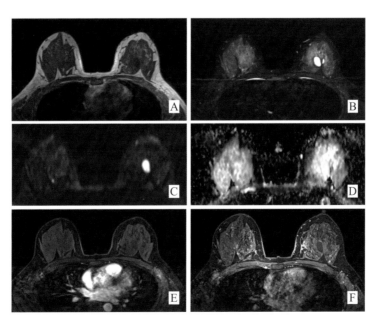

A.、B. 分别为 TWI、T2WI-FS 轴位，C.、D. 分别为 DWI（b 值 =1000）、相应 ADC 图轴位，E.、F. 分别为增强后 TWI-FS 早期、晚期轴位。

图 6-5　乳腺疾病病例 5 双侧乳腺 MRI 平扫＋增强图像

影像诊断报告

影像所见

双侧乳腺形态、大小对称，由不均质的纤维腺体组织构成，背景实质轻度强化，呈对称性强化。左侧乳腺见多发球形、卵球形T1WI明显低、T2WI明显高信号影，信号均匀，最大者位于中央区后带，大小约1.0cm×2.2cm×1.8cm，边缘清晰，DWI序列未见明显扩散受限，多期增强扫描均未见强化。右侧乳腺未见异常信号影及强化灶。双侧乳头对称无凹陷，皮肤未见异常。双侧胸肌及胸壁未见异常。双侧腋窝及内乳区未见明显肿大的淋巴结。

影像诊断

（1）左乳多发囊肿，BI-RADS 2类；

（2）右乳未见明显异常，BI-RADS 1类。

病例6　女性，34岁，因"双乳假体植入术后3年"入院。

检查部位及方法：乳腺MRI平扫+增强。影像图如图6-6。

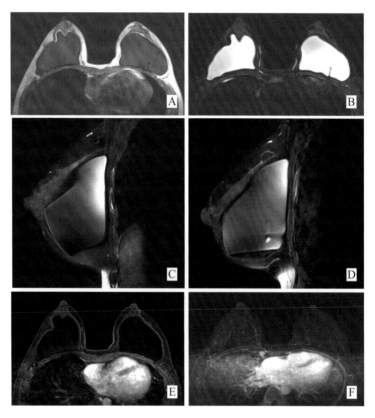

A.、B.分别为TWI、T2WI-FS轴位，C.、D.分别为左、右乳T2WI-FS矢状位，E.为增强后TWI-FS轴位，F.为MRI-MIP图像。

图6-6　乳腺疾病病例6 双侧乳腺MRI平扫+增强图像

影像诊断报告

影像所见

双侧乳腺形态、大小对称，由散在纤维腺体组织构成，背景实质极少强化。双侧乳腺腺体后方见硅胶假体，假体完整，为单腔，轮廓未见异常；左侧假体囊内见放射状褶皱，右侧囊内未见异常信号；双侧假体囊外未见异常信号影及强化灶。双侧乳头对称无凹陷，皮肤未见异常。双侧胸肌及胸壁未见异常。双侧腋窝及内乳区未见肿大淋巴结。

影像诊断

双乳假体植入术后改变，BI-RADS 2 类。

第二节　子宫颈癌

一、子宫颈癌概述

子宫颈癌是女性生殖器官最常见的恶性肿瘤，我国是子宫颈癌的高发国家，陕西是宫颈癌的高发地区，目前子宫颈癌的发病呈现患者年轻化趋势，严重威胁中青年女性的健康和生命，因此早期诊断、早期治疗至关重要。

美国癌症联合委员会（AJCC）子宫颈癌新版（第9版）TNM分期对诊断前检查评估有相应的要求，规定所有影像检查手段（包括超声、CT、MRI、PET-CT等）都可以用于子宫颈癌分期。同时将病理检查（包括最新WHO病理学分型）纳入分期系统中，使得肿瘤大小的测量较妇科检查和影像检查更精准；组织学类型包括HPV相关性和非相关性肿瘤。

T分期：新版分期中的T1a期最大浸润深度≤5mm；T1b期根据肿瘤大小（最大径）分为3个亚期，分别为T1b1≤2cm、T1b2＞2cm—≤4cm、T1b3＞4cm；除将影像及术后病理纳入分期外，T2、T3、T4期的判断标准在新版分期中无改变。

N分期：淋巴结转移是子宫颈癌的不良预后因素，而腹主动脉旁淋巴结转移较盆腔淋巴结转移对预后影响更大。

新版分期将子宫颈癌的淋巴结转移纳入分期系统。病理学对淋巴结转移的评估包括三个层面。（1）孤立肿瘤细胞（ITCs）：淋巴结内肿瘤病灶最大径＜0.2mm。（2）微转移：淋巴结内肿瘤病灶最大径0.2—2.0mm。（3）宏转移：淋巴结内肿瘤病灶最大径＞2mm。微转移和宏转移被认为淋巴结受累；ITCs可记录为N0（i+），但不影响N分期。盆腔淋巴结受累为N1，腹主动脉旁淋巴结受累为N2。

M分期：新版分期中影像学、细针抽吸、粗针穿刺、组织活检、组织切除检查、手术标本均可用于M分期。为了实现与临床分期标准一致，影像诊断报告建议采用TNM分期进行书写。

二、子宫颈癌的影像规范描述和诊断

（一）书写诊断报告前准备

（1）严格核对患者的基本信息和影像检查技术，避免检查图像与患者信息不一致，确保医疗质量和医疗安全。

（2）认真查阅患者相关资料，包括患者现病史、既往史及相关各项辅助检查资料等。

（二）子宫颈癌影像表现的描述

影像表现是影像诊断报告的重要组成部分，影像描述需与影像检查方法一致，书写做到内容完整但简明扼要，格式规范且重点突出，主要包括以下几方面内容。

1. 子宫背景的描述

子宫大小、形态、轮廓有无改变；内膜有无增厚（弥漫性/局限性增厚）。

2. 重点描述子宫颈病灶

（1）部位。子宫颈/前壁/后壁/宫颈内弥漫。（2）数目。局灶/多灶/弥漫。（3）形态。

结节形／肿块，球形、类球形或不规则形。（4）大小。类球形病灶需测量三维径线，规则球形病灶只描述直径即可，多发病灶可只测量最大病灶；长度单位务必统一，建议用厘米且精确到小数点后一位，三条径线都要有单位，如5.0cm×3.5cm×4.0cm。（5）边缘。描述病灶边缘是否清楚。（6）密度／信号。需描述病灶密度／信号高低及其均匀度，其中密度／信号高低可分为明显低、中等低、稍低、等、稍高、中等高、明显高7级，密度／信号不均匀代表肿瘤异质性。（7）增强扫描情况，需包括以下三个方面。①强化程度（与对比剂血药浓度有关）：无强化——与平扫对比密度／信号无变化，轻度强化——CT值增加30HU以下，中度强化——CT值增加30—60HU，明显强化——CT值增加超过60HU，等血池强化——增强密度／信号接近同期的血管腔。②强化均匀度：强化均匀／不均匀（代表异质性）。③增强多期扫描的强化模式：分别描述动脉期、静脉期、平衡期／延迟期的病灶强化情况。

3. 对子宫颈病灶的周边情况进行描述

主要包括以下几方面。（1）肿瘤 T 分期关键信息：需要描述子宫颈肌层浸润深度，有无子宫浆膜浸润，有无子宫颈基质浸润，有无附件、阴道、宫旁、膀胱、直肠侵犯等。（2）肿瘤 N 分期评估：有无区域淋巴结肿大（包括髂血管旁、骶前、腹主动脉旁等淋巴结）。（3）肿瘤 M 分期评估：描述有无腹股沟淋巴结转移、有无远处转移及转移瘤的影像特点。（4）子宫内有无其他病灶，如有其他病灶需对其影像特点进行描述。（5）描述有鉴别诊断价值的阴性征象。

4. 其他重要征象的观察

主要观察卵巢、输卵管、膀胱、直肠等有无异常，也不能遗漏对腹主动脉、髂动脉和脊椎、骨盆等组织结构的观察。

（三）子宫颈癌的影像诊断

影像诊断是影像检查的结论，需要与影像表现相对应。影像诊断首先必须做到定位诊断，尽量作出定性诊断，而且实现与临床分期标准一致，即遵照 TNM 及 FIGO 分期进行诊断。

三、子宫颈癌的影像诊断报告示例

病例　患者女性，59岁，同房后阴道流血6月余。

检查部位及方法：盆腔 MRI 平扫＋增强。影像图如图6-7。

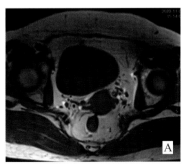
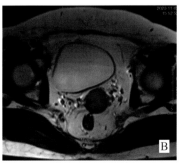

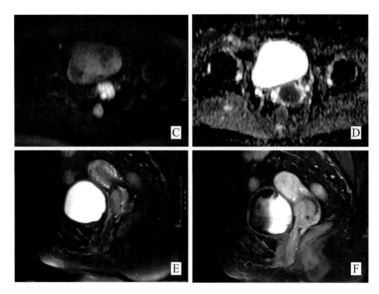

A. 为 T1WI 轴位，B. 为 T2WI 轴位，C. 为 DWI，D. 为 ADC 图，E. 为 T2WI–FS 矢状位，F. 为 MRI 增强晚期矢状位。

图 6–7　子宫颈癌病例 MRI 平扫 + 增强图像

影像诊断报告

影像所见

1. 子宫背景的描述

无 /√ 有子宫大小、形态、轮廓改变（子宫颈增大且形态失常）；内膜 √ 无 / 有增厚（弥漫性增厚 / 局限性增厚）。

2. 肿瘤情况

部位（子宫颈）。数目（√ 单发 / 多发）。形态（√ 结节 / 肿块，球形 √ 类球形 / 不规则形）。内部结构（√ 实性 / 囊实性，√ 无 / 有坏死）。大小（2.7 cm × 2.3 cm × 2.7 cm）。边缘（清楚 /√ 不清楚）。√ 无 / 有 CT（平扫呈等 / 稍高 / 稍低密度，密度均匀 / 不均匀）。无 /√ 有 MRI（T1WI 呈等信号，T2WI 呈稍高信号，信号均匀 /√ 不均匀，DWI 无 /√ 有扩散受限，ADC 值约 $0.806 \times 10^{-3} \text{mm}^2/\text{s}$）。增强扫描（轻中度 /√ 明显强化，均匀 /√ 不均匀强化，MRI 动态增强扫描早期不均匀明显强化，中期持续性强化，强化程度高于子宫肌层，晚期仍不均匀强化，强化程度低于子宫肌层）。

3. TNM 分期评估

（1）T 分期关键信息。

T1：肿瘤局限于子宫颈（不考虑向子宫体的侵犯）。

√T2：肿瘤侵犯超出子宫但未达阴道下 1/3 或盆壁。

√T2a——肿瘤侵犯阴道上 2/3，无子宫旁侵犯

（√T2a1——肿瘤最大径 ≤ 4cm，T2a2——肿瘤最大径 > 4cm）。

T2b——有子宫旁侵犯未达盆壁。

T3：肿瘤累及阴道下 1/3 和（或）肿瘤扩展至盆壁和（或）引起肾积水或肾无功能。（盆

壁指骨盆的肌肉、筋膜、神经血管结构以及骨性成分。)

T3a—肿瘤累及阴道下 1/3 未达盆壁。

T3b—肿瘤扩展至盆壁和(或)引起肾积水或肾无功能(除非已知是其他原因所致)。

T4：肿瘤侵犯膀胱、直肠或其他邻近组织器官(　　　　)。

(2)肿瘤 N 分期评估：√无 / 有区域淋巴结增大(宫旁 / 闭孔内肌 / 髂血管旁 / 腹主动脉旁 / 其他_____),(最大约_____)。

(3)肿瘤 M 分期评估：√无 / 有远处转移(腹股沟淋巴结 / 腹膜 / 肺 / 肝 / 骨 / 其他_____)。

4. 其他征象

无 /√ 有子宫其他病变(子宫底肌壁间见一类球形 T1WI 等、T2WI 稍低信号灶，大小约 1.3cm×0.9cm，边缘清楚，增强扫描与正常子宫肌层强化一致);√无 / 有盆腔积液(少量 / 中等量 / 大量)。

5. 扫描所及其他脏器情况

√无 / 有异常(卵巢 / 膀胱 / 直肠 / 其他_____)。

影像诊断

(1)子宫颈癌侵犯阴道上 2/3，分期：T 2a1 N 0 M x，Ⅱ 期。

(2)子宫底部肌壁间肌瘤。

第三节　子宫内膜癌

一、子宫内膜癌概述

子宫内膜癌是女性生殖系统三大恶性肿瘤之一，近年来发病率呈上升趋势，其病理学类型分为子宫内膜样癌、浆液性癌、透明细胞癌、未分化癌、混合细胞癌、中肾腺癌、鳞状细胞癌、黏液性癌、癌肉瘤。子宫内膜癌主要治疗手段为手术和放化疗，其肿瘤分期对临床制订治疗方案起重要指导作用。美国国立综合癌症网络（NCCN）公布的《2022 NCCN 子宫肿瘤临床实践指南(第1版)》以及中国抗癌协会妇科肿瘤专业委员会公布的《子宫内膜癌诊断与治疗指南（2021年版）》，对子宫内膜癌采用了最新的分期标准。为了实现与临床分期标准一致，影像诊断报告建议采用 TNM 及 FIGO 分期相结合进行书写。

二、子宫内膜癌的影像规范描述和诊断

（一）书写诊断报告前准备

（1）严格核对患者的基本信息和影像检查技术，避免检查图像与患者信息不一致，确保医疗质量和医疗安全。

（2）认真查阅患者相关资料，包括患者现病史、既往史及相关各项辅助检查资料等。

（二）子宫内膜癌影像表现的描述

影像表现是影像诊断报告的重要组成部分，影像描述需与影像检查方法一致，要求做到内容完整但简明扼要，格式规范且重点突出，主要包括以下几方面内容。

1.子宫背景的描述

子宫大小、形态、轮廓有无改变，内膜有无增厚（弥漫性／局限性增厚）。

2.重点描述子宫内膜癌病灶

（1）部位。子宫底／前壁／后壁／宫腔内弥漫。（2）数目。局灶／多灶／弥漫。（3）形态。结节、肿块，类球形、息肉状或不规则形。（4）大小。病灶需测量三维径线，规则球形病灶只描述直径即可，多发病灶可只测量最大病灶；长度单位务必统一，建议用厘米且精确到小数点后一位，三条径线都要有单位，如5.0cm×3.5cm×4.0cm。（5）边缘。描述边缘是否清楚。（6）密度／信号。参照子宫肌层描述病灶密度／信号高低及其均匀度。（7）增强扫描情况，需包括以下三个方面。①强化程度（与对比剂血药浓度有关）：无强化——与平扫对比密度／信号无变化，轻度强化——CT 值增加30HU 以下，中度强化——CT 值增加30—60HU，明显强化——CT 值增加超过60HU。②强化均匀度：强化均匀／不均匀（代表肿瘤异质性）。③增强多期扫描的强化模式：CT 可分别描述动脉期、静脉期、延迟期的病灶强化特点，MRI 可分别描述动态增强扫描早中晚期的病灶强化特点；概括性描述病灶的强化方式为快进快出强化／向心填充强化／渐进性延迟强化。

3.对子宫内膜癌病灶的周边情况进行描述

主要包括以下几方面。（1）肿瘤 T 分期关键信息：需要描述子宫肌层浸润深度，有无子宫浆膜浸润，有无子宫颈基质浸润，有无附件、阴道、宫旁、膀胱、直肠侵犯等。（2）

肿瘤 N 分期评估：有无区域淋巴结肿大［包括盆腔区域淋巴结（髂血管旁、骶前等）、腹主动脉旁淋巴结］。（3）肿瘤 M 分期评估：描述有无远处转移及转移瘤的影像特点（远处转移包括转移至腹股沟淋巴结、腹腔内病灶、肺、肝或骨，不包括转移至盆腔或腹主动脉旁淋巴结、阴道、子宫浆膜面或附件）。（4）子宫内有无其他病灶，如有其他病灶需对其影像特点进行描述。（5）描述有鉴别诊断价值的阴性征象。

　　4. 扫描所及其他脏器情况

　　主要观察卵巢、输卵管、膀胱、直肠等有无异常，也不能遗漏对腹主动脉、髂动脉和脊椎、骨盆等组织结构的观察。

（三）子宫内膜癌的影像诊断

　　影像诊断是影像检查的结论，需要与影像表现相对应。影像诊断首先必须做到定位诊断，尽量作出定性诊断，而且实现与临床分期标准一致，即遵照 TNM 及 FIGO 分期进行诊断。

三、子宫内膜癌的影像诊断报告示例

病例　患者女性，45岁，不规则阴道流血4月余。

　　检查部位及方法：盆腔 MRI 平扫＋增强。影像图如图6-8。

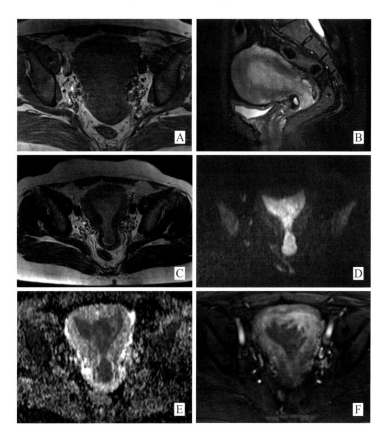

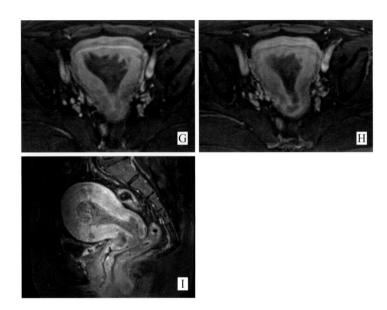

A. 为 T1WI 轴位，B. 为 T2WI 脂肪抑制矢状位，C. 为 T2WI 轴位，D. 为 DWI（b 值 =1000），E. 为 ADC 图，F—H. 为 MRI 动态多期增强早中晚期轴位，I. 为 MRI 动态增强延迟期矢状位。

图 6-8　子宫内膜癌病例 MRI 平扫 + 增强图像

影像诊断报告

影像所见

1. 子宫背景的描述

无 /√ 有子宫大小、形态、轮廓改变（子宫增大），内膜无 /√ 有增厚（√弥漫性增厚 / 局限性增厚）

2. 肿瘤情况

部位（子宫腔及宫颈）。数目（√单发 / 多发）。形态（结节 /√肿块，球形 / 类球形 / √不规则形）。内部结构（√实性 / 囊实性，√无 / 有坏死）。大小（8.6 cm × 2.3 cm × 5.4 cm）。边缘（清楚 /√不清楚，√无 / 有包膜）。√无 / 有 CT（平扫呈等 / 稍高 / 稍低密度，密度均匀 / 不均匀）。无 /√ 有 MRI（T1WI 呈等信号、T2WI 呈稍高信号，信号 √均匀 / 不均匀，DWI 无 /√有扩散受限，ADC 值约 0.86×10^{-3} mm²/s）。增强扫描（√轻中度 / 明显强化，√均匀 / 不均匀强化；CT 动脉期_____，静脉期_____，延迟期_____；√MRI 动态增强扫描各期均呈不均匀轻中度强化，强化明显低于子宫肌层）。

3. TNM 分期评估

（1）T 分期关键信息。①肿瘤浸润深度：结合带连续性无 /√ 有中断，子宫肌层无 /√ 有受侵（√小于1/2，大于1/2 厚度）；肿瘤 √无 / 有突破浆膜层；宫颈基质无 /√ 有受侵。②盆腔其他结构侵犯情况：√无 / 有累及浆膜、附件、阴道或子宫旁（　　　）；√无 / 有膀胱、直肠侵犯（　　　）。

（2）肿瘤 N 分期评估：√无 / 有区域淋巴结增大（髂血管旁、骶前、腹主动脉旁淋巴结 / 其他_____），最大约_____。

（3）肿瘤 M 分期评估：√无 / 有远处转移（腹股沟淋巴结 / 腹腔内病灶 / 肺 / 肝 / 骨 / 其他_____）。

4. 其他征象

无 /√ 有子宫其他病变（子宫颈前壁见一类球形 T1WI 等、T2WI 高信号灶，大小约 0.9cm×0.6cm，边缘清楚，增强扫描未见强化）。√无 / 有盆腔内其他病变（_____）。√无 / 有盆腔积液（少量 / 中等量 / 大量）。

5. 扫描所及其他脏器情况

√无 / 有异常（_____）。

影像诊断

（1）子宫内膜癌，分期：T 2 N 0 M 0，Ⅱ 期。

（2）子宫颈囊肿。

<h2 style="text-align:center">第四节　子宫良性肿瘤或肿瘤样病变</h2>

一、子宫良性肿瘤或肿瘤样病变概述

　　子宫肌瘤是女性生殖系统最常见的良性肿瘤，是由子宫平滑肌组织增生而形成，根据肿瘤与肌层的关系，分为黏膜下肌瘤、肌壁间肌瘤、浆膜下肌瘤和阔韧带肌瘤。子宫腺肌病是子宫内膜的腺体及间质侵入子宫肌层生长而产生的病变，是育龄期妇女的常见病，按影像表现可分为弥漫性子宫腺肌病与局灶性子宫腺肌病（包括子宫腺肌瘤和子宫囊性腺肌病）。子宫内膜息肉是由子宫内膜腺体及间质组成、突出于内膜表面的有蒂或无蒂赘生物，是子宫常见的肿瘤样病变。子宫颈囊肿又称子宫颈腺体囊肿、宫颈纳博特囊肿，是宫颈腺管口狭窄或阻塞导致腺体分泌物潴留而形成的囊肿，是子宫常见的肿瘤样病变。

二、子宫良性肿瘤或肿瘤样病变的影像规范描述和诊断

（一）书写诊断报告前准备

　　（1）严格核对患者的基本信息和影像检查技术，避免检查图像与患者信息不一致，确保医疗质量和医疗安全。

　　（2）认真查阅患者相关资料，包括患者现病史、既往史及相关各项辅助检查资料等。

（二）子宫良性肿瘤或肿瘤样病变影像表现的描述

　　影像表现是影像诊断报告的重要组成部分，影像描述需与影像检查方法一致，要求内容完整但简明扼要，格式规范且重点突出，主要包括以下几方面内容。

　　1. 子宫背景的描述

　　描述子宫大小、形态、轮廓有无异常改变。内膜无／有增厚（弥漫性／局限性增厚）。结合带无／有增厚（弥漫性／局限性增厚）。

　　2. 重点描述子宫良性肿瘤或肿瘤样病变

　　（1）部位。子宫底／前壁／后壁／宫腔内／宫颈。（2）数目。可以计数的描述具体个数［1个、2个、多个（3个及以上）］，无法计数的描述为弥漫多发。（3）形态。结节／肿块，球形、类球形或不规则形。（4）大小。类球形病灶需测量三维径线，规则球形病灶只描述直径即可，多发病灶可只测量最大病灶；长度单位务必统一，建议用厘米且精确到小数点后一位，三条径线都要有单位，如5.0cm×3.5cm×4.0cm。（5）边缘。描述边缘是否清楚，有无假包膜。（6）密度／信号。参照子宫肌层直接描述病灶密度／信号高低及其均匀度，其中密度／信号高低可分为明显低、中等低、稍低、等、稍高、中等高、明显高7级。（7）增强扫描情况，需包括以下三个方面。①强化程度（与对比剂血药浓度有关）：无强化——与平扫对比密度／信号无变化，轻度强化——CT值增加30HU以下，中度强化——CT值增加30—60HU，明显强化——CT值增加超过60HU，等血池强化——增强密度／信号接近同期的血管腔。②强化均匀度：病灶如有强化，需要描述强化是否均匀。③增强多期扫描的强化模式：可分别描述动脉期、静脉期、延迟期的病灶强化特点，概括性描述病灶的强化方式为快进快出强化／向心填充强化／渐进性延迟强化。

3. 对子宫良性肿瘤或肿瘤样病变的周边情况进行描述

主要包括以下几方面。（1）子宫内有无其他病灶，如有其他病灶需对其影像特点进行描述。（2）需要描述宫腔有无扩张、积液。（3）观察卵巢、输卵管有无异常。（4）描述有鉴别诊断价值的阴性征象。（5）描述有无髂血管旁、骶前、腹主动脉旁等区域淋巴结增大。

4. 扫描所及其他脏器情况

主要是观察膀胱、结直肠等有无异常，也不能遗漏对腹主动脉、髂动脉和脊椎、骨盆等组织结构的观察。

（三）子宫良性肿瘤或肿瘤样病变的影像诊断

影像诊断需要与影像表现相对应。影像诊断首先必须做到定位诊断，尽量作出定性诊断（典型病灶直接给出明确定性诊断；不典型病灶给出不超过3个的可能诊断，以可能性由大到小的顺序排列）。如果有多个疾病诊断，按疾病的重要程度先后排列，而且诊断结论的顺序应与影像描述的顺序一致。

三、子宫良性肿瘤或肿瘤样病变的影像诊断报告示例

病例　患者女性，40岁，月经量增多伴痛经3年余。

检查部位及方法：盆腔 MRI 平扫＋增强。影像图如图6-9。

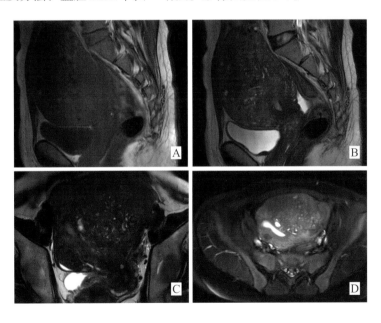

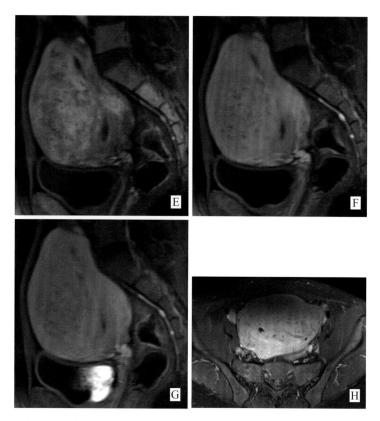

A. 为 T1WI 矢状位，B. 为 T2WI 矢状位，C. 为 T2WI 冠状位，D. 为 T2WI–FS 轴位，E—G. 依次分别为 MRI 动态增强扫描的动脉期、静脉期、延迟期矢状位图像，H. 为动态增强扫描延迟期图像。

图 6-9　子宫良性肿瘤或肿瘤样病变病例 MRI 平扫 + 增强图像

影像诊断报告

影像所见

　　子宫前倾前屈位，体积明显增大，大小约 10.6cm×6.6cm×11.4cm，局部轮廓不规整；子宫肌层不均匀增厚，以前壁最为显著，厚约 5.5cm，信号不均匀，其内夹杂多发小囊状 T1WI、T2WI 高信号影，并可见团片状 T1WI 等、T2WI 稍低信号影，边界欠清；动态增强扫描早期病变呈不均匀明显强化，强化程度高于子宫肌层，中晚期强化程度与正常子宫肌层相当，其内见多发小囊状无强化低信号影，宫腔受压向右侧推移。子宫右侧壁、后壁肌层内见数个类球形 T1WI、T2WI 等 / 稍低信号影，信号欠均匀，边缘清楚，最大者约 2.2cm×2.5cm×2.8cm（右侧壁），增强扫描强化程度与子宫肌层相当。子宫内膜无增厚，宫腔内未见积液。两侧卵巢大小、形态及信号未见异常。膀胱形态正常，肌层厚薄一致，信号未见异常。直肠未见异常征象。子宫膀胱间隙及子宫直肠间隙清晰。盆腔区可见斑片状水样信号影。

影像诊断

（1）子宫腺肌症。

（2）多发子宫肌瘤（肌壁间）。

（3）盆腔少量积液。

第五节　卵巢癌

一、卵巢癌概述

卵巢肿瘤根据组织病理学特征主要分为上皮细胞肿瘤、生殖细胞肿瘤、性索间质肿瘤和转移瘤，其中以上皮细胞肿瘤最为常见。卵巢癌是来源于卵巢上皮细胞的严重威胁女性健康的恶性肿瘤，发病率在女性生殖系统恶性肿瘤中位居第三位，而死亡率却居妇科恶性肿瘤首位。卵巢癌根据组织病理类型可分为浆液性癌、子宫内膜样癌、黏液性癌、透明细胞癌等，其中以浆液性癌多见，约占75%。卵巢癌治疗以手术为主，化疗为辅，其肿瘤分期对指导临床制订治疗方案起重要作用。2014年国际妇产科联盟（FIGO）对卵巢癌的手术病理学分期进行了最新修订，并且将卵巢癌、输卵管癌及腹膜癌作为一个整体分类。中国抗癌协会妇科肿瘤专业委员会公布的《卵巢恶性肿瘤诊断与治疗指南（2021年版）》中，采用国际妇产科联盟（FIGO）2014进行卵巢癌手术病理学分期，临床上，也会采用与之相对应的美国癌症联合委员会（AJCC）分期第8版进行TNM分期。为了实现与临床分期标准一致，影像诊断报告建议采用TNM及FIGO分期相结合进行书写。

二、卵巢癌的影像规范描述和诊断

（一）书写诊断报告前准备

（1）严格核对患者的基本信息和影像检查技术，避免检查图像与患者信息不一致，确保医疗质量和医疗安全。

（2）认真查阅患者相关资料，包括患者现病史、既往史及相关各项辅助检查资料等。

（二）卵巢癌影像表现的描述

影像表现是影像诊断报告的重要组成部分，影像描述需与影像检查方法一致，要求做到内容完整但简明扼要，格式规范且重点突出，主要包括以下几方面内容。

1. 卵巢情况

观察卵巢形态、大小有无异常。

2. 重点描述卵巢癌病灶

（1）部位。盆腔左侧/右侧/双侧附件区。（2）形态。类球形/椭球形/不规则形。（3）大小。类球形病灶需测量三维径线，规则球形病灶只描述直径即可，多发病灶可只测量最大病灶；长度单位务必统一，建议用厘米且精确到小数点后一位，三条径线都要有单位，如5.0cm×3.5cm×4.0cm。（4）边缘。描述边缘是否清楚。（5）密度/信号。描述病灶密度/信号高低及其均匀度，其中密度/信号高低可分为明显低、中等低、稍低、等、稍高、中等高、明显高7级；密度/信号不均匀代表肿瘤异质性。（6）增强扫描情况，需包括以下三个方面。①强化程度（与对比剂血药浓度有关）：无强化——与平扫对比密度/信号无变化，轻度强化——CT值增加30HU以下，中度强化——CT值增加30—60HU，明显强化——CT值增加超过60HU。②强化均匀度：强化均匀/不均匀（代表肿瘤异质性）。③增强多期扫描的强化模式：CT可分别描述动脉期、静脉期、延迟期的病灶强化特点，

MRI 可分别描述动态增强扫描早中晚期的病灶强化特点；概括性描述病灶的强化方式为快进快出强化 / 向心填充强化 / 渐进性延迟强化。

3. 对卵巢癌病灶的周边情况进行描述

主要包括以下几方面。（1）肿瘤 T 分期关键信息：需要描述有无子宫、输卵管受侵，有无盆腔内其他结构侵犯（乙状结肠、直肠、膀胱、输尿管），有无盆腔内、外腹膜转移等。（2）肿瘤 N 分期评估：有无淋巴结肿大（包括髂血管旁、骶前、腹主动脉旁等淋巴结）。（3）肿瘤 M 分期评估：描述有无腹股沟或腹腔以外淋巴结转移、有无肝、脾等脏器远处转移及转移瘤的影像特点。（4）同侧 / 对侧卵巢内有无其他病灶，如有其他病灶需对其影像特点进行描述。（5）描述有鉴别诊断价值的阴性征象。

4. 扫描所及其他脏器情况

主要是观察子宫、膀胱、直肠等有无异常，也不能遗漏对腹主动脉、髂动脉和脊椎、骨盆等组织结构的观察。

（三）卵巢癌的影像诊断

影像诊断是影像检查的结论，需要与影像表现相对应。影像诊断首先必须做到定位诊断，尽量作出定性诊断，而且实现与临床分期标准一致，即遵照 TNM 及 FIGO 分期进行诊断。

三、卵巢癌的影像诊断报告示例

病例 患者女性，51 岁，反复下腹部疼痛 25 天，加重 4 天。

检查部位及方法：盆腔 CT 平扫 + 增强。影像图如图 6-10。

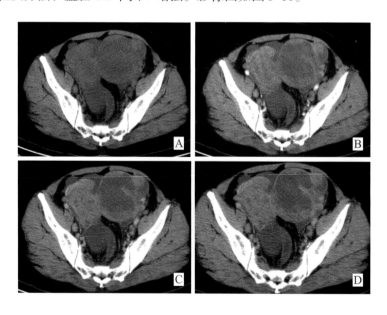

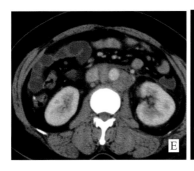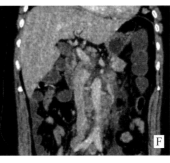

A. 为 CT 平扫轴位，B. 为 CT 增强动脉期轴位，C.、E. 为 CT 增强静脉期轴位，D. 为 CT 增强延迟期轴位，F. 为 CT 增强静脉期冠状位。

图 6-10　卵巢癌病例 CT 平扫 + 增强图像

影像诊断报告

影像所见

1.肿瘤情况

部位（盆腔左侧 / 右侧 /√ 双侧附件区）。形态（结节 /√ 肿块，√ 类球形 / 椭球形 / 不规则形）。内部结构（实性 / 囊性 /√ 囊实性）。大小（右侧 5.7cm × 7.5cm × 7.3cm，左侧 8.7cm × 8.7cm × 7.0cm）。边缘（√ 清楚 / 不清楚）。无 /√ 有 CT（平扫呈 √ 等 / 稍高 /√ 稍低密度，密度均匀 /√ 不均匀）。√ 无 / 有 MRI（T1WI 呈＿＿＿信号、T2WI 呈＿＿＿信号，信号均匀 / 不均匀，DWI 无 / 有扩散受限，ADC 值约＿＿＿ × 10^{-3} mm^2/s）。增强扫描（无 / 轻度 /√ 中度 / 明显强化，均匀 /√ 不均匀强化，动脉期 不均匀中度强化，可见卵巢动脉供血 ，静脉期、延迟期 持续强化 ）。

2.TNM 分期评估

（1）T 分期关键信息：√ 无 / 有子宫、输卵管受侵（　　　）。√ 无 / 有盆腔内其他结构侵犯（乙状结肠、直肠、膀胱、输尿管）。√ 无 / 有盆腔内、外腹膜转移（　　　）。

（2）肿瘤 N 分期评估：无 /√ 有区域淋巴结增大（√ 髂血管旁、骶前、√ 腹主动脉旁淋巴结 / 其他＿＿＿），（最大约 2.2cm × 2.8cm，增强扫描部分可见坏死）。

（3）肿瘤 M 分期评估：√ 无远处转移 / 有远处转移（肝实质 / 脾实质 / 腹腔外脏器 / 腹股沟淋巴结 / 腹腔以外淋巴结 / 肠道的透壁侵犯 / 其他＿＿＿）。

3.其他征象

√ 无 / 有卵巢其他病变（　　　　　）；无 /√ 有盆腔积液（√ 少量 / 中等量 / 大量）。

4.扫描所及其他脏器情况

√ 无 / 有异常（子宫 / 膀胱 / 直肠 / 其他＿＿＿）。

影像诊断

（1）右侧 / 左侧 /√ 双侧卵巢癌，T1b N 1 M 0，Ⅲ A1 期。

（2）盆腔少量积液。

第六节　卵巢良性肿瘤或肿瘤样病变

一、卵巢良性肿瘤或肿瘤样病变概述

卵巢良性肿瘤主要分为上皮肿瘤、性索－间质肿瘤、生殖细胞肿瘤。其中，上皮肿瘤是最常见的卵巢肿瘤，尤以浆液性囊腺瘤和黏液性囊腺瘤多见，影像表现为位于盆腔或附件区较大的囊性肿物，单房或多房结构，囊壁及分隔薄而均匀，而囊腺癌则实性成分较多，囊壁及分隔厚壁不均，壁内可见大小不等实性结节。卵巢纤维瘤和卵泡膜细胞瘤是最常见的性索－间质肿瘤，也是卵巢最常见的良性实性肿瘤；硬化性间质瘤、颗粒细胞瘤是少见的卵巢性索－间质肿瘤。生殖细胞肿瘤中最常见的是畸胎瘤，以成熟畸胎瘤最为多见，常表现为含脂肪和（或）水样密度的囊性肿块，边界清楚，囊壁厚薄均匀，可有钙化或骨化，部分可见实性结节；实性成分呈透壁侵犯、囊壁增厚且明显强化、直接浸润邻近结构，是畸胎瘤恶变的重要征象。

卵泡囊肿、黄体囊肿、黄素囊肿属于卵巢功能性囊肿，是常见的卵巢肿瘤样病变；卵巢子宫内膜异位囊肿是子宫内膜异位症的一种形式，表现为卵巢内含巧克力样液体的囊肿，也被称为巧克力囊肿，是常见的卵巢肿瘤样病变。巨大孤立性黄素化滤泡囊肿、高反应性黄体、间质增生和卵泡膜细胞增殖症、Leydig 细胞增生等，是卵巢少见肿瘤样病变。

二、卵巢良性肿瘤或肿瘤样病变的影像规范描述和诊断

（一）书写诊断报告前准备

（1）严格核对患者的基本信息和影像检查技术，避免检查图像与患者信息不一致，确保医疗质量和医疗安全。

（2）认真查阅患者相关资料，包括患者现病史、既往史及相关各项辅助检查资料等。

（二）卵巢良性肿瘤或肿瘤样病变影像表现的描述

影像表现是影像诊断报告的重要组成部分，影像描述需与影像检查方法一致，要求内容完整但简明扼要，格式规范且重点突出，主要包括以下几方面内容。

1. 卵巢情况

观察卵巢形态、大小有无异常。

2. 重点描述卵巢良性肿瘤或肿瘤样病变

（1）部位。盆腔左侧／右侧／双侧附件区。（2）数目。可以计数的描述具体个数［1个、2个、多个（3个及以上）］，无法计数的描述为弥漫多发。（3）形态。结节／肿块球形、类球形或不规则形。（4）大小。类球形病灶需测量三维径线，规则球形病灶只描述直径即可，多发病灶只可测量最大病灶；长度单位务必统一，建议用厘米且精确到小数点后一位，三条径线都要有单位，如5.0cm×3.5cm×4.0cm。（5）边缘。描述边缘是否清楚，有无假包膜。（6）密度／信号。描述病灶密度／信号高低及其均匀度，其中密度／信号高低可分为明显低、中等低、稍低、等、稍高、中等高、明显高7级。（7）增强扫描情况，需包括以下三个方面。①强化程度（与对比剂血药浓度有关）：无强化——与平扫对比密度／信号无变化，轻度强

化——CT值增加30HU以下，中度强化——CT值增加30—60HU，明显强化——CT值增加超过60HU，等血池强化——增强密度／信号接近同期的血管腔。②强化均匀度：病灶如有强化，需要描述强化是否均匀。③增强多期扫描的强化模式：CT可分别描述动脉期、静脉期、延迟期的病灶强化特点，MRI可分别描述动态增强扫描早中晚期的病灶强化特点；概括性描述病灶的强化方式为快进快出强化／向心填充强化／渐进性延迟强化。

3.对卵巢良性肿瘤或肿瘤样病变的周边情况进行描述

主要包括以下几方面。（1）同侧／对侧卵巢内有无其他病灶，如有其他病灶需对其影像特点进行描述。（2）描述有鉴别诊断价值的阴性征象。（3）观察输卵管有无异常。（4）观察卵巢动静脉有无异常。（5）描述有无髂血管旁、骶前、腹主动脉旁等区域淋巴结增大。

4.扫描所及其他脏器情况

主要观察子宫、膀胱、结直肠等有无异常，也不能遗漏对腹主动脉、髂动脉和脊椎、骨盆等组织结构的观察。

（三）卵巢良性肿瘤或肿瘤样病变的影像诊断

影像诊断需要与影像表现相对应。影像诊断首先必须做到定位诊断，尽量作出定性诊断（典型病灶直接给出明确定性诊断；不典型病灶给出不超过3个的可能诊断，以可能性由大到小的顺序排列）。如果有多个疾病诊断，按疾病的重要程度先后排列，而且诊断结论的顺序应与影像描述的顺序一致。

三、卵巢良性肿瘤或肿瘤样病变的影像诊断报告示例

病例　患者女性，60岁，腹胀1周，检查发现盆腔包块半天。

检查部位及方法：盆腔MRI平扫＋增强。影像图如图6-11。

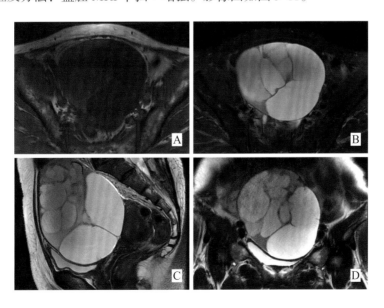

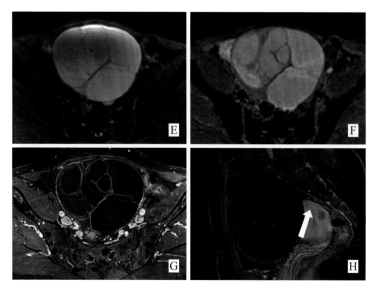

A. 为 T1WI 轴位，B. 为 T2WI-FS 轴位，C. 为 T2WI 矢状位，D. 为 T2WI 冠状位，E. 为 DWI（b 值 =1000），F. 为 ADC 图，G. 为 MRI 增强扫描轴位，H. 为 MRI 增强扫描矢状位。

图 6-11　卵巢良性肿瘤或肿瘤样病变病例 MRI 平扫 + 增强图像

影像诊断报告

影像所见

盆腔偏左侧见一巨大类球形多房囊性病灶，大小约 11.2cm×8.9cm×12.3cm，边界尚清，信号不均，T1WI 呈低、稍高混杂信号，T2WI 呈不均匀高信号，内见多发 T2WI 低信号分隔，囊壁及分隔薄且均匀，DWI 扫描未见扩散受限；增强扫描囊壁及分隔强化均匀，囊性部分无强化，未见壁结节，子宫、膀胱受压推移。

子宫大小属正常范围，宫体及宫颈各组织层次清楚，宫体肌壁见数个类球形 T1WI 等信号、T2WI 低信号灶，边界清晰，较大者直径约 1.8cm，DWI 未见扩散受限；增强扫描轻度强化，强化程度低于周围肌层。宫腔及宫颈管未见扩张。双侧卵巢显示不清。膀胱肌层厚薄一致，信号未见异常。后方直肠未见异常。子宫膀胱间隙及子宫直肠间隙清晰，道格拉斯窝内未见积液。盆腔未见肿大淋巴结。骨盆诸骨未见骨质破坏。

影像诊断

（1）盆腔巨大多房囊性病变，考虑左侧卵巢黏液性囊腺瘤。

（2）多发子宫肌瘤（肌壁间）。

第七节　子宫输卵管造影

一、子宫输卵管造影概述

不孕症是指夫妇连续 12 个月以上未采取任何避孕措施，性生活正常而没有成功妊娠。不孕症病因复杂，男女因素约各占一半，国内外多数研究均认为输卵管病变为女性不孕的最主要病因。子宫输卵管造影（HSG）是通过导管向子宫腔及输卵管注入造影剂，在 X 线下透视及摄片，根据造影剂在输卵管及盆腔内的显影情况，观察宫腔及输卵管显影形态、输卵管伞端开放状态、盆腔造影剂弥散情况、输卵管有无阻塞及阻塞部位等。HSG 可判断子宫有无畸形、输卵管通畅程度、阻塞部位、输卵管结扎部位、盆腔有无粘连、宫颈机能等。该检查损伤及刺激性小，常用来评估输卵管是否通畅及通畅的程度，判断阻塞部位，并且具有一定的治疗作用，在临床上得到广泛应用。

（一）HSG 的适应证与禁忌证

1.HSG 适应证

（1）了解输卵管是否通畅。（2）宫腔形态，有无畸形、粘连等。（3）内生殖器结核非活动期。（4）不明原因的习惯性流产，于排卵后造影了解宫颈内口是否松弛，宫颈及子宫是否畸形，等等。

2.HSG 禁忌证

（1）内外生殖器急性或亚急性炎症。（2）不明原因的子宫活动性出血。（3）发热、全身性疾病、手术不能耐受。（4）妊娠期、月经期。（5）流产、产后、刮宫术后6周内。（6）碘过敏者。

（二）HSG 的术前准备

（1）造影时间以月经结束后3—7天为宜。月经周期较长者，可适当推迟；周期短者，可测量基础体温或 B 超排卵监测，安排在排卵前造影。

（2）阴道内滴虫、霉菌检查阴性，宫颈管清洁度（PC）在 ++ 以内。

（3）对每位患者需有手术谈话记录并签名。

（4）HSG 时需要置管，将造影导管置入宫腔并放入气囊可能会刺激患者的迷走神经，从而导致低血糖。因此，HSG 术前不要空腹，但要排空大小便。

（5）手术当日测量体温，超过37.5℃的患者不能行 HSG 检查。

（6）非离子型造影剂不要求做碘过敏试验。

（7）习惯性流产为了解宫颈机能，需要测量基础体温或监测排卵，当基础体温上升第3天或排卵后2—3天行碘油造影。

（三）HSG 的步骤

（1）患者仰卧于检查台，两膝弯曲，造影前拍摄 X 线平片一张。

（2）常规消毒外阴、阴道，铺消毒无菌手术巾。

（3）置入阴道窥器，消毒阴道及宫颈。

（4）选择对比剂，可采用含碘水剂（如泛影葡胺、碘佛醇、碘海醇、碘普罗胺等）或含碘油剂（如超液化碘油、碘化油等）。

（5）将充满造影剂的造影头或相应的造影器械头置于宫颈口。

（6）在透视下缓慢注入造影剂，见造影剂逐渐充盈宫腔，自输卵管伞端溢出，拍摄造影片；必要时调整拍摄角度，以清晰显示整个宫腔倒三角形形态及两侧输卵管、宫角形态。

（7）造影片常规选择3—4张图像：①盆腔平片，观察盆腔有无异常密度影；②宫腔对比剂充盈及输卵管全程显影图像；③输卵管内对比剂弥散至盆腔图像；④对比剂若用水剂，造影后20分针拍摄盆腔复查片；若用油剂，则需在24小时后拍摄盆腔复查片。

（四）HSG 注意事项

（1）造影剂充盈宫颈导管时，必须排尽空气，以免空气进入宫腔造成充盈缺损，导致假阳性误诊。

（2）导管不要插入太深，以免损伤子宫内膜或输卵管开口痉挛导致假阳性；推注造影剂时不可用力过大，推注不可过快，防止损伤输卵管。

（3）尽量防止对比剂流入阴道内，造成影像重叠，影响诊断。

（4）透视下发现造影剂进入异常通道，同时患者出现咳嗽，应警惕发生油栓，需立即停止操作，取头低足高位，严密观察。

（5）有时因子宫角或输卵管开口痉挛造成输卵管不通的假象，需要调整导管的插入深度，然后再进行重复检查。

（6）造影后禁盆浴及性生活两周，可酌情予抗生素预防感染。

（7）造影检查后一周内有少量阴道出血且无其他不适属正常现象。

二、子宫输卵管造影的影像规范描述和诊断

（一）书写诊断报告前准备

（1）严格核对患者的基本信息和影像检查技术，避免检查图像与患者信息不一致，确保医疗质量和医疗安全。

（2）认真查阅患者相关资料，包括患者现病史、既往史及相关各项辅助检查资料等。

（二）HSG 影像表现的描述

影像表现是影像诊断报告的重要组成部分，影像描述需与影像检查方法一致，要求内容完整但简明扼要，格式规范且重点突出，HSG 主要包括以下几方面内容。

（1）子宫腔：形态、大小、位置是否正常，边缘规整/不规整，有/无充盈缺损。

（2）输卵管：左/右侧输卵管显影/不显影，边缘光滑/不光滑，伞端充盈情况，有/无阻塞或扩张，有无造影剂从左/右侧输卵管伞端进入盆腔。

（3）盆腔弥散：20分钟/24小时后复查片，有（少/多量）/无造影剂进入盆腔，左/右输卵管伞端有（少/多量）/无造影剂积聚，盆腔内造影剂是（波浪状或弧状）/否（均匀涂布）。

（三）HSG 的影像诊断

影像诊断需要与影像表现相对应。影像诊断首先必须做到定位诊断，尽量作出定性诊

断。如果有多个疾病诊断，按疾病的重要程度先后排列，而且诊断结论的顺序应与影像描述的顺序一致。HSG 常规诊断如下。

1. 子宫形态判断

（1）宫腔内充盈缺损（粘连、息肉、肌瘤、节育环、异物等）。（2）子宫畸形（鞍状宫腔、纵隔子宫、单 / 双角子宫、双子宫等）。

2. 输卵管通畅度判断

（1）输卵管通畅。（2）输卵管通而欠畅。（3）输卵管通而不畅。（4）输卵管通而极不畅。（5）输卵管积水。（6）输卵管阻塞（近端、峡部、壶腹部、伞端、粘连等）。通畅程度诊断标准见表6-1。

3. 盆腔情况

（1）输卵管伞端周围粘连。（2）盆腔粘连。

表6-1　输卵管通畅程度诊断标准

通畅度	推注造影剂阻力	输卵管形态	造影剂弥散进入盆腔	延迟片输卵管内造影剂残留	延迟片盆腔造影剂弥散
通畅	无或轻微	走形自然	顺利	未见	均匀
通而欠畅	轻微	欠自然	较顺利	少量	较均匀
通而不畅	有	迂曲盘绕、僵直、伞端上举	较困难	少量	不均匀
通而极不畅	有或极大	结节样、增粗、僵硬、伞端边缘模糊	困难	部分	不均匀
积水	有	远端腊肠、囊管状	未见或少量	远端仍为腊肠、囊管状	不均匀或未见
阻塞	极大	全程或部分不显影	未见	显影部分造影剂残留	未见

三、子宫输卵管造影的影像诊断报告示例

病例　患者女性，35岁，因"不孕3年"入院。

检查部位及方法：子宫输卵管造影。影像图如图6-12。

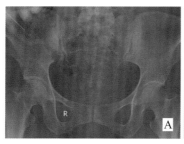
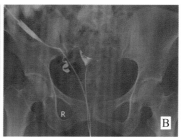

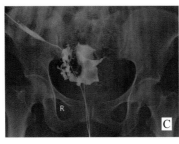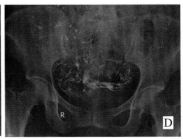

A. 为盆腔平片，B. 为宫腔对比剂充盈及输卵管全程显影图像，C. 为输卵管内对比剂弥散至盆腔图像，D. 为24小时后盆腔复查片图像。

图 6-12　子宫输卵管造影病例子宫输卵管罂粟乙碘油造影图像

影像诊断报告

影像所见

经导管往子宫腔内注入碘油造影剂约10mL，子宫腔充盈良好，形态、大小、位置正常，边缘规整，未见充盈缺损。左侧输卵管峡部部分显影，其远端输卵管未见充盈显示；右侧输卵管顺利显影，边缘光滑，伞端充盈满意，未见阻塞和扩张，可见造影剂从右侧输卵管伞端进入盆腔。24小时后复查片，见多量造影剂进入盆腔，左侧输卵管近端少量造影剂积聚，盆腔内造影剂呈波浪状均匀涂布。

影像诊断

左侧输卵管近端完全性阻塞。

第八节 儿童颅内感染性病变

一、儿童颅内感染性病变概述

颅内感染性疾病常见的有化脓性、结核性、病毒性、真菌性、寄生虫性等。儿童颅内感染是临床较难诊断和处置的棘手问题，尤其是婴幼儿无自我表述能力，症状和影像表现往往不典型，且病情发展快，若不及时诊断和治疗，死亡率和出现后遗症的概率很高。因此，及时作出正确诊断对于患儿治疗和预后很重要。由于颅脑结构的复杂性和病变的多样性，X线平片及彩超在中枢神经系统疾病方面价值有限，临床更多依赖头颅 CT 和 MRI 对病变进行评估。总体来说，在时间、条件、患儿状况等各方面允许的情况下，MRI 优于CT，MRI 是诊断颅内感染性病变的首选检查手段。

二、儿童颅内感染性病变的影像规范描述和诊断

（一）书写诊断报告前准备

（1）严格核对患者的基本信息和影像检查技术，避免检查图像与患者信息不一致，确保医疗质量和医疗安全。

（2）认真查阅患者相关资料，包括患者现病史、既往史及相关各项辅助检查资料等。

（二）儿童颅内感染性病变影像表现的描述

影像表现是影像诊断报告的重要组成部分，影像描述需与影像检查方法一致，要求内容完整但简明扼要，格式规范且重点突出，主要包括以下几方面内容。

1. 重点描述感染性病变

（1）部位。病变定位按照标准解剖学位置进行描述。（2）数目。可以计数的描述具体个数［1个、2个、多个（3个及以上）］，无法计数的描述为弥漫多发。(3)形态。结节/肿块、球形、类球形或不规则形，斑片状、片状或脑回状。(4)大小。类球形病灶需测量三维径线，规则球形病灶只描述直径即可，多发病灶可只测量最大病灶；长度单位务必统一，建议用厘米且精确到小数点后一位，三条径线都要有单位，如 $5.0cm \times 3.5cm \times 4.0cm$。（5）边缘。描述边缘是否清楚，有无囊壁。（6）密度/信号。参照脑实质直接描述病灶密度/信号高低及其均匀度。（7）增强扫描情况，需包括以下两个方面。①强化程度（与对比剂血药浓度有关）：无强化——与平扫对比密度/信号无变化，轻度强化——CT 值增加 30HU 以下，中度强化——CT 值增加 30—60HU，明显强化——CT 值增加超过 60HU，等血池强化——增强密度/信号接近同期的血管腔。②强化均匀度：病灶如有强化，需要描述强化是否均匀，有无环形强化。（8）脑功能成像。① DWI：观察病灶 DWI 有无异常扩散受限，测量ADC 值（单位 $10^{-3}mm^2/s$）。② SWI：描述病灶或颅内有无微出血灶、静脉畸形、异常钙化及铁沉积等。③ PWI：参数包括 MTT、TTP、CBV、CBF 等。

2. 对感染性病变的周边情况进行描述

主要包括以下几方面。（1）病灶周边有无水肿带。（2）占位效应描述，包括脑室、脑池受压、中线结构移位情况、是否合并脑疝等。（3）脑内有无其他病灶，如有其他病灶需

对其影像特点进行描述。（4）描述有鉴别诊断价值的阴性征象。（5）描述颅骨骨质及头皮软组织情况，如是否出现反应性骨质增生或破坏等。

3.扫描所及其他脏器情况

主要观察垂体、眼眶、副鼻窦、耳部等头面部组织结构有无异常。

（三）儿童颅内感染性病变的影像诊断

影像诊断需要与影像表现相对应。影像诊断首先必须做到定位诊断，尽量作出定性诊断（典型病灶直接给出明确定性诊断；不典型病灶给出不超过3个的可能诊断，以可能性由大到小的顺序排列）。如果有多个疾病诊断，按疾病的重要程度先后排列，而且诊断结论的顺序应与影像描述的顺序一致。

三、儿童颅内感染性病变的影像诊断报告示例

病例 患儿男性，7岁，因"反复发热10天，抽搐、昏迷5天"入院。全血细胞＋超敏C：白细胞计数 7.1×10^9/L，嗜中性粒细胞百分比75.2%，淋巴细胞比率16.1%，红细胞计数 4.88×10^{12}/L，血红蛋白127g/L，血小板计数 244×10^9/L，超敏C–反应蛋白1.57 mg/L，常规CRP＜5.00 mg/L。CSF常规＋生化（急）：红细胞偶见，颜色无色，透明度清晰透明，性状无凝块形成，有核细胞计数 1.00×10^6/L，蛋白定性阳性，蛋白定量 507.30 mg/L，葡萄糖 2.91 mmol/L，氯 124.10 mmol/L，腺苷脱氨酶 2.70 U/L。

检查部位及方法：头颅MRI平扫+DWI+增强。影像图如图6-13。

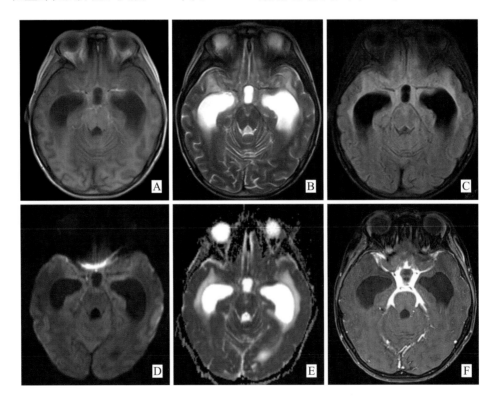

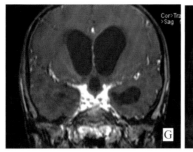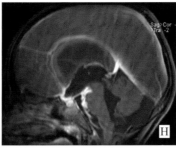

A. 为 T1WI 轴位，B. 为 T2WI-FS 轴位，C. 为 T2-FLAIR 轴位，D. 为 DWI（b 值 =1000）轴位，E. 为 ADC 图轴位，F—H. 分别为增强轴位、冠状位、矢状位图像。

图 6-13　颅内感染性病变病例头颅 MRI 平扫 +DWI+ 增强图像

影像诊断报告

影像所见

脑底池闭塞，鞍上池消失，内充填铸型 T1WI 稍低、T2WI 稍高信号影，T2-FLAIR 呈稍高信号，DWI 未见扩散受限，增强扫描病变呈明显均匀强化，并向纵裂池、两侧外侧裂池、环池及桥前池线状延伸；第三脑室、双侧侧脑室扩大，脑室角变钝，脑室周围脑白质呈对称性片状 T1WI 稍低、T2WI 稍高信号影，T2-FLAIR 呈稍高信号，DWI 未见扩散受限，增强扫描无强化。其余颅内未见异常信号影及异常强化灶。脑沟、脑裂未见增宽，中线结构居中。颅骨骨质结构完整，头皮软组织未见异常。扫描所及其他组织结构未见异常征象。

影像诊断

结核性脑膜炎，合并梗阻性脑积水、间质性脑水肿。

第九节　新生儿中枢神经病变

一、新生儿中枢神经病变概述

新生儿缺氧缺血性脑病（HIE）是指围生期各种因素引起脑组织部分或完全缺氧、脑血流减少或暂停而导致的胎儿或新生儿脑损伤的疾病；发生率为每1000例正常足月活产儿中就有2.5例，每1000例早产儿中约有7例。新生儿颅内出血（ICH）是因缺氧或产伤引起的新生儿早期重要疾病，多发生于早产儿，是因为早产儿脑室周围室管膜下存在富含毛细血管网的胚胎生发基质，容易发生选择性出血。胎龄越小、出生体重越低，ICH发生率越高，据统计胎龄＜30周的早产儿生发基质-脑室内出血（GM-IVH，简称脑室内出血，IVH）的发生率为25%，其中重度（Ⅲ—Ⅳ级）IVH的发生率为10%。HIE和ICH可同时存在，由于两者均为新生儿期死亡和致残的重要原因，临床工作中需要给予高度重视。

二、新生儿中枢神经病变的影像规范描述和诊断

（一）书写诊断报告前准备

（1）严格核对患者的基本信息和影像检查技术，避免检查图像与患者信息不一致，确保医疗质量和医疗安全。

（2）认真查阅患者相关资料，包括患者现病史、既往史及相关各项辅助检查资料等。

（二）新生儿中枢神经病变影像表现的描述

影像表现是影像诊断报告的重要组成部分，影像描述需与影像检查方法一致，要求内容完整但简明扼要，格式规范且重点突出。下面以HIE为例来进行讲解。

1. 重点描述HIE病变

（1）CT表现。

主要征象为脑实质低密度影、基底节/丘脑对称性密度增高、颅内出血及脑梗死等。

①脑白质低密度。脑实质CT值低于18HU以下为低密度。CT分度根据低密度分布范围可分为3级。轻度：脑实质内散在、局灶性低密度区，主要在额叶、顶叶，对称或不对称分布，分布不超过两个脑叶，低密度影与邻近正常脑实质境界基本清楚，脑室、脑沟、脑池正常。中度：脑实质散在低密度影分布超过两个脑叶，但不累及全部脑叶，灰白质界限模糊，邻近脑沟、脑池受压变窄。重度：脑实质各叶（不包括小脑）弥漫性低密度影，灰白质界限消失，脑室变窄，甚至消失，基底节和小脑密度可正常。

②颅内出血。是中、重度HIE的常见并发症。

a.原生基质出血（包括室管膜下出血及脑室内出血）。早产儿原生基质出血分为四级：Ⅰ级为室管膜下血肿，CT显示孟氏孔后方或侧脑室体部室管膜下区域局灶性高密度灶，脑室内无积血；Ⅱ级为血肿破入脑室内不伴有脑室扩张，CT显示侧脑室周围高密度血肿的同时，见侧脑室内少量积血，脑室无扩张；Ⅲ级为血肿破入脑室内伴有脑室扩张，CT显示侧脑室周围高密度血肿的同时，伴随脑室内大量积血和明显的脑室扩张；Ⅳ级为脑室旁出血性脑梗死，CT显示侧脑室周围高密度血肿，脑室扩张积血，血肿周围脑白质密度

明显减低，境界模糊。随血肿吸收，CT 显示低密度软化灶。

b. 脑实质出血。较少见。

c. 原发性蛛网膜下腔出血（SAH）。最为常见，直窦和纵裂后部为好发部位，呈条状、线状或 Y 形高密度影。

d. 硬膜下血肿。多见于足月儿，常发生在天幕周围、中线后部和大脑表面，表现为幕上或后颅窝颅骨下方高密度影，呈新月形或半弧形，可跨颅缝，占位效应依据血肿大小而异。

③基底节区和丘脑密度增高。

多伴有广泛脑水肿或颅内出血。

④脑梗死。

呈扇形低密度影。

⑤并发症。

中、重度 HIE 晚期常合并脑室扩张、脑积水、脑穿通畸形及脑萎缩等。

（2）MRI 表现。

HIE 的 MRI 表现分度如下。轻度：患儿病变程度为两侧大脑半球，病变累及脑叶在 2 个以内，病变处灰质和白质分界不清晰，颅内未见出血；中度：患儿病变程度为两侧大脑半球，病变累及脑叶为 3—4 个，病变处灰质和白质分界不清，或有消失倾向，颅内出血明显；重度：患儿病变程度为两侧大脑半球，病变累及脑叶在 5 个以上，病变处灰质和白质分界消失，颅内出血显著。

①足月新生儿 HIE 的 MRI 征象。T1WI 表现皮质、皮质下白质沿脑回走行的点状或迂曲状高信号，内囊后肢高信号影消失，严重者两基底节区及丘脑见斑片状高信号。

a. 矢旁区脑损伤。病变主要发生在大脑镰旁脑皮质及皮质下脑白质，双侧对称或不对称。急性期：病变处发生局灶性脑皮质和皮质下区水肿，表现相应部位脑沟、脑池变窄，T2WI 显示局部信号增高，部分病例在 T1WI 上显示受损脑皮质呈脑回样或线状高位号；后遗症期：显示矢旁区脑皮质和皮质下区 T1WI 低、T2WI 高信号软化灶，局部脑皮质萎缩，病变周围脑沟不规则增宽。

b. 基底节 / 丘脑损伤。通常在后遗症期出现。急性期：T1WI 显示基底节、丘脑呈弥漫性稍高或高信号，此时 T2WI 可显示正常。正常新生儿的 T1WI 显示内囊后肢信号比邻近丘脑和基底节略高，可以作为判断基底节信号异常的参照。随病程发展，患儿的 T1WI 显示基底节、丘脑的稍高或高信号逐渐变为等信号。后遗症期：因病变的基底节、丘脑出现神经胶质增生和囊性坏死，T2WI 显示为局灶性高信号。

②早产新生儿 HIE 的 MRI 表现。

a. 原生基质出血（尾状核头与丘脑交界处 T1WI 呈高信号，T2WI 为低信号）。分为四级：Ⅰ级为室管膜下血肿，Ⅱ级为血肿破入脑室内不伴有脑室扩张，Ⅲ级为血肿破入脑室内伴有脑室扩张，Ⅳ级为脑室旁出血性脑梗死。

b. 脑室周围白质软化（PVL）。早期表现为侧脑室旁多发斑点状 T1 高信号，晚期则表现为侧脑室旁和半卵圆中心白质体积缩小、侧脑室三角区扩张、脑室外形不规则、侧脑室周围有局灶性 T1WI 低、T2WI 高信号，可伴有弥漫性脑水肿。

③早产儿与足月儿均能表现出的 MRI 征象。

a. 脑肿胀，灰白质境界模糊。

b. 合并蛛网膜下腔出血、脑室出血或硬膜下血肿。

c. DWI：早期 HIE < 24 小时内受累区 DWI 呈高信号，ADC 为低信号。

d. MRS：乳酸峰升高，重度 HIE 的 NAA 波峰可下降。

e. 磁敏感序列有助于发现微小出血灶。

f. 后遗症期：中、重度 HIE 可合并脑萎缩、脑软化、穿通畸形、脑室扩张等并发症。

2. 扫描所及其他脏器情况

主要观察颅骨、脑膜有无异常，也不能遗漏对垂体和副鼻窦等组织结构的观察。

（三）新生儿中枢神经病变的影像诊断

影像诊断需要与影像表现相对应。影像诊断首先必须做到定位诊断，尽量作出定性诊断（典型病灶直接给出明确定性诊断；不典型病灶给出不超过 3 个的可能诊断，以可能性由大到小的顺序排列）。如果有多个疾病诊断，按疾病的重要程度先后排列，而且诊断结论的顺序应与影像描述的顺序一致。

三、新生儿中枢神经病变的影像诊断报告示例

病例　患儿男性，3 天，胎龄 33 周，出生后气促 3 小时 37 分钟。

检查部位及方法：头颅 MRI 平扫 +DWI+SWI。影像图如图 6-14。

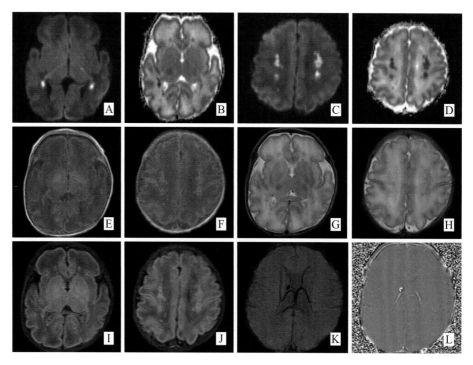

A—D. 为 DWI 及 ADC 图像，E.、F. 为 T1WI 轴位，G.、H. 为 T2WI 轴位，I.、J. 为 FLAIR 图像，K.、L. 为 SWI 图像。

图 6-14　新生儿中枢神经病变病例影 MRI 平扫 +DWI+SWI 像图

影像诊断报告

影像所见

脑皮质显示较薄；脑白质含水量范围较大，T1WI 为稍低信号，T2WI 呈高信号，FLAIR 呈低信号，灰白质界线模糊。两侧侧脑室旁及半卵球中心见多发小斑片状 T1WI 稍高、T2WI 稍低信号影，FLAIR 呈稍高信号，边缘欠清，DWI 呈边界清晰的高信号，ADC 图为低信号。SWI 示：右侧基底节区见小球形低信号影，相位图呈高信号，考虑为小出血灶。脑室系统、脑池、脑沟、脑裂未见异常，中线结构居中。

影像诊断

（1）新生儿缺氧缺血性脑病（中度）。

（2）符合早产儿脑 MRI 表现。

第十节　先天性脑发育异常

一、先天性脑发育异常概述

先天性颅脑发育畸形是由胚胎期神经系统发育障碍所致，是颅脑疾病的重要组成部分，最多见于新生儿、婴幼儿和儿童，约占全身畸形的10%。相对常见的颅脑发育畸形有胼胝体发育不全、灰质异位、视隔发育不良、Dandy-Walker畸形、Chiari's畸形、脑裂畸形、脑膜脑膨出、脑膜膨出、脑膨出。先天性脑发育异常可以采用非结构式报告进行书写。

二、先天性脑发育异常的影像规范描述和诊断

（一）书写诊断报告前准备

（1）严格核对患者的基本信息和影像检查技术，避免检查图像与患者信息不一致，确保医疗质量和医疗安全。

（2）认真查阅患者相关资料，包括患者现病史、既往史及相关各项辅助检查资料等。

（二）先天性脑发育异常影像表现的描述

影像表现是影像诊断报告的重要组成部分，影像描述需与影像检查方法一致，书写做到内容完整但简明扼要，格式规范且重点突出，主要包括以下几方面内容。

1. 重点描述先天性脑发育异常病灶

（1）部位。按解剖学结构进行定位，如胼胝体膝部、体部、压部等。（2）数目。以计数的描述具体个数［1个、2个、多个（3个及以上）］，无法计数的描述为弥漫多发。（3）形态。结节形/肿块，球形、类球形或不规则形。（4）大小或范围。对病变的大小或范围进行观察和描述。（5）边缘。描述边缘是否清楚。（6）密度/信号。参照脑实质直接描述病灶密度/信号高低及其均匀度。（7）增强扫描情况，如果进行增强检查，需包括两个方面。①强化程度（与对比剂血药浓度有关）：无强化——与平扫对比密度/信号无变化，轻度强化——CT值增加30HU以下，中度强化——CT值增加30—60HU，明显强化——CT值增加超过60HU。②强化均匀度：强化均匀/不均匀。

2. 对先天性脑发育异常的周边情况进行描述

主要包括以下几方面。（1）病变周围脑实质、脑沟及脑室改变。（2）脑实质内有无其他病灶，如有其他病灶需对其影像特点进行描述。（3）描述有鉴别诊断价值的阴性征象。

3. 其他重要征象的观察

（1）描述有无脑积水征象。（2）对颅底、鼻咽、副鼻窦及中耳乳窦进行观察和描述。

（三）先天性脑发育异常的影像诊断

影像诊断是影像检查的结论，需要与影像表现相对应。影像诊断首先必须做到定位诊断，然后作出定性诊断。

三、先天性脑发育异常的影像诊断报告示例

脑灰质移位、胼胝体发育不全、Chiari 畸形、脑裂畸形为四种异常是相对常见的先天性脑发育异常，下面仅以胼胝体发育不全为例进行讲解。

 病例　患儿男性，9岁，记忆力差就诊。

检查部位及方法：头颅 MRI 平扫。影像图如图6-15。

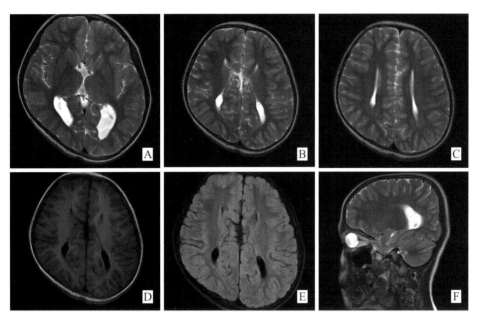

A—C. 为 T2WI 平扫轴位，D. 为 T1WI 轴位，E. 为 FLAIR 轴位，F. 为 T2WI 矢状位。

图 6-15　先天性脑发育异常病例 MRI 平扫图像

影像诊断报告

影像所见

胼胝体未见显示，两侧侧脑室明显分离致体部呈平行状，侧脑室三角区可见扩大；第三脑室稍扩大并上移至双侧侧脑室体部之间。其余脑实质形态、信号未见异常，脑池、脑沟、脑裂未见异常，中心结构居中。颅底、鼻咽、副鼻窦及中耳乳突未见异常征象。

影像诊断

胼胝体发育不全。

第十一节 儿童脑肿瘤

一、儿童脑肿瘤概述

脑肿瘤是儿童最常见实体瘤，患病率仅次于白血病，居儿童期肿瘤的第二位，其中较常见的脑肿瘤分别是星形细胞瘤、髓母细胞瘤、室管膜瘤和颅咽管瘤。儿童脑肿瘤可发生在任何年龄，但以学龄前后发病居多。星形细胞瘤是指以星形胶质细胞所形成的肿瘤，属于儿童中最常见的脑瘤，可发生在中枢神经系统的任何部位，一般儿童多见于幕下，如小脑半球和第四脑室，亦可见于小脑蚓部和脑干；毛细胞型星形细胞瘤是0—14岁儿童常见的胶质瘤，约占1/3，预后良好。髓母细胞瘤是最常见的儿童恶性脑肿瘤，通常起源于小脑，患儿表现为颅内压增高或小脑功能障碍；髓母细胞瘤占儿童胚胎性脑肿瘤的60%以上，70%发生于10岁以下，且患病男童多于女童，但年龄和性别差异导致肿瘤亚型备异。

二、儿童脑肿瘤的影像规范描述和诊断

（一）书写诊断报告前准备

（1）严格核对患者的基本信息和影像检查技术，避免检查图像与患者信息不一致，确保医疗质量和医疗安全。

（2）认真查阅患者相关资料，包括患者现病史、既往史及相关各项辅助检查资料等。

（二）小儿脑肿瘤影像表现的描述

影像表现是影像诊断报告的重要组成部分，影像描述需与影像检查方法一致，要求内容完整但简明扼要，格式规范且重点突出，主要包括以下几方面内容。

1. 重点描述肿瘤病变

（1）部位。对肿瘤的发生部分进行描述。（2）形态。结节/肿块，球形、类球形或不规则形。（3）大小。类球形病灶需测量三维径线，规则球形病灶只描述直径即可，长度单位务必统一，建议用厘米且精确到小数点后一位，三条径线都要有单位，如2.5cm×2.0cm×3.0cm。（4）边缘。描述边缘是否清楚，有无包膜。（5）密度/信号。参照脑实质直接描述病灶密度/信号高低及其均匀度，其中密度/信号高低可分为明显低、中等低、稍低、等、稍高、中等高、明显高7级。（6）增强扫描情况，需包括以下三个方面。①强化程度（与对比剂血药浓度有关）：无强化——与平扫对比密度/信号无变化，轻度强化——CT值增加30HU以下，中度强化——CT值增加30—60HU，明显强化——CT值增加超过60HU，等血池强化——增强密度/信号接近同期的血管腔。②强化均匀度：病灶如有强化，需要描述肿瘤强化是否均匀。

2. 对脑肿瘤病变的周边情况进行描述

主要包括以下几方面。（1）水肿程度（轻、明显）。（2）脑室受压情况。（3）中线结构是否发生偏移。（4）描述有鉴别诊断价值的阴性征象。

3. 扫描所及其他脏器情况

主要观察鼻咽部、鼻窦有无异常，包括对乳突、颅底及颅盖骨等组织结构的观察。

（三）脑肿瘤的影像诊断

影像诊断需要与影像表现相对应。影像诊断首先必须做到定位诊断，尽量作出定性诊断（典型病灶直接给出明确定性诊断；不典型病灶给出不超过3个的可能诊断，以可能性由大到小的顺序排列）。如果有多个疾病诊断，按疾病的重要程度先后排列，而且诊断结论的顺序应与影像描述的顺序一致。

三、儿童脑肿瘤的影像诊断报告示例

病例　患儿，男性，8岁，头痛伴呕吐3小时。

检查部位及方法：头颅CT平扫。影像图如图6-16。

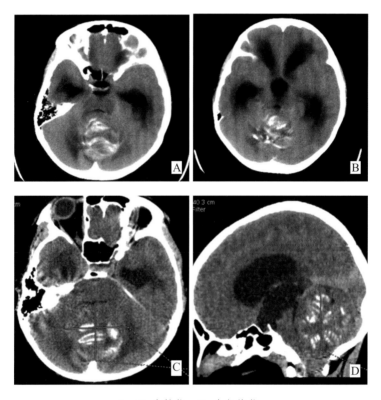

A—C. 为轴位，D. 为矢状位。

图 6-16　儿童脑肿瘤 CT 平扫图像

影像诊断报告

影像所见

小脑蚓部见一团块状混杂密度影，边缘可辨，大小约5.3cm×4.7cm×5.7cm，内见多发条片状高密度影。脑干受压变形，第四脑室受压变窄，幕上脑室明显扩张，两侧脑沟、脑裂变浅，中线结构尚居中。余脑实质未见异常密度影，其余未见异常征象。

影像诊断

小脑蚓部占位性病变（髓母细胞瘤）并重度脑积水。

第十二节　视网膜母细胞瘤

一、视网膜母细胞瘤概述

视网膜母细胞瘤（RB）起源于视网膜内层神经上皮，为先天性肿瘤，为婴幼儿最常见的眼球内原发恶性肿瘤，3岁以下多见。单眼发病常见，少数为双眼发病，极少数患者会同时出现双眼视网膜母细胞瘤和鞍旁肿瘤，亦称之为三侧性视网膜母细胞瘤。该肿瘤最初在视网膜上生长，后向周围浸润性生长，侵及玻璃体并沿视神经乳头侵及视神经甚至颅内。

二、视网膜母细胞瘤影像规范描述和诊断

（一）书写诊断报告前准备

（1）严格核对患者的基本信息和影像检查技术，避免检查图像与患者信息不一致，确保医疗质量和医疗安全。

（2）认真查阅患者相关资料，包括患者现病史、既往史及相关各项辅助检查资料等。

（二）视网膜母细胞瘤影像表现的描述

影像表现是影像诊断报告的重要组成部分，影像描述需与影像检查方法一致，要求内容完整但简明扼要，格式规范且重点突出，主要包括以下几方面内容。

1. 眼球情况

描述患侧眼球形态、大小及眼环情况。

2. 重点描述病变

（1）部位。眼球内前、后、左、右侧。（2）数目。可以计数的描述具体个数［1个、2个、多个（3个及以上）］。（3）形态。结节/肿块，球形、类球形或不规则形。（4）大小。类球形病灶需测量三维径线，规则球形病灶只描述直径即可，多发病灶只可测量最大病灶；长度单位务必统一，建议用厘米且精确到小数点后一位，三条径线都要有单位，如2.0cm×2.5cm×1.5cm。（5）边缘。描述边缘是否清楚。（6）密度/信号。选择肌肉、脑实质或泪腺作为参照组织，呈低、等、高密度/信号，均匀或不均匀，有无钙化、坏死囊变。切记不能选择玻璃体作为参照物，否则会导致信号高低的判断错误。（7）增强扫描情况，需包括以下三个方面。①强化程度（与对比剂血药浓度有关）：无强化——与平扫对比密度/信号无变化，轻度强化——CT值增加30HU以下，中度强化——CT值增加30—60HU，明显强化——CT值增加超过60HU，等血池强化——增强密度/信号接近同期的血管腔。②强化均匀度：病灶如有强化，需要描述强化是否均匀。③增强多期扫描强化模式：如有增强多期，可概括性描述病灶的强化方式为快进快出强化/向心填充强化/渐进性延迟强化。

3. 对病变的周边情况进行描述

主要包括以下几方面。（1）患侧眼球及框内附属结构是否正常。（2）是否有视神经及球外侵犯。（3）眼眶骨质是否正常。

4.扫描所及其他组织情况

主要观察颅底结构、扫描所及脑实质有无异常。

（三）视网膜母细胞瘤影像诊断

影像诊断需要与影像表现相对应。影像诊断首先必须做到定位诊断（如：左／右侧眼球具体解剖结构），尽量作出定性诊断（典型病灶直接给出明确定性诊断；不典型病灶给出不超过3个的可能诊断，以可能性由大到小的顺序排列）。如果有多个疾病诊断，按疾病的重要程度先后排列，而且诊断结论的顺序应与影像描述的顺序一致。

三、视网膜母细胞瘤的影像诊断报告示例

病例　患儿女性，2个月，发现左眼瞳孔发白1个月。

检查部位及方法：眼眶CT平扫。影像图如图6-17。

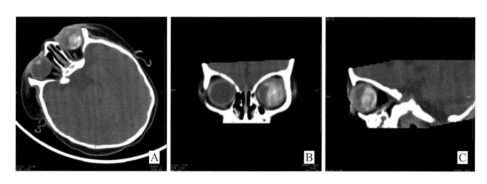

A. 为CT轴位，B. 为CT冠状位，C. 为矢状位。

图6-17　视网膜母细胞瘤病例CT平扫影像图

影像诊断报告

影像所见

左侧眼环后部局部增厚，并可见一突入眼球内、形态欠规则的肿块影，边缘尚清楚，大小约2.6cm×2.3cm×3.0cm，与眼环和眼外肌相比，呈等、稍高密度，其内可见多发斑块状钙化灶；左眼球轻度肿大，眼球后、眼外肌、视神经及所示颅内结构未见异常；邻近骨质未见增生或破坏。右侧眼球及球后结构未见异常，其余未见异常征象。

影像诊断

左侧眼球内视网膜母细胞瘤。

第十三节 腺样体肥大

一、腺样体肥大概述

腺样体又称增殖体、咽扁桃体、Luschka 扁桃体，位于鼻咽腔顶后部、蝶骨体底和枕骨斜坡前侧，为团状淋巴组织，表面有4—5条前后方向的纵行深沟，覆以假复层纤毛柱状上皮。腺样体与扁桃体一起构成了口颌淋巴系统的一部分。淋巴系统的作用是保护身体免受微生物的侵害、吸收营养、保持适当的液体水平并消除某些废物，能防止病菌通过口腔或鼻腔进入体内，来帮助机体抵抗感染。腺样体在人出生后即存在，随年龄增长而增生，6岁左右最大，然后逐渐退化，一般10岁以后开始萎缩，多在青春期后退化消失。对于腺样体肥大，可以采用目前最为广泛应用的非结构式报告（描述性报告）进行诊断。

二、腺样体肥大的影像规范描述和诊断

（一）书写诊断报告前准备

（1）严格核对患者的基本信息和影像检查技术，避免检查图像与患者信息不一致，确保医疗质量和医疗安全。

（2）认真查阅患者相关资料，包括患者现病史、既往史及相关各项辅助检查资料等。

（二）腺样体肥大影像表现的描述

影像表现是影像诊断报告的重要组成部分，影像描述需与影像检查方法一致，要求内容完整但简明扼要，格式规范且重点突出，主要包括以下几方面内容。

1. 重点描述腺样体病变

（1）X线侧位片。鼻咽腔顶后壁软组织失去正常的连续性穹隆，呈向腔内弧形突出的软组织影，表面多光整，少部分呈分叶状，相应气道的宽度变窄。（2）CT表现。顶壁、后壁软组织对称性增厚，表面可不光滑；两侧咽隐窝狭窄、闭塞，咽旁间隙、颈长肌等的密度正常；可伴有扁桃体增大或分泌性中耳乳突炎。（3）MRI表现。多方位检查有利于显示肥大的腺样体，呈T1WI等信号、T2WI稍高信号，增强扫描常均匀强化。（4）大小测量。①腺样体厚度（A）的测量：腺样体最突点至枕骨斜坡颅外面的垂直距离，＞1.3cm 就会出现鼻咽腔气道变窄，甚至闭塞；②鼻咽腔宽度：为腺样体最凸至枕骨斜坡颅外面的垂直线，其垂线的反向延长线与硬腭后端或软腭前中部上缘的交点和枕骨斜坡颅外面切线的垂直距离；③后气道间隙的宽度：软腭表面与腺样体表面最凸点之间有效气道宽度。长度单位务必统一，建议用厘米且精确到小数点后一位，如1.5cm。

2. 对腺样体肥大的周边情况进行描述

（1）咽隐窝、咽鼓管咽口有无变窄、变平或闭塞。（2）咽旁是否有淋巴结肿大。（3）描述有鉴别诊断价值的阴性征象。

3. 扫描所及其他脏器情况

主要观察副鼻窦、中耳乳突、腮腺及相邻骨质有无异常。

（三）腺样体肥大的影像诊断

影像诊断需要与影像表现相对应。影像诊断首先必须做到定位诊断，尽量作出定性诊断（典型病灶直接给出明确定性诊断；不典型病灶给出不超过3个的可能诊断，以可能性由大到小的顺序排列）。如果有多个疾病诊断，按疾病的重要程度先后排列，而且诊断结论的顺序应与影像描述的顺序一致。

三、腺样体肥大的影像诊断报告示例

病例　患儿女性，8岁，反复夜间醒后惊恐、哭泣3年。

检查部位及方法：鼻咽部MRI平扫及鼻咽X线侧位片。影像图如图6-18。

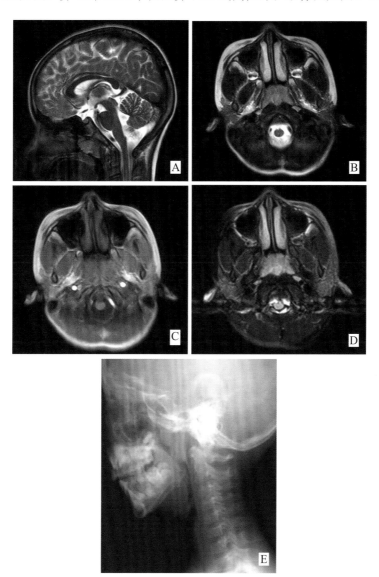

A. 为T2WI矢状位，B. 为T2WI轴位，C. 为T1WI轴位，D. 为FLAIR图像，E. 为鼻咽部X线侧位图像。

图6-18　腺样体肥大病例MRI平扫及X线片图像

MRI 诊断报告

影像所见

鼻咽顶后壁软组织增厚，其最突点至枕骨斜坡颅外面的垂直距离约为2.5cm，边界清楚，信号均匀，T1WI 为等信号，T2WI 及 FLAIR 呈高信号；鼻咽腔气道明显变窄，两侧咽隐窝闭塞，咽旁间隙受压但信号正常；颅底骨质形态、信号未见异常。双侧乳突气房及副鼻窦未见异常。腮腺未见异常信号影，所示上颈部未见肿大淋巴结。

影像诊断

鼻咽顶后壁软组织增厚，考虑为腺样体肥大。

第十四节 儿童肺炎

一、儿童肺炎概述

肺炎是全球儿童最常见的疾病之一，按照解剖学分类，将其分为大叶性肺炎、小叶性肺炎（支气管肺炎）、间质性肺炎。大叶性肺炎是儿童时期常见的呼吸道感染性肺炎之一，是指由各种病原体感染所引起的急性肺组织炎症，病变分布可为大叶性，也可为节段性；常见病原体为肺炎链球菌，其次由肺炎支原体、其他细菌及病毒等病原体感染引起，其中支原体感染大叶性肺炎多好发于学龄前及学龄期儿童。支气管肺炎又称为小叶性肺炎，为病原体经支气管入侵，引起细支气管、终末细支气管及肺泡的炎症，多为金黄色葡萄球菌、肺炎双球菌及链球菌感染；多见于婴幼儿、老年人及长期卧床身体衰弱的患者，临床上可见发热、咳嗽、咳泡沫黏液痰或脓性痰、胸痛和呼吸困难等症状，由于患者虚弱、抵抗力低，体温及白细胞可不升高。间质性肺炎是多种原因引起的肺间质炎性和纤维化疾病，镜下主要表现为沿支气管、细支气管壁及其周围和小叶间隔以及肺泡间隔分布的间质性炎症。

二、儿童肺炎的影像规范描述和诊断

（一）书写诊断报告前准备

（1）严格核对患者的基本信息和影像检查技术，避免检查图像与患者信息不一致，确保医疗质量和医疗安全。

（2）认真查阅患者相关资料，包括患者现病史、既往史及相关各项辅助检查资料等。

（二）儿童肺炎的影像表现的描述

影像表现是影像诊断报告的重要组成部分，影像描述需与影像检查方法一致，要求内容完整但简明扼要，格式规范且重点突出，主要包括以下几方面内容。

1.重点描述肺炎病变

（1）部位。病变定位采用肺叶、肺段进行描述。（2）数目。可以计数的描述具体段数［1个段、2个段、多个段（3个及以上）］或整个肺叶。（3）形态。斑片状、片状、大片状、条索状、网格状、团片状、结节状。（4）边缘。描述边缘是否清楚。（5）密度。描述病灶密度是否均匀。

2.对儿童肺炎病变的周边情况进行描述

（1）肺内有无其他病灶，如有其他病灶需对其影像特点进行描述。（2）需要描述有无肺门及纵隔淋巴结肿大。（3）描述有鉴别诊断价值的阴性征象。

3.扫描所及其他脏器情况

主要观察纵隔、心脏大血管、胸膜及横膈，也不能遗漏对脊柱、肋骨等组织结构的观察。

（三）儿童肺炎病变的影像诊断

影像诊断需要与影像表现相对应。影像诊断首先必须做到定位诊断（采用肺叶和肺段

进行定位），尽量作出定性诊断（典型病灶直接给出明确定性诊断；不典型病灶给出不超过3个的可能诊断，以可能性由大到小的顺序排列）。如果有多个疾病诊断，按疾病的重要程度先后排列，而且诊断结论的顺序应与影像描述的顺序一致。

三、儿童肺炎的影像诊断报告示例

病例 患儿女性，4岁3月，发热2小时。

检查部位及方法：胸部平片＋胸部CT平扫。影像图如图6-19。

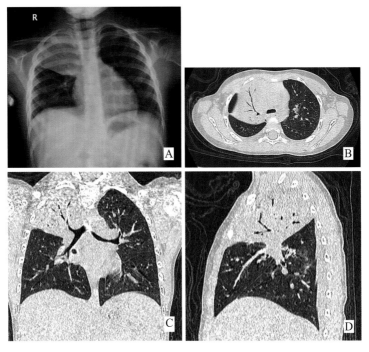

A. 为DR正位片，B. 为CT轴位，C.、D. 依次为冠状位及矢状位图像。

图6-19 儿童肺炎病例X平片+CT平扫图像

影像诊断报告

影像所见

右肺上叶见大片状实变影，密度较均匀，下缘以水平裂及斜裂上段为界，边界清楚，病灶内可见含气支气管征；两肺门区及纵隔未见肿大淋巴结影。纵隔、气管居中，心影大小、形态及位置未见异常。两侧胸膜无增厚，胸膜腔未见积液；双膈面光整，肋膈角锐利。

影像诊断

右肺上叶大叶性肺炎。

第十五节　儿童腹部肿瘤

一、儿童腹部肿瘤概述

肝母细胞瘤是儿童最常见的肝恶性肿瘤，来自间叶组织，高度恶性，易转移；好发于2—3岁幼儿。临床表现为腹部肿块、消瘦，AFP明显升高。

肾母细胞瘤又称Wilms瘤，起源于肾胚胎的初级间叶细胞，是小儿常见的恶性肿瘤，占小儿肾脏原发肿瘤的80%以上，发病高峰为1—4岁，75%在5岁以下，90%在7岁以前发病，新生儿罕见，男女发病率无明显差异；临床表现为无痛性包块，少数患儿可有腹痛、肉眼血尿、低热等症状；肿瘤生长迅速，恶性程度高，发生转移较早。神经母细胞瘤（NB）是婴幼儿最常见的颅外实体肿瘤，占儿童恶性肿瘤的8%—10%；NB来源于未分化的交感神经节细胞，肾上腺是最常见的原发部位。

二、儿童腹部肿瘤的影像规范描述和诊断

（一）书写诊断报告前准备

（1）严格核对患者的基本信息和影像检查技术，避免检查图像与患者信息不一致，确保医疗质量和医疗安全。

（2）认真查阅患者相关资料，包括患者现病史、既往史及相关各项辅助检查资料等。

（二）儿童腹部肿瘤影像表现的描述

影像表现是影像诊断报告的重要组成部分，影像描述需与影像检查方法一致，要求内容完整但简明扼要，格式规范且重点突出，主要包括以下几方面内容。

1.肝脏／肾脏背景

描述肝／肾脏形态、大小及边缘情况。

2.重点描述病变

（1）部位。病变定位肝脏可采用S1—S8段进行描述，肾脏按上／中／下部、集合系统（即肾盂／肾盏）进行描述。（2）数目。可以计数的描述具体个数［1个、2个、多个（3个及以上）］，无法计数的描述为弥漫多发。(3)形态。结节／肿块，球形、类球形或不规则形。（4）大小。类球形病灶需测量三维径线，规则球形病灶只描述直径即可，多发病灶可只测量最大病灶；长度单位务必统一，建议用厘米且精确到小数点后一位，三条径线都要有单位，如5.0cm×3.5cm×4.0cm。（5）边缘。描述边缘是否清楚，有无假包膜。（6）密度／信号。参照肝／肾实质直接描述病灶密度／信号高低及其均匀度，其中密度／信号高低可分为明显低、中等低、稍低、等、稍高、中等高、明显高7级；密度／信号是否均匀，有无坏死、出血、囊变、钙化。（7）增强扫描情况，需包括以下三个方面。①强化程度（与对比剂血药浓度有关）：无强化——与平扫对比密度／信号无变化，轻度强化——CT值增加30HU以下，中度强化——CT值增加30—60HU，明显强化——CT值增加超过60HU，等血池强化——增强密度／信号接近同期的血管腔。②强化均匀度：病灶如有强化，需要描述强化是否均匀。③增强多期扫描的强化模式：病灶如有强化，分别描述

动脉期 / 肾皮质期、门脉期 / 实质期、平衡期 / 延迟期 / 排泄期的病灶强化情况，概括性描述病灶的强化方式为快进快出强化 / 向心填充强化 / 渐进性延迟强化。

3. 对病变的周边情况进行描述

主要包括以下几方面。（1）肝 / 肾内有无其他病灶，如有其他病灶需对其影像特点进行描述。（2）需要描述有无门静脉、肝静脉、肾静脉、下腔静脉栓塞，有无门静脉高压的征象。（3）观察肝内外胆管有无扩张，胆囊是否正常，肾盂肾盏及输尿管是否正常。（4）描述有鉴别诊断价值的阴性征象。（5）描述有无肝门区 / 门静脉旁 / 腹主动脉旁 / 肠系膜上动脉旁 / 肾门区等区域淋巴结增大。

4. 扫描所及其他脏器情况

主要观察胰腺、脾脏、肾上腺等有无异常，也不能遗漏对胃肠道、腹主动脉和脊椎等组织结构的观察。

（三）影像诊断

影像诊断需要与影像表现相对应。影像诊断首先必须做到定位诊断，尽量作出定性诊断（典型病灶直接给出明确定性诊断；不典型病灶给出不超过 3 个的可能诊断，以可能性由大到小的顺序排列）。如果有多个疾病诊断，按疾病的重要程度先后排列，而且诊断结论的顺序应与影像描述的顺序一致。

三、儿童腹部肿瘤的影像诊断报告示例

病例 患儿男性，1 岁 11 月，血尿 4 天，发热 3 天。

检查部位及方法：上腹部 MRI 平扫 + 增强。影像图如图 6-20。

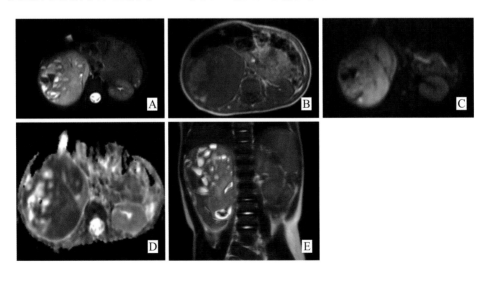

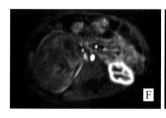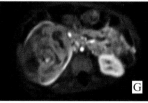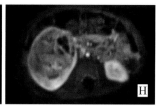

A. 为 T2WI 轴位，B. 为 T1WI 轴位，C. 为 DWI，D. 为 ADC 图，E. 为 T2WI 冠状位，F—H. 为 T1WI 增强轴位。

图 6-20 儿童腹部肿瘤病例 MRI 平扫 + 增强像图

影像诊断报告

影像所见

右肾明显增大，中上极及肾门区可见一巨大肿块影，边缘可辨，大小约 6.8cm×7.4cm×9.8cm，呈 T1WI 稍低、T2WI 稍高信号，信号不均匀，内见多发片状及囊状 T1WI 高、T2WI 高 / 低信号影，部分囊状影内见液 – 液分层，DWI 序列肿块实性部分呈扩散受限高信号影，囊性部分无扩散受限；增强扫描肾皮质期肿块不均匀强化，内见多发增粗迂曲肿瘤供血血管影，髓质期呈持续性不均匀明显强化，平衡期肿块强化程度下降；右肾下盏受压、扩张改变。肾动脉水平腹膜后隐约可见数个淋巴结显示，增强扫描较均匀强化。

左肾形态、大小及信号未见异常，增强扫描未见异常强化。所示肝、胰、脾及双侧肾上腺未见异常。所示各椎体未见异常信号灶。

影像诊断

右肾实质巨大肿块，考虑肾母细胞瘤。

第十六节　先天性巨结肠

一、先天性巨结肠概述

先天性巨结肠又称希施斯普龙病，是直肠或结肠肠壁肌间和黏膜下神经丛内神经节细胞先天性缺如所致的肠道畸形。病变肠管呈痉挛状态，粪便通过障碍，近端肠管肥厚、扩张。本病患者男性多于女性，男女之比约4：1，最常见的症状为新生儿肠梗阻、顽固性便秘以及腹胀和呕吐。根据无神经细胞肠段的范围，临床可分为五型。①短段型：指狭窄段位于直肠中、远段；②常见型：又称普通型，指狭窄段位于肛门至直肠近端或直肠乙状结肠交界处，甚至达乙状结肠远端；③长段型：指狭窄段自肛门延至降结肠甚至横结肠；④全结肠型：指狭窄段波及升结肠及距回盲部30 cm以内的回肠；⑤全肠型：指狭窄段波及全部结肠及距回盲部30cm以上小肠，甚至累及十二指肠。

二、先天性巨结肠的影像规范描述和诊断

（一）书写诊断报告前准备

（1）严格核对患者的基本信息和影像检查技术，避免检查图像与患者信息不一致，确保医疗质量和医疗安全。

（2）认真查阅患者相关资料，包括患者现病史、既往史及相关各项辅助检查资料等。

（二）先天性巨结肠的影像表现的描述

影像表现是影像诊断报告的重要组成部分，影像描述需与影像检查方法一致，要求内容完整但简明扼要，格式规范且重点突出。

1. 检查方式

先天性巨结肠主要采用腹部平片及钡灌肠检查。

2. 腹部平片

观察是否有扩张充气的结肠及低位肠梗阻。

3. 钡灌肠X线检查

病变段分为痉挛段、移行段及扩张段3部分。痉挛段肠管宽径均小于正常新生儿0.5—1.5cm，边缘呈锯齿状、花边状，较为僵硬。移行段位于痉挛段与扩张段之间，多为漏斗形或环形狭窄后突然扩张，狭窄段不明显。扩张段在移行段以上肠管明显扩张，新生儿期间肠管扩张宽径约在2.5cm以上，儿童期最宽可达10cm以上，肠管扩张延长，结肠袋影减少，黏膜增厚。

4. 钡剂排出情况

在正常情况下24小时钡剂即能全部排空，但先天性巨结肠患儿钡灌肠拔管后不能及时排钡，24小时后仍有残存。

（三）先天性巨结肠的影像诊断

影像诊断需要与影像表现相对应。影像诊断首先必须做到定位诊断（采用狭窄段累及直

肠、结肠的长度进行定位），尽量作出定性诊断（典型病灶直接给出明确定性诊断；不典型病灶给出不超过3个的可能诊断，以可能性由大到小的顺序排列）。如果有多个疾病诊断，按疾病的重要程度先后排列，而且诊断结论的顺序应与影像描述的顺序一致。

三、先天性巨结肠的影像诊断报告示例

病例　患儿男性，1岁，反复腹胀加重1天。

检查部位及方法：腹部平片 + 钡剂（碘水）灌肠。影像图如图6-21。

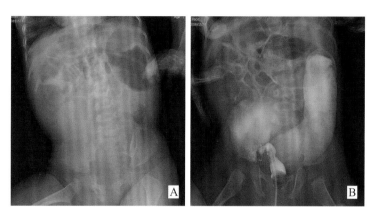

A. 为腹部平片，B. 为碘水灌肠。

图 6-21　先天性巨结肠病例影像图

影像诊断报告

影像所见

腹部平片：横结肠、降结肠肠管积气扩张。

钡灌肠：肛管插入导管约5.0cm，逆行注入碘水后观察，见造影剂依次逆向充盈直肠、乙状结肠、降结肠、部分横结肠；乙状结肠、降结肠及局部横结肠肠腔明显扩张，其中降结肠以下的结肠袋消失，直肠上段局部肠管狭窄，边缘呈锯齿状 / 花边状，累及长度约1.2cm，其近段肠管明显扩张，最大横径约7cm；狭窄段与扩张段间可见漏斗状的移行段。其余未见异常征象。

影像诊断

先天性巨结肠。

第十七节　先天性髋关节脱位

一、先天性髋关节脱位概述

先天性髋关节脱位又称为发育性髋关节发育不良，根据股骨头脱位的高低分为三度。Ⅰ度：股骨头向外方移位，位于髋臼同一水平。Ⅱ度：股骨头向外上方移位，相当于髋臼外上缘部分。Ⅲ度：股骨头位于髂骨翼部分。该病在中国发病率约为0.38%，女性发病率为男性的4—6倍；单侧发病多于双侧，约2:1，左侧多于右侧，约2:1—3:1。

二、先天性髋关节脱位的影像规范描述和诊断

（一）书写诊断报告前准备

（1）严格核对患者的基本信息和影像检查技术，避免检查图像与患者信息不一致，确保医疗质量和医疗安全。

（2）认真查阅患者相关资料，包括患者现病史、既往史及相关各项辅助检查资料等。

（二）先天性髋关节脱位影像表现的描述

影像表现是影像诊断报告的重要组成部分，影像描述需与影像检查方法一致，要求内容完整但简明扼要，格式规范且重点突出，主要包括以下几方面内容。

1. 重点描述先天性髋关节脱位病变

（1）部位。左侧/右侧/双侧。（2）患侧股骨头及髋臼发育情况。（3）X线检查测量数据。髋臼指数、Perkin方格、CEA角、Shenton线（耻颈线）、Calve线（髂颈线）。（4）患侧髋关节构成骨骨质情况，是否有骨质破坏、骨折。

2. 对先天性髋关节脱位的周边情况进行描述

（1）关节周围软组织情况。（2）描述有鉴别诊断价值的阴性征象。

3. 扫描所及其他脏器情况

主要观察骶髂关节、骨盆其他骨有无异常。

（三）先天性髋关节脱位的影像诊断

影像诊断需要与影像表现相对应。影像诊断首先必须做到定位诊断，尽量作出定性诊断（典型病灶直接给出明确定性诊断；不典型病灶给出不超过3个的可能诊断）。如果有多个疾病诊断，按疾病的重要程度先后排列，而且诊断结论的顺序应与影像描述的顺序一致。

三、先天性髋关节脱位的影像诊断报告示例

病例　患儿女性，6岁，右下肢跛行6年。

检查部位及方法：骨盆平片+CT平扫。影像图如图6-22。

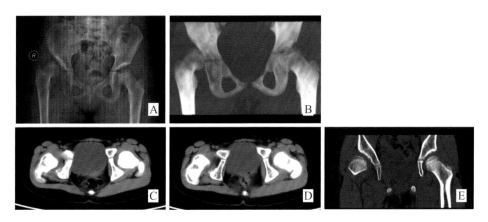

A. 为骨盆平片，B. 为 CT 最大密度投影图像，C.、D. 为 CT 软组织窗轴位，E. 为 CT 骨窗冠状位重建图像。

图 6-22　先天性髋关节脱位病例同一患者骨盆平片 +CT 平扫图像

影像诊断报告

影像所见

右侧髋臼发育不良，变宽变浅，髋臼角加大；右侧股骨头骨骺及股骨颈发育较对侧细小，股骨头向外上方移位，位于 Perkin 方格外上象限，Shenton 线不连续；髋关节周围软组织未见异常。余骨盆诸骨及双侧骶髂关节、左髋关节未见异常征象。

影像诊断

右侧先天性髋关节脱位（Ⅱ 度）。

·· 第七章 ··
骨关节常见疾病影像诊断报告的规范书写

第一节　骨关节骨折与脱位

一、骨关节骨折与脱位概述

骨折是指骨、软骨失去其连续性或完整性。可结合骨折原因及骨折线形状予以分类：①外伤性骨折——完全性骨折、不完全性骨折、青枝骨折、粉碎性（爆裂性）骨折、压缩性骨折、隐匿性骨折等；②疲劳性骨折；③病理性骨折。也可根据发生部位分类：四肢长、短骨骨折，骨骺、干骺部、软骨骨折，脊椎或不规则骨骨折，关节内骨折。按骨折稳定性可分为不稳定骨折与稳定性骨折。临床症状与体征主要包括局部疼痛、活动障碍及局部变形或畸形等。

关节脱位是指关节正常关系异常、关节对位不良或错位，外伤为其最常见病因，少数为病理性或关节炎性病变所致；以其对位不良程度可分为完全性脱位与半脱位；临床表现及体征主要为关节活动障碍、疼痛、肿大、畸形。

对于骨折与关节脱位的病变评估，DR 检查可直观显示对位、对线情况，CT 扫描对于复杂骨折及其继发异常如椎管血肿、邻近组织损伤或少量积液有较大价值，MRI 敏感性高且无射线损伤，显示骨髓、软骨及软组织异常、关节积液和积脂血症最有价值。因此，临床工作中应选择合适的影像检查，骨折与关节脱位以 DR 检查为首选，但是复杂部位或脊椎损伤更适宜选择 CT 和（或）MRI。

二、骨关节骨折与脱位的影像规范描述和诊断

（一）书写诊断报告前准备

（1）书写诊断报告之前务必严格核对患者的基本信息和影像检查技术，避免检查图像与患者信息不一致，确保医疗质量和医疗安全。

（2）确认患者有无外伤、肿瘤、先天性或全身性疾病如骨质疏松、骨软化症等。

（二）骨关节骨折与脱位的影像描述

影像描述应该紧密结合临床需要，做到简洁明了、主次分明、有的放矢，主要包含以下几个方面。

1.重点描述的内容

（1）骨关节骨折：骨关节构成骨的皮质或软骨连续性（皱褶、断裂），骨折线形状（斜行、横行、蝶形、粉碎性等），单发骨折或多处骨折，骨折端对位对线情况（折端错位、旋转、分离、成角），周围软组织是否损伤、缺失或肿胀、积气，有无合并关节脱位与积液、积脂血症等，有无骨髓异常。

（2）关节脱位：关节关系与脱位方向，完全性或半脱位；关节间隙有无异常；有无并发骨与软骨损伤；周围软组织是否损伤、缺失或肿胀、积气；关节囊或滑囊有无积液、积脂血症等；有无关节内外结晶、游离体；有无骨髓异常。

2.需注意观察的内容

如有阳性征象，应描述。

（1）关节面及骨端骨质有无侵蚀、破坏，有无骨髓及软骨损伤；

（2）关节间隙有无异常钙化、骨化及游离体，以及其数量、大小；

（3）骨质背景如何（骨质疏松、骨质软化）。

（三）骨关节骨折与脱位影像诊断

影像诊断应和影像描述相对应。可以明确诊断的直接诊断，影像条件受限或缺乏足够临床资料的疑似病例下可疑诊断或随诊证实诊断。有可影响临床诊治方案的阳性影像征象，应描述性诊断。

三、骨关节骨折与脱位的影像诊断报告示例

病例1 患者女性，53岁，骑车摔伤致右膝疼痛伴活动受限、关节弹响。

检查部位及方法：右膝关节正侧位片＋MRI平扫。影像图如图7-1。

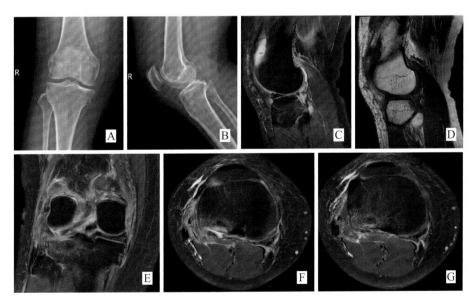

A.、B.为右膝关节正侧位片，C—G.为MRI平扫:C.、D.分别为矢状位PDWI-FS、T1WI图像，E.为冠状位PDWI-FS图像，F.、G.为横断位PDWI-FS图像。

图7-1 骨关节骨折与脱位病例1的影像图

影像诊断报告

影像所见

DR 示右侧胫骨平台后缘皮质连续性欠佳，余右膝关节诸骨未见骨折、破坏；右膝关节对位良好，关节间隙未见异常；关节周围软组织稍肿胀，未见骨膜反应及其他异常征象。

MRI 平扫示胫骨外侧平台后缘皮质连续性中断、累及关节面并软骨肿胀、邻近骨髓水肿；外侧半月板后角变形变小、前角示翻转半月板结构；髂胫束、外侧副韧带、腘肌及其肌腱、腓肠肌内外侧头肿胀或表面积液并关节周围软组织广泛渗出，右膝关节可见积液；内侧半月板、前后交叉韧带及内侧副韧带、髌腱等结构未见异常。

影像诊断

（1）右胫骨外侧平台后部骨折并软骨挫伤（关节内骨折）、骨髓水肿、关节积液。

（2）外侧半月板破裂翻转。

（3）髂胫束、外侧副韧带、腘肌及其肌腱、腓肠肌内外侧头肿胀并关节周围软组织广泛渗出。

 病例2 患者女性，58岁，外伤2小时，胸背部疼痛、弯腰受限。

检查部位及方法：腰椎正侧片及腰椎 CT 平。影像图如图 7-2。

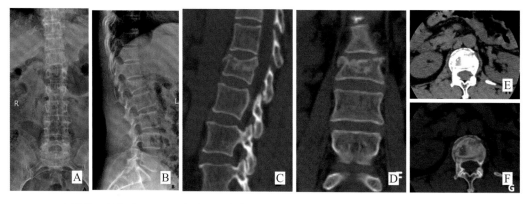

A.、B. 为腰椎正侧位片，C—F. 为胸腰段脊椎 CT 平扫：C.、D. 为矢状位和冠状位骨窗图像，E.、F. 为横断位病变椎体软组织窗与骨窗图像。

图 7-2　骨关节骨折与脱位病例 2 的影像图

影像诊断报告

影像所见

腰椎序列尚可，曲度存在，未见侧弯或椎轴旋转。腰 1 椎体呈前低后高的轻度楔形变，受压小于1/3，椎体前后缘、上缘及右侧缘皮质中断，椎体内示横带状不均匀高密度区并后缘膨隆致硬膜囊稍受压，椎管狭窄不明显，椎旁软组织稍肿胀。腰 4 椎体前上缘见唇样骨质增生，余所示椎体及附件未见异常。腰椎各椎间盘未见明显膨出或突出征象。

影像诊断

（1）腰1椎体爆裂性、压缩性骨折，必要时行MRI检查了解椎管情况。

（2）腰4椎体骨质增生。

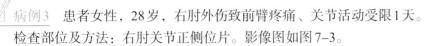

病例3　患者女性，28岁，右肘外伤致前臂疼痛、关节活动受限1天。

检查部位及方法：右肘关节正侧位片。影像图如图7-3。

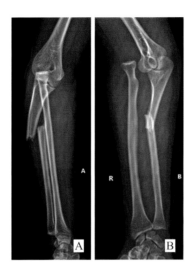

A.和B.分别为肘关节正侧位片。

图7-3　骨关节骨折与脱位病例3的影像图

影像诊断报告

影像所见

右尺骨中上段骨质完全横向中断，断端不规则，远折端向前、上、内侧移位，两骨折端向外、掌侧成角。桡骨头向前、外侧移位致肱桡关节、尺桡上关节脱位，桡骨未见骨折征象。右肘关节周围软组织肿胀，其余未见异常。

影像诊断

右尺骨中上段完全性骨折并肱桡、尺桡关节脱位。

第二节　成人股骨头缺血性坏死

一、成人股骨头缺血性坏死概述

股骨头缺血性坏死是各种原因引起股骨头供血减少，进而发生骨质坏死的病变。常见病因包括外伤、激素治疗、酗酒、职业病、血液病、先天性疾病等。病理通常分为三个阶段：①骨坏死后，尚未有血管或其他组织进入坏死区域，骨质框架保持完整，没有破骨或成骨发生；②周围血管进入坏死区，坏死骨质吸收，死骨边缘骨质破坏或囊变；③肉芽组织吸收死骨的同时，骨质破坏带边缘形成新生骨。该过程代表了骨坏死的三个基本病理改变：死骨块、骨质吸收带、新生骨带，此为 X 线、CT、MRI 的诊断基础。

对于股骨头缺血性坏死的病变评估，DR 检查可显示股骨头形态及密度异常；MRI 对早期病变敏感，可清晰显示股骨头的骨髓水肿、"双线征"或"线样征"、关节少量积液等异常；CT 多方位重建有助于显示关节面中断与轻微塌陷以鉴别病变 Ⅱ、Ⅲ 期。因此，选择合适的影像检查技术非常关键，早期诊断以 MRI 为首选，Ⅱ、Ⅲ 期病例鉴别可选择 CT 及其重建技术。

二、成人股骨头缺血性坏死的影像规范描述和诊断

（一）患者信息核对

书写诊断报告之前务必严格核对患者的基本信息和影像检查技术，避免检查图像与患者信息不一致，确保医疗质量和医疗安全。

（二）成人股骨头缺血性坏死影像特征的观察描述

（1）股骨头有无变形、塌陷。

（2）骨质破坏的部位、范围，囊性病变区的数目、分布、形态、大小、边缘有无骨硬化，内部结构有无钙化、骨化。

（3）关节面改变：硬化、增厚、毛糙，虫蚀状或锯齿状破坏，有无皮质骨折及"新月征"。

（4）关节间隙形态：局限性狭窄、全关节狭窄，强直、增宽、脱位。

（5）有无关节积液。

（6）关节周围软组织情况。

注：新月征指股骨头软骨下骨早期塌陷时，骨折断裂带与软骨下骨形成的月牙状裂隙。

（三）成人股骨头缺血性坏死的影像诊断

1.X 线、CT、MRI 特征性表现

囊性病变、坏死骨、骨髓水肿，硬化带（修复、新生骨）包绕囊性病变区以及"新月征"、"双线征"或"线样征"，MRI 对早期病变敏感，能清晰显示股骨头的骨髓水肿、"双线征"或"线样征"、关节少量积液等异常；CT 多方位重建有助于显示关节面中断及轻微

塌陷以鉴别病变Ⅱ、Ⅲ期。

2.Ficat 分期

ONFH Ficat 分期法

		分期	临床表现	影像表现	血流动力学	骨显像	不经穿刺活检确定诊断
早期	0	临床前期	0	0	+	摄取减少	不能
	Ⅰ	影像前期	+	0	++	提取增加	不能
	Ⅱ	股骨头扁平或死骨形成前期	+	散在的骨硬化和囊性变	++	+	很大可能
转变期				股骨头扁平或新月征			
晚期	Ⅲ	塌陷	++	股骨头轮廓改变	+/正常	+	确认
	Ⅳ	骨关节炎	+++	股骨头扁平、关节间隙正常/股骨头塌陷、关节间隙减小	+		关节炎

三、成人股骨头缺血性坏死影像诊断报告示例

病例　患者男性，53岁，左髋关节疼痛1年余，曾有外伤史。

检查部位及方法：骨盆 DR 正位、髋关节 CT 及 MRI 平扫检查。影像图如图7-4。

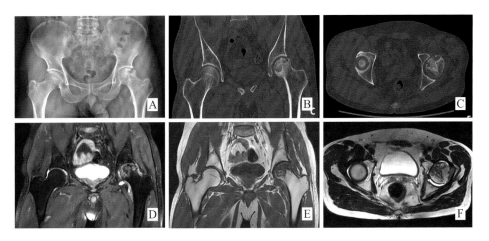

A.为骨盆 DR 正位像，B.、C.为髋关节 CT 平扫冠状位及横断位图，D—F.为髋关节 T2WI-FS、T1WI 冠状位与 T2WI 横断位图像。

图7-4　成人股骨头缺血性坏死病例影像图

影像诊断报告

影像所见

左侧股骨头变形、关节面中断及塌陷伴"新月征";股骨头前外侧承重部密度/信号不均并不规则骨质密度减低区,边缘硬化,其内未见瘤骨和钙化灶,股骨颈骨髓未见水肿。左髋关节对位欠佳,股骨头向前上外侧半脱位,关节囊膨隆伴少量积液,关节间隙未见异常,左侧髋臼及盂唇未见异常;左髋关节肌群及同侧臀肌稍萎缩。

右髋关节未见异常。余骨盆构成骨、骶髂关节未见异常。

影像诊断

(1)左侧股骨头缺血性坏死(Ⅲ期)并左髋关节半脱位及少量积液。

(2)左髋关节肌群及同侧臀肌萎缩。

第三节　化脓性骨关节炎

一、化脓性骨关节炎概述

化脓性骨关节炎是指由化脓性细菌感染骨髓、骨、骨膜或关节滑膜的化脓性疾病，可经血行播散、周围软组织病灶蔓延或开放性损伤引起细菌侵入而发病。任何年龄均可发病，但好发于儿童、老年体弱和慢性关节病患者，男性发病率为女性2—3倍；血源性感染多见于儿童，临床常有局部红肿热痛伴全身感染症状；发病通常以单关节如髋关节、膝关节、肘关节等为主，愈合期容易形成关节纤维性或骨性强直。

化脓性骨关节炎致病菌50%以上为金黄色葡萄球菌，其次为链球菌、肺炎双球菌、大肠杆菌、流感嗜血杆菌等。化脓性骨关节炎可分为急、慢性病变，慢性化脓性骨关节炎常为急性病变迁延不愈所致，病情反复或伴窦道形成；骨内相对静止的局限性化脓性病灶亦称慢性骨脓肿（Brodie脓肿）；低毒感染所引起的以骨质硬化为主的病变称为慢性硬化性骨髓炎（Garre骨髓炎）。

对于化脓性关节炎，DR检查图像可直观显示关节间隙狭窄和关节畸形，CT显示轻微骨质异常较为敏感，MRI显示早期滑膜异常、骨髓水肿及滑膜滑囊积液更具优势。因此，临床上应合理选择影像检查，早期以MRI为首选并提倡多技术、多模态综合应用。

二、化脓性骨关节炎的影像规范描述和诊断

（一）患者基本信息核对

书写诊断报告之前务必严格核对患者的基本信息和影像检查技术，避免检查图像与患者信息不一致，确保医疗质量和医疗安全。

（二）化脓性骨关节炎的生化指标

需密切结合白细胞、中性粒细胞及其百分比有无异常来进行综合分析。

（三）化脓性骨关节炎影像表现的描述

影像表现是影像诊断报告的重要组成部分，描述需与影像检查方法一致，要求做到内容完整但简明扼要，格式规范且重点突出，主要包括以下几方面内容。

1.重点描述化脓性骨关节炎病变

（1）部位。以受检肢体来进行定位描述。（2）范围或数目。病变大小或累及范围，多部位病变描述为多发，长度单位务必统一，建议用厘米且精确到小数点后一位。（3）病变形态。溶骨性骨质破坏，不规则斑片状骨质破坏，骨质破坏周围骨质增生，病变区有无死骨形成；骨髓腔密度及边缘。（4）边缘。边缘是否清楚，有无硬化边。（5）骨膜新生骨情况。（6）周围软组织。肿胀，脓肿形成，关节囊及滑膜滑囊积液。（7）增强扫描情况。概括性描述病灶强化方式（病变可见强化、坏死无强化、脓肿壁环形强化等）。

2.化脓性骨关节炎周边情况描述

（1）描述有无瘘管形成；（2）病变外有无其他病灶，如有其他病灶需对其影像特点进行

描述；（3）描述有鉴别诊断价值的阴性征象。

3. 其他重要征象的观察

（1）描述有无骨关节畸形等其他并发症。（2）不要遗漏对视野内其他部位病变的观察和描述。

（四）化脓性骨关节炎的影像诊断

影像诊断是影像检查的结论，需要与影像表现相对应。影像诊断应善于观察病变部位骨质破坏特点、周围骨质改变、邻近组织关系、病变强化特点等并密切结合临床，作出定位和定性诊断。

三、化脓性骨关节炎的影像诊断报告示例

病例 患者男性，39岁，左大腿外伤后反复流脓2年余。

检查部位及方法：左股骨中下段 DR 正侧位片及 CT 平扫。影像图如图7-5。

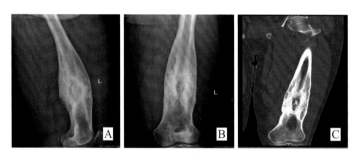

A.、B. 为 DR 正侧位片，C. 为 CT 平扫冠状位图像。

图7-5 化脓性骨关节炎病例影像图

影像诊断报告

影像所见

左股骨中下段增粗膨大，边缘不规整，骨质密度不均，增生显著并骨皮质增厚，相应骨髓腔密度增高伴髓腔变窄，内见不规则低密度区，并可见斑片状死骨影；病变区周围软组织肿胀，未见骨膜增生；所示左膝关节未见异常改变。

影像诊断

左侧股骨中下段慢性化脓性骨髓炎并死骨形成。

第四节　骨关节结核

一、骨关节结核概述

骨关节结核为结核分枝杆菌血行播散导致骨关节感染的慢性特异性炎症。病变发生于骨称为骨结核，病变发生于关节则称为关节结核；骨关节结核绝大多数为继发性，约95%以上为肺结核血行播散而来，脊柱结核、关节结核发生率分别占全部骨关节结核的50.9%和30%—40%。临床骨关节结核多见于少年儿童，发病隐蔽，早期症状不明显或局部肿痛、活动受限，晚期肌肉萎缩、发育欠佳甚至骨关节变形、脱位或半脱位。

骨结核以管状骨的骨骺及干骺部好发，该区血流灌注丰富且血流缓慢为结核分枝杆菌坐落与发病提供了有利条件，病理改变通常分为干酪（渗出）型和增生（或肉芽）型。

关节结核主要经血行播散至骨、滑膜而发病，亦可为邻近的骨骺、干骺或脊椎结核蔓延而来，以承重大关节如髋关节、膝关节多见，下肢关节发病远高于上肢关节；病理分为滑膜型与骨型，滑膜型好发于膝关节，骨型则更多见于髋关节，病变常始于非承重的关节边缘部位，引起滑膜、软骨及骨的相应改变。

对于骨关节结核，DR、CT与MRI评价各具优缺点，临床可根据病情合理选择，早期病变以MRI为首选并提倡多模态、多技术影像综合评估。

二、骨关节结核的影像规范描述和诊断

（一）患者基本信息核对

书写诊断报告之前务必严格核对患者的基本信息和影像检查技术，避免检查图像与患者信息不一致，确保医疗质量和医疗安全。

（二）骨关节结核临床与生化指标

是否存在肺结核或肺外结核基础，有无结核菌素试验阳性、血沉升高。

（三）骨关节结核影像表现的描述

影像表现是影像诊断报告的重要组成部分，影像描述需与影像检查方法一致，要求做到内容完整但简明扼要，格式规范且重点突出，主要包括以下几方面内容。

1.重点描述骨关节结核病变

（1）全身骨关节及颈椎、胸椎、腰椎病变定位。（2）病变数目和累及范围。（3）脊柱结核包括椎体结核（约占90%；中心型－椎体骨质稀疏、骨质破坏；边缘型－椎体边缘骨质破坏，椎间隙变窄；韧带下型－前缘骨质破坏，椎间隙正常）和附件结核。骨关节结核分型有骨型（关节软组织肿胀、骨骺或干骺端骨质破坏、死骨、关节间隙变窄）和滑膜型（关节囊及软组织肿胀、关节间隙正常／增宽、关节积液、关节骨质稀疏、非承重部位骨质破坏、关节周围冷脓肿、关节纤维强直）。（4）CT/MRI增强检查。增生肉芽组织、脓肿壁等可见强化。（5）其他异常改变。脊柱侧弯和（或）后凸畸形，椎体滑脱，椎管狭窄，软组织钙化等。

2. 骨关节结核周边情况主要包括以下描述

（1）周围软组织有无肿胀，软组织密度是否均匀，有无软组织肿块及钙化。（2）病变周围有无骨质增生和骨膜反应。（3）病变外有无其他病变，如有其他病变需对其影像特点进行描述。（4）描述有鉴别诊断价值的阴性征象。

（四）骨关节结核的影像诊断

影像诊断是影像检查的结论，需要与影像表现相对应。努力做到通过病变部位、形态、大小、边缘及周围邻近组织特点等作出定位及定性诊断。需密切结合临床特点等进行综合分析。

三、骨关节结核的影像诊断报告示例

病例　患者男性，33岁，胸腹痛1月并剑突以下躯体感觉减退。

检查部位及方法：胸椎CT及MRI平扫检查。影像图如图7-6。

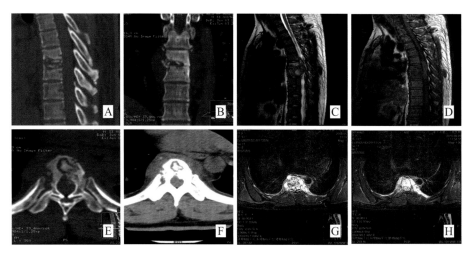

A.、B.、E.、F. 为CT平扫图像，C.、D.、G.、H. 为MRI平扫图像。

图7-6　骨关节结核病例胸椎CT及MRI平扫图像

影像诊断报告

影像所见

胸椎排列整齐、曲度存在，诸椎体骨质疏松，未见失稳或滑脱。胸7、8椎体对应面骨质不规则破坏，椎体稍变扁，病灶内示斑片、结节状坏死或残留骨，病变椎体骨髓水肿；胸7/8椎间盘破坏、椎间隙变窄；双侧肋椎关节受累，脊椎附件未见异常；邻近椎旁及椎管硬膜外间隙可见梭形软组织病变，密度/信号不均匀；胸7、8水平可见继发性椎管狭窄，相应脊髓受压。余所示椎体、附件及胸背肌群等未见异常。

影像诊断

胸7、8脊椎结核并椎旁脓肿、肋椎关节受累，继发椎管狭窄、脊髓受压。

第五节 类风湿性关节炎

一、类风湿性关节炎概述

类风湿性关节炎（RA）为一种慢性非特异性、多发关节对称性异常的全身性关节炎性疾病，手足小关节对称性侵犯为其特征。病因尚无法明确，目前认为可能与自身免疫、遗传因素如人白细胞抗原–DR4（HLA–DR4）、环境等因素有关。主要病理改变为慢性非特异性的关节滑膜炎症，包括滑膜组织早期充血肿胀、血管翳形成、关节软骨及骨边缘性侵蚀，常伴滑囊炎、肌腱炎及腱鞘炎。中国人的RA发病率约为0.3%，女性发病率为男性3倍，45—54岁为高发年龄阶段；临床发病较为隐匿但进行性加重，手足小关节对称性受累最常见，表现为受累关节肿痛、晨僵伴类风湿结节（30%—40%病例），晚期关节畸形、纤维性或骨性强直并肌肉萎缩；16岁以下发病称为幼年RA，其中8%—15%为急性发病伴肝脾肿大、全身发热及乏力等症状和体征。

对于类风湿性关节炎，DR检查图像可直观显示关节间隙狭窄、关节畸形，CT显示轻微骨质异常较为敏感，MRI可显示RA早期滑膜血管翳、骨髓水肿异常。临床工作中应合理选择影像检查，其中早期RA以MRI为首选并提倡多模态、多技术影像综合评估。

二、类风湿性关节炎的影像规范描述和诊断

（一）患者基本信息核对

书写诊断报告之前务必严格核对患者的基本信息和影像检查技术，避免检查图像与患者信息不一致，确保医疗质量和医疗安全。

（二）类风湿性关节炎血清学免疫组织学指标

类风湿因子及其滴度、C反应蛋白、抗CCP抗体情况。

（三）类风湿性关节炎影像表现的描述

影像表现是影像诊断报告的重要组成部分，影像描述需与影像检查方法一致，要求做到内容完整但简明扼要，格式规范且重点突出，主要包括以下几方面内容。

1.重点描述类风湿性关节炎病变

对称性多小关节（掌指关节、指间关节、跖趾关节、趾间关节等）或大关节受累、滑膜血管翳增生及充血水肿；滑膜弥漫型增厚或呈结节状、簇状；关节软组织对称性肿胀，关节积液和（或）腱鞘炎改变；关节软骨面破坏，表现为软骨变薄、消失；骨性关节面侵蚀和关节面下骨囊肿，骨髓水肿，关节间隙变窄；关节畸形（鹅颈畸形、关节脱位/半脱位）或关节强直；骨质疏松。

MRI成像可敏感显示早期滑膜血管翳增生、滑膜增厚、骨髓水肿、关节囊与滑膜囊少量积液等，增强扫描增生的滑膜血管翳常明显强化。

2.其他征象

相邻骨皮质无增厚、骨髓腔密度/信号如常、骨髓腔无变窄，无骨膜新生骨，骨质破坏边缘无骨质增生。

（四）类风湿性关节炎的影像诊断

影像诊断是影像检查的结论，需要密切结合临床及实验室检查，并与影像表现相对应。影像报告应努力做到通过病变部位特点、形态、大小、边缘及周围邻近组织关系等作出定位和定性诊断。

三、类风湿性关节炎的影像诊断报告示例

病例　患者女性，43 岁，双手指间及腕关节晨起不适半年，实验室提示类风湿因子检测阳性，C 反应蛋白升高，抗 CCP 抗体未知。

检查部位及方法：双手 MRI 平扫。影像图如图 7-7。

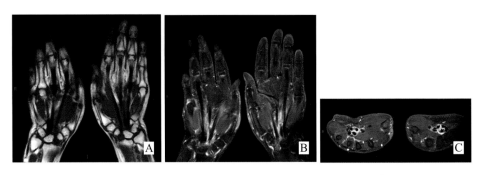

A. 为 T1WI 冠位、B.、C. 为增强 T1WI-FS 冠状和横断位像。

图 7-7　类风湿性关节炎病例双手 MRI 平扫图像

影像诊断报告

影像所见

双侧腕骨间关节、掌指关节、近侧指间关节、腕管腱鞘多处滑膜血管翳对称性增生增厚呈 T1WI 稍低信号，近侧指间关节稍肿胀，增强扫描呈明显异常强化改变；腕管内段正中神经似受压，部分关节囊与腱鞘少量积液；部分掌骨肌肿胀，双侧屈伸腕肌腱、腕三角纤维软骨复合体（TFCC）等未见异常。双手余指间关节未见异常，关节间隙未见狭窄，关节未见畸形或脱位；关节软骨与骨质结构未见侵蚀破坏或增生，未见骨膜反应或骨髓水肿。

影像诊断

（1）考虑双手类风湿性关节炎（早期）可能性大。

（2）正中神经可疑受压，请结合临床。

第六节 痛风性关节炎

一、痛风性关节炎概述

痛风性关节炎（GA）是一种病因不明的生化与代谢障碍、尿酸盐结晶沉积导致滑膜、滑囊、软骨及皮下组织的反复发作关节炎性疾病。按病程可分为急性与慢性痛风性关节炎，多见于中年男性，好发于肢体远端关节，可形成所谓的痛风结节，疼痛为主要临床特征，并与其分期及严重程度有关；轻则无症状，部分病例可表现为反复发作的单关节或单发性、游走性关节疼痛；慢性痛风性关节炎以破坏性关节变化为特征；病理以尿酸盐结晶沉积、形成痛风结节为特征，关节边缘皮质破坏或囊性缺损，最终可发生关节纤维性或骨性强直、畸形，皮下痛风结节破溃时出现溃疡、瘘管及尿酸盐结晶排出。实验室检查血尿酸水平升高，常伴尿酸性尿路结石。

对于痛风性关节炎，DR、CT 与 MRI 技术各具优缺点，早期以 MRI 为首选并提倡多模态、多技术影像综合评估。

二、痛风性关节炎的影像规范描述和诊断

（一）患者基本信息核对

书写诊断报告之前务必严格核对患者的基本信息和影像检查技术，避免检查图像与患者信息不一致，确保医疗质量和医疗安全。

（二）痛风性关节炎实验室生化指标

痛风史与血清尿酸异常。

（三）痛风性关节炎影像表现的描述

影像表现是影像诊断报告的重要组成部分，影像描述需与影像检查方法一致，要求做到内容完整但简明扼要，格式规范且重点突出，主要包括以下几方面内容。

1.重点描述痛风性关节炎病变

（1）以病变关节来定位描述。（2）范围或数目。病变累及肢体和范围，多部位多发性病变的描述。（3）病变形态。早期：可无阳性征象；进展期：第1跖趾关节（掌指关节）周围软组织肿胀，关节周围骨皮质不规则或侵蚀性破坏，关节面不规则或穿凿样骨质破坏，无硬化边，破坏区周围可见骨硬化，非对称性关节受累，无骨质疏松。（4）关节周围软组织。关节周围软组织肿胀，痛风结节或痛风石形成。

2.痛风性关节炎病灶周边情况

（1）关节对应关系（有无关节脱位或半脱位）及关节间隙改变。（2）病变周围有无痛风结节、溃疡与瘘管。（3）病变外有无其他病灶，如有其他病灶需对其影像特点进行描述。（4）描述有鉴别诊断价值的阴性征象。

（四）痛风性关节炎的影像诊断

影像诊断是影像检查的结论，需要密切结合临床及实验室检查，并与影像表现相对

应。影像诊断应努力做到通过病变部位特点、形态、边缘及与周围邻近组织关系等作出定位和定性诊断。

三、痛风性关节炎的影像诊断报告示例

病例 患者男性，70岁，确诊痛风并反复关节疼痛10年余；查体双侧第一跖趾及左足第一趾间关节肿大伴多发硬结。

检查部位及方法：双足DR正位片。影像图如图7-8。

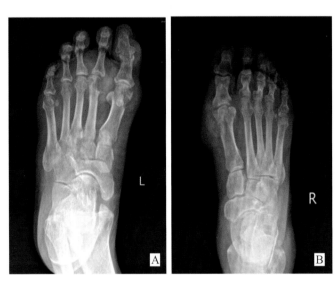

A.、B. 分别为双足正位片。

图 7-8 痛风性关节炎病例 DR 图像

影像诊断报告

影像所见

左足第1、第2跖骨远端，右足第1跖骨远端及第1趾骨近节基底部见偏心性不规则穿凿样骨质破坏，相应关节周围软组织肿胀，并可见稍高密度结节影，左足第一趾间关节变形并结构模糊。余双足诸骨骨质疏松，未见骨质增生或破坏。

影像诊断

结合病史考虑双足痛风性关节炎。

第七节　强直性脊柱炎

一、强直性脊柱炎概述

强直性脊柱炎（AS）是一种病因未明的慢性非特异性、中轴关节侵犯为主的全身性疾病，所有病例几乎均累及骶髂关节并常造成脊椎广泛韧带骨化、骨性强直，脊柱关节突关节、肋椎关节、髋关节亦常受侵犯，其中髋关节侵犯率约50%。AS 好发年龄段为15—30岁，男性发病率为女性的4—10倍，HLA–B27可在超过90%病例中呈抗原阳性；AS 病理提示非特异性炎症，可见关节滑膜增生、血管翳形成伴淋巴细胞与浆细胞浸润，随后发生软骨破坏、软骨下侵犯、关节囊纤维化和骨性强直。本病发病隐匿、缓慢且临床症状轻微，早期可仅为臀部、骶髂关节或大腿后侧隐痛；病变进展出现骶髂关节、耻骨联合、脊柱棘突、坐骨结节等非特定部位疼痛；晚期脊椎强直后反而疼痛减缓或消失。此外，强直性脊柱炎侵犯所致寰枢关节畸形发生率远低于 RA。

对于强直性脊柱炎评估，DR、CT 与 MRI 技术各具优缺点，骶髂关节早期异常以 MRI 为首选并提倡多模态、多技术影像综合评估。

二、强直性脊柱炎的影像规范描述和诊断

（一）患者基本信息核对

书写诊断报告之前务必严格核对患者的基本信息和影像检查技术，避免检查图像与患者信息不一致，确保医疗质量和医疗安全。

（二）强直性脊柱炎实验室指标

HLA–B27、C 反应蛋白有无阳性异常。

（三）强直性脊柱炎影像表现的描述

影像表现是影像诊断报告的重要组成部分，影像描述需与影像检查方法一致，要求做到内容完整但简明扼要，格式规范且重点突出，主要包括以下几方面内容。

1. 重点描述强直性脊柱炎病变

（1）部位。颈椎、胸椎、腰椎及骨盆定位描述。（2）范围或数目。病变累及范围。（3）骶髂关节改变。①早期关节面模糊及邻近骨质硬化、间隙宽窄不均。②中期关节间隙狭窄、关节边缘骨质侵蚀与致密增生呈锯齿状交错。③晚期关节间隙消失及纤维或骨性强直。（4）脊柱改变（中、晚期）。①普遍骨质疏松。②方椎畸形。③韧带骨赘（即椎间盘纤维环骨化）形成。④椎小关节的腐蚀、狭窄、骨性强直。⑤竹节样脊柱，椎旁韧带骨化（黄韧带、棘间韧带和椎间纤维环带骨化）。⑥脊柱畸形。⑦椎间盘、椎弓和椎体的疲劳性骨折和寰枢椎半脱位。（5）髋膝关节改变。可对称性，早期骨质疏松、关节囊膨胀；中期可见关节间隙狭窄，关节边缘囊性改变或骨质增生（韧带骨赘形成）；晚期呈骨性强直。（6）肌腱附着点改变。多为双侧性，早期见骨质浸润致密和表面腐蚀，边缘欠规整，晚期可见韧带骨赘形成。（7）脊椎外关节的其他表现。骨质疏松、轻度侵蚀性破坏，关节间隙变窄，

骨性强直。

2. 强直性脊柱炎周边情况

（1）周围软组织有无肿胀，软组织密度是否均匀，有无软组织肿块。（2）病变周围有无骨膜反应。（3）病变外有无其他病变，如有其他病变需对其影像特点进行描述。（4）描述有鉴别诊断价值的阴性征象。

（四）强直性脊柱炎的影像诊断

影像诊断是影像检查的结论，需要与影像表现相对应。影像报告应努力做到通过病变部位、形态、大小、边缘及周围邻近组织关系特点等作出定位和定性诊断，需要结合临床进行综合分析。

三、强直性脊柱炎的影像诊断报告示例

病例 患者男性，45岁，脊柱后凸畸形25年，髋关节活动受限1年。

检查部位及方法：胸腰椎正侧位与骨盆正位DR检查。影像图如图7-9。

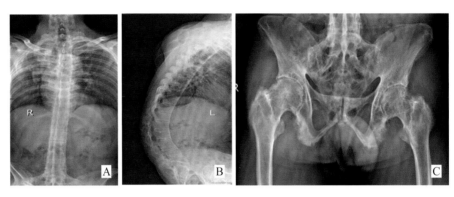

A. 为脊椎正位，B. 为脊椎侧位，C. 为骨盆正位。

图7-9 强直性脊柱炎病例DR图像

影像诊断报告

影像所见

脊椎后突畸形，以胸腰段交界显著；椎体骨质略有疏松，椎体方椎变形，胸、腰椎椎旁韧带钙化，连接成桥，致椎体呈"竹节"状；椎小关节面模糊，关节间隙狭窄、消失；棘上韧带钙化见正中单条致密带状影。

双侧骶髂关节间隙不清，有骨性融合，残余关节面模糊，关节面下可见小囊状透亮影。双股骨头密度不均，可见斑点、斑片状密度增高影及不规则小囊样透亮区，以左侧明显；双侧股骨大粗隆及坐骨下支局部骨质密度增高，内密度不均，尚可见小片状低密度区；双侧髋关节间隙变窄，髋臼下骨质呈多发小囊状改变，关节周围软组织肿胀。

影像诊断

胸腰椎及骨盆异常改变考虑为强直性脊柱炎。

第八节 骨恶性肿瘤

一、骨恶性肿瘤概述

骨恶性肿瘤是指来源于骨骼的恶性肿瘤，分为原发性与继发性。骨肉瘤是最为常见的原发性骨恶性肿瘤，部分病变由良性骨肿瘤或肿瘤样病变恶变而来；根据瘤骨多寡分为溶骨型、成骨型与混合型三类，或按照肿瘤性骨样组织、肿瘤性软骨组织、肉瘤样纤维组织和血腔有无及多少分五型：骨母细胞型、软骨母细胞型、成纤维细胞型、混合型、毛细血管细胞型。骨肉瘤发生率约占所有骨恶性肿瘤的44.6%、原发性骨肿瘤的15.5%；疼痛、肿胀及活动受限为其三大临床特征，男性发病率约为女性的2.3倍，以15—25岁居多，常发生于长管状骨如股骨下端、胫骨近端；68%的病例可见骨膜三角（Codman 三角），为增生骨膜在肿瘤中心部位再次被破坏、近远端骨膜保留而形成三角形改变而取名，部分病例可见病理性骨折。骨转移瘤是最为常见的继发性骨恶性肿瘤，由其他部位恶性肿瘤转移至骨骼而发病。软骨肉瘤为骨恶性肿瘤的常见类型，约为恶性骨肿瘤发生率的14.2%，源自软骨或成软骨结缔组织，分原发性或继发性病变，发生于髓腔中心者为中心型，周围型发生于骨膜或骨皮质；男女发病率比例约2∶1，好发于长骨干骺端如膝关节附近，原发性软骨肉瘤多见于30岁以下，继发性病变常超过40岁。纤维肉瘤为来源于纤维结缔组织的较少见的原发骨恶性肿瘤，中央型发生于髓腔，周围型发生于骨外膜的非成骨层，前者发生率大于后者，纤维肉瘤男女发病率比例约2∶1，多见于20—40岁青壮年，约占恶性骨肿瘤的6.6%、全部原发骨肿瘤的3.8%，四肢长骨干骺端或骨干好发，膝关节附近最常见，临床症状以局部疼痛和肿胀为主。恶性骨巨细胞瘤是较为常见的、具有局部复发和侵袭性生长倾向或低度恶性潜能的骨肿瘤；其中病理Ⅱ—Ⅲ级病变亦称恶性骨巨细胞瘤，约占恶性骨肿瘤的2%。

对于骨恶性肿瘤的影像学评估，DR、CT 与 MRI 技术各具优缺点，因此选择合适的影像检查技术非常关键，DR 可作为常规方法，但早期以 MRI 为首选并提倡多模态、多技术影像综合评估。

二、骨恶性肿瘤的影像规范描述和诊断

（一）书写诊断报告前准备

（1）严格核对患者的基本信息和影像检查技术，避免检查图像与患者信息不一致，确保医疗质量和医疗安全。

（2）认真查阅患者相关资料，包括患者现病史、既往史及相关各项辅助检查资料等。

（二）骨恶性肿瘤影像表现的描述

影像表现是影像诊断报告的重要组成部分，影像描述需与影像检查方法一致，要求内容完整但简明扼要，格式规范且重点突出，主要包括以下几方面内容。

1.重点描述骨恶性肿瘤病变

（1）部位。长骨或短管状骨的病变定位采用骨干、干骺端、骨骺，以及骨皮质或骨髓

腔进行描述。（2）数目。可以计数具体描述（1个、2个或多个），无法计数的描述为弥漫多发。（3）形态。结节/肿块，球形、类球形或不规则形。（4）大小。类球形病灶需测量三维径线，规则球形病灶只描述直径即可，多发病灶可只测量最大病灶；长度单位务必统一，建议用厘米且精确到小数点后一位，三条径线都要有单位，如5.0cm×3.5cm×4.0cm。（5）边缘。描述边缘是否清楚，有无硬化边、骨髓水肿及邻近软组织改变，骨皮质是否完整。（6）密度/信号。参照肌肉直接描述病灶密度/信号高低及其均匀度，其中密度/信号高低可分为明显低、中等低、稍低、等、稍高、中等高、明显高7级。（7）骨膜增生。骨膜形态是层状、放射状。骨膜连续性是否中断并形成骨膜三角等。（8）增强扫描情况，需包括以下三个方面。①强化程度（与对比剂血药浓度有关）：无强化——与平扫对比密度/信号无变化，轻度强化——CT值增加30HU以下，中度强化——CT值增加30—60HU，明显强化——CT值增加超过60HU，等血池强化——增强密度/信号接近同期的血管腔。②强化均匀度：病灶如有强化，需要描述强化是否均匀。③增强扫描的强化模式：病灶如有强化，分别描述动脉期、静脉期和（或）延迟期的病灶强化情况，概括性描述病灶的强化方式为快进快出强化/向心填充强化/渐进性延迟强化。

2. 骨恶性肿瘤的周边情况

主要包括以下几方面。（1）受累骨内有无其他病灶，如有其他病灶需对其影像特点进行描述。（2）需要描述有无邻近骨髓水肿、骨膜反应及其类型。（3）观察有无新生供血动脉及增粗引流静脉，有无引流区淋巴结异常，与邻近神经血管关系等。（4）描述有鉴别诊断价值的阴性征象。

3. 扫描所及其他脏器情况

主要观察视野内骨骼、软组织、血管、淋巴结等周围结构有无异常。

（三）骨恶性肿瘤的影像诊断

影像诊断需要与影像表现相对应。影像诊断首先必须做到定位诊断（骨干、干骺端、骨骺等具体定位），尽量作出定性诊断（典型病灶直接给出明确定性诊断；不典型病灶给出不超过3个的可能诊断，以可能性由大到小的顺序排列）。如果有多个疾病诊断，按疾病的重要程度先后排列，而且诊断结论的顺序应与影像描述的顺序一致。

三、骨恶性肿瘤的影像诊断报告示例

病例　患者男性，15岁，右膝疼痛3个月。

检查部位及方法：右膝关节DR正侧位片、MRI平扫。影像图如图7-10。

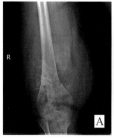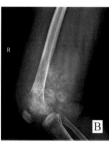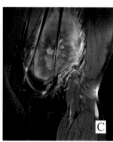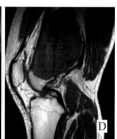

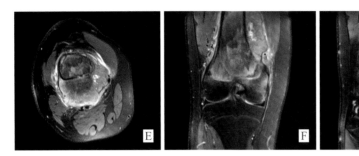

A. 为 DR 正位像，B. 为 DR 侧位像，C—D. 分别为 T2WI-FS、T1WI 矢状位，E—G. 分别为 T2WI-FS 轴位与冠状位图像。

图 7-10　骨恶性肿瘤病例右膝 DR 正侧位像及膝关节 MRI 平扫图像

影像诊断报告

影像所见

DR 正侧位示右大腿远端局限性肿大，右股骨远侧干骺端见不规则溶骨性骨质破坏伴大量放射状瘤骨及巨大软组织肿块形成，病变范围约 8.0cm×8.5cm×13.5cm，多处骨皮质中断，并可见不规则层状及放射状骨膜增生，邻近骨质疏松改变。

MRI 平扫可见右股骨远侧干骺端髓腔内梭形软组织肿块与股骨下段后缘半球形肿块通过局部中断骨皮质相连，边界较清楚，大小约 8.1cm×8.7cm×12.9cm；肿块信号混杂不均，T1WI 以稍低信号为主，T2WI-FS 呈稍高及稍低混杂信号，病变内示散在坏死、出血及大量肿瘤骨；病变未突破骺软骨板，骨骺及邻近骨髓可见水肿异常；腘窝软组织肿块边缘渗出，推移周围血管神经，肌肉未见受侵，关节未见积液，腘窝未见肿大淋巴结；视野内余骨结构未见异常。

影像诊断

（1）右股骨远侧干骺端髓腔骨质破坏并髓腔内外软组织肿块及骨膜增生，考虑恶性骨肿瘤继发病理性骨折，符合混合型骨肉瘤表现。

（2）右膝关节失用性骨质疏松。

第九节　骨良性肿瘤与瘤样病变

一、骨良性肿瘤或肿瘤样病变概述

骨软骨瘤是最为常见的良性骨肿瘤，约占良性骨肿瘤的38.5%，亦称外生骨疣，来源于软骨内化骨的骨骼；好发于10—30岁青少年的股骨下端和胫骨上端的长骨干骺端，男女均可发病。骨瘤是常见的良性骨肿瘤之一，源自膜内化骨组织，占骨肿瘤的9%，分致密型、松质型与混合型三个亚型。骨样骨瘤为来自成骨细胞的良性骨肿瘤，其细胞可生成骨样组织，约占良性骨肿瘤的10%，7—25岁男性青少年多见；骨样骨瘤通常由小于2.0cm的瘤巢及其周围反应性增生骨质构成，夜间痛为主且水杨酸类药物能有效减轻疼痛为其临床特点。骨巨细胞瘤又称破骨细胞瘤，是较为常见的、具局部复发与侵袭性生长倾向或低度恶性潜能的骨肿瘤。病理分三级：Ⅰ级病变为良性，发病率仅次于骨软骨瘤，约占良性骨肿瘤的20%；Ⅱ—Ⅲ级病变称恶性骨巨细胞瘤，约占恶性骨肿瘤的2%。骨血管瘤是相对较少见的骨肿瘤，国内统计约占良性骨肿瘤的2.6%，其病理分型包括海绵型血管瘤与毛细血管瘤，前者由许多薄壁血管及异常血窦构成，以颅骨与脊椎多见。

纤维骨皮质缺损亦称干骺端纤维性缺损，是一种非肿瘤性纤维性病变，大多具有自限性或自行消退，如不消失并持续增大累及髓腔则可能转化为非骨化性纤维瘤，好发于4—8岁儿童，发病率可达30%—40%，男女发病比例为（2.4—4）∶1。骨纤维异常增殖症为骨的正常组织被增生纤维组织逐渐替代的疾病，单或多骨均可发病，11—30岁多见，男女发病比例为（3—2）∶1；如果并发皮肤色素沉积、性早熟等内分泌异常等骨骼以外的临床症状，被称为奥尔布莱特（Albright）综合征；颅面骨的典型骨纤维异常增殖症常表现为"骨性狮面"；骨纤维异常增殖症可恶变为骨肉瘤、纤维肉瘤、软骨肉瘤等。骨囊肿的病因尚不明确，多数学者认为与外伤有关，骨髓腔出血并包裹形成膨胀性生长、边缘硬化的骨内囊性病变；男女发病比例为（2—3）∶1。动脉瘤样骨囊肿亦称骨膜下血肿、良性骨动脉瘤等，分原发与继发性病变；囊肿由囊性骨壳薄壁及大小不等海绵样血池构成；其发生率为原发性骨肿瘤的1.3%，好发于长骨干骺端，常表现为膨胀性生长并液－液平面。

二、骨良性肿瘤或肿瘤样病变的影像规范描述和诊断

（一）患者信息核对

书写诊断报告之前务必严格核对患者的基本信息和影像检查技术，骨疾病诊断与鉴别诊断尤其需要注意患者性别、年龄、部位等，避免检查图像与患者信息不一致，确保医疗质量和医疗安全。

（二）骨良性肿瘤或肿瘤样病变影像表现的描述

影像表现是影像诊断报告的重要组成部分，影像描述需与影像检查方法一致，要求内容完整但简明扼要，格式规范且重点突出，主要包括以下几方面内容。

1. 重点描述骨良性肿瘤或肿瘤样病变

（1）部位。病变定位采用长管状骨或短管状骨的骨干、干骺端、骨骺，以及位于骨皮质或髓腔；或以不规则骨进行描述。（2）数目。可以计数的描述具体个数［1个、2个、多个（3个及以上）］，无法计数的描述为弥漫多发。（3）形态及囊实性。结节 / 肿块，球形、类球形或不规则形，囊性还是囊实性或实性伴液化坏死。（4）大小。类球形病灶需测量三维径线，规则球形病灶只描述直径即可，多发病灶可只测量最大病灶；长度单位务必统一，建议用厘米或毫米且精确到小数点后一位，三条径线都要有单位，如5.0cm×3.5cm×4.0cm。（5）边缘。描述病灶边缘是否清楚，有无硬化、骨髓水肿，骨皮质是否完整。（6）密度 / 信号。参照肌肉直接描述病灶密度 / 信号高低及其均匀度，其中密度 / 信号高低可分为明显低、中等低、稍低、等、稍高、中等高、明显高7级，同时观察有无液 – 液或血 – 液平面。（7）增强扫描情况，需包括以下三个方面。①强化程度（与对比剂血药浓度有关）：无强化 / 轻度强化 / 中度强化 / 明显强化 / 等血池强化。②强化均匀度：病灶如有强化，需要描述强化是否均匀。③增强扫描的强化模式：病灶如有强化，分别描述动脉期、静脉期和 / 或延迟期的病灶强化情况，概括性描述病灶的强化方式为快进快出强化 / 向心性填充强化 / 渐进性延迟强化。（8）骨膜增生。观察有无骨膜增生，骨膜形态是层状、放射状；骨膜连续性是否中断等。（9）邻近软组织情况。观察有无邻近软组织肿胀或肿块。

2. 骨良性肿瘤或肿瘤样病变的其他周边情况

主要包括以下几方面。（1）受累骨内有无其他病灶，如有其他病灶需对其影像特点进行描述。（2）需要描述有无邻近骨髓水肿、梗死。（3）观察有无新生供血动脉与增粗引流静脉，有无引流区的淋巴结异常，与邻近神经血管关系等。（4）描述有鉴别诊断价值的阴性征象。

3. 扫描所及其他脏器情况

主要是观察扫描视野内的骨骼、血管、淋巴结等周围结构有无异常。

（三）骨良性肿瘤或肿瘤样病变的影像诊断

影像诊断需要与影像表现相对应。影像诊断首先必须做到定位诊断（骨干、干骺端、骨骺等具体定位），尽量作出定性诊断（典型病灶直接给出明确定性诊断；不典型病灶给出不超过3个的可能诊断，以可能性由大到小的顺序排列）。如果有多个疾病诊断，按疾病的重要程度先后排列，而且诊断结论的顺序应与影像描述的顺序一致。

三、骨良性肿瘤或肿瘤样病变的影像诊断报告示例

病例　患者男性，29岁，右膝疼痛半年余。

检查部位及方法：右膝关节 DR 正侧位片 +CT 平扫 +MRI 平扫。影像图如图7–11。

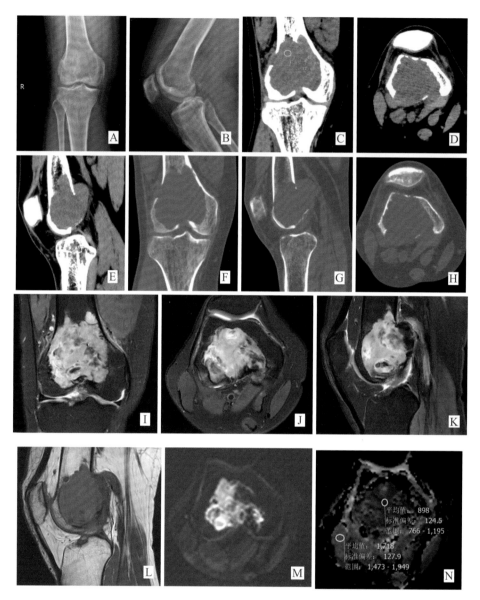

A. 为 DR 正位像，B. 为 DR 侧位像，C—E. 分别为 CT 冠状、轴位、矢状位软组织窗，F—H. 分别为 CT 冠状、矢状位、轴位骨窗图像；I—K. 分别为 T2WI-FS 冠状位、轴位与矢状位图像，L. 为 T1WI 矢状位图像，M.、N. 依次为 b 值 =600 的 DWI 与 ADC 图像。

图 7-11　骨良性肿瘤或肿瘤样病变病例右膝关节 DR 正侧位 +

CT 平扫 +MRI 平扫图像

影像诊断报告

影像所见

DR 正侧位片与 CT 平扫可见右股骨远端髓腔内偏心性骨质破坏区，膨胀性生长达关节面下，大小约 5.5cm×5.1cm×6.3cm，病灶欠规则、分叶，边界清楚但未见边缘硬化，皮质多处受压变薄或缺损伴局部软组织肿块，未见肿瘤新生骨、骨膜反应或坏死骨、钙化。CT 示髌骨、胫骨近端散在斑点状低密度区，扫描所及其他组织结构未见异常征象。

MRI 显示病灶信号欠均，T1WI 为中等低信号为主，T2WI–FS 以不均匀中等高信号为主，伴病灶内多发斑片状低信号区（陈旧性出血），DWI600 序列及 ADC 图提示病灶部分区域不均匀扩散受限，ADC 值约 $0.898 \times 10^{-3} mm/s^2$（同层肌肉 ADC 值约 $1.718 \times 10^{-3} mm/s^2$）；邻近骨髓见散在小片状水肿信号；右股骨远端关节面未见中断，关节未见积液；病灶后缘软组织肿块与肌肉间脂肪间隙尚清，腘动静脉受压推移，未见周围组织侵犯；腘窝未见增大淋巴结。

影像诊断

（1）右股骨远端髓腔膨胀性骨质破坏并局部皮质缺损及软组织肿块，考虑良性骨肿瘤（骨巨细胞瘤Ⅰ级）可能性大，骨巨细胞瘤Ⅱ级不除外。

（2）右膝关节骨质疏松（失用性）。

第十节　四肢躯干软组织肿瘤

一、软组织肿瘤概述

软组织肿瘤是指来源于非上皮性骨外组织的肿瘤性病变，但不包括网状内皮系统、神经胶质细胞和各个实质器官的支持组织。良性称瘤，恶性称为肉瘤，最常见发病部位为四肢，其次为腹膜后、躯干、头颈部。软组织肿瘤分类复杂、种类繁多，常见软组织肉瘤包括未分化多形性肉瘤（UPS）、脂肪肉瘤（LPS）、平滑肌肉瘤（LMS）、滑膜肉瘤（SS）、横纹肌肉瘤（RMS）等。常见软组织良性肿瘤主要为脂肪瘤、血管瘤、神经鞘瘤/神经纤维瘤等。良性肿瘤以青少年多见且绝大多数为体表发病；横纹肌肉瘤以儿童及青少年多见，滑膜肉瘤多见于青壮年，未分化多形性肉瘤、脂肪肉瘤、平滑肌肉瘤多见于中老年人。

软组织肿瘤相对少见，组织成分和生物学行为复杂，影像诊断的特异性较低，影像诊断定性存在一定的困难。软组织肉瘤精准而完善的分期诊断对于治疗方案规划和预后评估具有重要价值。

四肢/躯干软组织肿瘤的影像报告可以采用目前最为广泛应用的非结构式报告（描述性报告）撰写完成，同时，软组织肉瘤的诊断报告建议提供TNM分期评估。该章节的内容以软组织肉瘤为分析重点。

二、四肢、躯干软组织肉瘤的影像规范描述和诊断

（一）书写诊断报告前准备

（1）严格核对患者的基本信息和影像检查技术，避免检查图像与患者信息不一致，确保医疗质量和医疗安全。

（2）认真查阅患者相关资料，包括患者现病史、既往史及相关各项辅助检查资料等。

（二）四肢、躯干软组织肉瘤的影像描述

影像表现是影像诊断报告的重要组成部分，影像描述需与影像检查方法一致，要求做到内容完整但简明扼要，格式规范且重点突出，主要包括以下几方面内容。

1.重点描述软组织肉瘤病变

（1）部位。皮下、肌肉、肌间隙、关节内/旁。（2）数目。可以计数具体描述（1个、2个或多个），无法计数描述为弥漫多发。（3）形态。结节/肿块，球形、类球形或不规则形。（4）大小。类球形病灶需测量三维径线，规则球形病灶只描述直径即可，多发病灶可只测量最大（单个/融合）病灶；长度单位务必统一，建议用厘米且精确到小数点后一位，三条径线都要有单位，如5.0cm×3.5cm×4.0cm。（5）边缘。清楚/不清楚，有无包膜，包膜是否完整。（6）密度/信号。参照正常肌肉组织直接描述病灶密度/信号高低及其均匀度，其中密度/信号高低可分为明显低、中等低、稍低、等、稍高、中等高、明显高7级，均匀/不均匀。（7）增强扫描情况，需包括以下几个方面。①强化程度（与对比剂血药浓度有关）：无强化/轻度强化/中度强化/明显强化/等血池强化。②强化均匀度：病灶如有强化，需要描述强化是否均匀。③增强扫描的强化模式：如果是多期扫描，概括性描述病

灶的强化方式为快进快出强化 / 向心填充强化 / 渐进性延迟强化。

2. 软组织肉瘤的病灶周边情况

重点观察邻近主要血管、神经与肿瘤的关系，描述有鉴别诊断的阴性征象。

3. 扫描所及其他脏器情况

主要观察视野内骨关节、淋巴结等周围结构有无异常。

（三）四肢、躯干软组织肉瘤的影像诊断

影像诊断是影像检查的结论，需要与影像表现相对应，同时结合临床病史及相关实验室检查。影像诊断首先必须做到定位诊断，尽量作出定性诊断（典型病灶直接给出明确定性诊断；不典型病灶缩小鉴别诊断范围，给出不超过 3 个的可能诊断，以可能性由大到小的顺序排列），而且实现与临床分期标准一致。

三、四肢、躯干软组织肉瘤的放射诊断报告范例

病例 1　患者男性，11 岁，左大腿肿物。

检查部位及方法：左腿 CT 平扫及 MRI 平扫 + 增强。影像图如图 7-12。

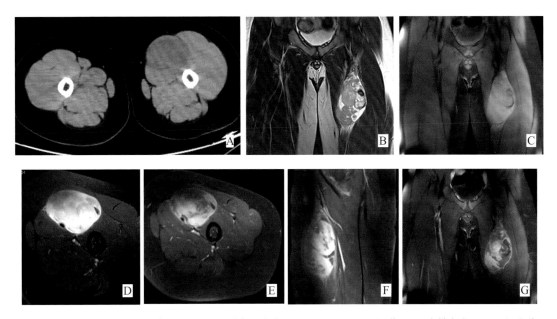

A. 为横断位 CT 平扫图像，B.、C. 分别为冠状位 T2WI、T1WI-FS 图像，D. 为横断位 T2WI 压脂像；E—G. 分别为增强 T1WI 压脂横断位、矢状位与冠状位图像。

图 7-12　四肢、躯干软组织肉瘤病例 1 的左大腿 CT+MRI 平扫图像

影像诊断报告

影像所见

左大腿前群肌（股四头肌）区可见类球形肿块，大小约 5.9cm×4.4cm×10.1cm，包膜不完整伴局部边界不清楚；CT 平扫呈稍低密度、未见钙化或出血；MRI 扫描 T1WI 呈等及稍低、T2WI 稍高及高信号混杂改变，增强扫描实性成分不均匀明显强化、囊变或坏死呈

低信号区，肿块与邻近股动脉分界不清，股动脉管壁光整，管腔未见狭窄；股骨、坐骨神经未见受侵，未见增大淋巴结；视野内其余结构未见异常征象。

影像诊断

左腿前群肌（股四头肌）区软组织占位，考虑软组织肉瘤可能性大（T3N0Mx，横纹肌肉瘤？），病灶与邻近股动脉分界不清。

病例2 患者男性，69岁，左大腿肿物性质待查，怀疑脂肪瘤/腱鞘囊肿。

检查部位及方法：左大腿 MRI 平扫＋增强。影像图如图7-13。

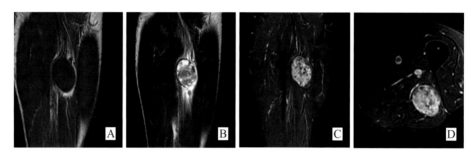

A. 冠状位 T1WI 图像，B. 冠状位 T2WI 图像，C.、D. 分别为增强 T1WI 压脂冠状位、横断位图像。

图 7-13 四肢、躯干软组织肉瘤病例 2MRI 平扫＋增强图像

影像诊断报告

影像所见

左侧大腿后群肌（股二头肌、半腱肌、半膜肌）间隙可见类球形肿块，大小约3.1cm×2.8cm×4.3cm，边界清楚，可见包膜，T1WI 呈等信号，T2WI 呈周围高信号、中心实性结构稍高信号（靶征），增强 T1WI 压脂扫描实性成分呈不均匀明显强化，病灶与坐骨神经分界不清。视野内余软组织、股骨及血管等未见异常，未见增大淋巴结。

影像诊断

左侧大腿后群肌间隙肿块，考虑为软组织良性肿瘤（神经鞘瘤？）。

第十一节　骨挫伤与骨髓水肿样病变

一、骨挫伤与骨髓水肿样病变概述

骨挫伤亦称骨小梁微骨折，包含隐匿性与应力性骨折，一般指外伤后局部骨质损伤、结构脆性增加而 X 线显示无骨折的状态。动物研究实验及组织学证实骨挫伤的病理基础为骨髓水肿、出血及骨小梁微骨折相关的骨梗死。骨髓水肿通常指外伤、炎症、软骨变性、肿瘤、放射性损伤及其他不明致病因素导致的骨髓异常，目前倾向于称其为骨髓水肿样病变。骨挫伤与骨髓水肿样病变的 MRI 影像表现基本一致，亦可由能谱 CT 成像检出，通常无骨皮质与软骨中断，但常合并肌肉、肌腱或韧带损伤；临床症状以局部疼痛为主，全身骨骼均可发病，但以膝关节构成骨发病率最高，研究认为骨挫伤占膝关节不适症状病因的 18.7%—70.0%。

对于骨挫伤或骨髓水肿样病变评估，DR 检查可排除显著骨折，常规 CT 诊断价值非常有限，MRI 扫描敏感性高且无射线损伤，在诊断与治疗评价方面均可发挥重要作用。因此，选择合适的影像检查方法非常关键，提倡以 MRI 为首选技术。

二、骨挫伤与骨髓水肿样病变的影像诊断

骨挫伤发生后损伤部位骨髓充血、水肿、出血，伴或不伴局部骨小梁的细微骨折，但相应骨皮质或软骨无中断骨折。X 线平片或普通 CT 扫描无阳性异常，原因在于组织学的骨髓水肿出血、小梁微骨折并不足以造成 X 线衰减系数的明显改变。MRI 显示早期或轻微骨髓异常敏感性高，呈 T1WI 低信号、T2WI 混杂稍高信号，脂肪抑制序列呈明显不规则高信号改变，边缘模糊。按形态分类如下：Ⅰ类，网状、蔓状，局限于骨髓内；Ⅱ类，斑片状，位于皮质边缘区，与软骨下骨板相接；Ⅲ类，线样隐匿性骨折（宽度小于 2mm）。

骨挫伤与骨髓水肿样病变多伴随其他异常，除病变本身外，尚需分析病因，观察有无其他组织病变，骨皮质有无明显断裂，关节有无脱位，肌腱/韧带有无损伤、变性、断裂，关节腔有无积液/积血，肌肉组织有无水肿，皮肤是否完整。

三、骨挫伤与骨髓水肿样病变的影像诊断报告示例

病例　患者男性，30 岁，左膝关节外伤致肿痛、活动障碍 2 天。

检查部位及方法：左膝关节 DR 正位 +CT+MRI 平扫。影像图如图 7-14。

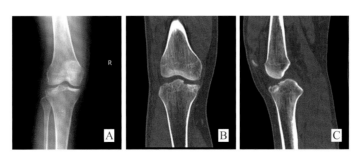

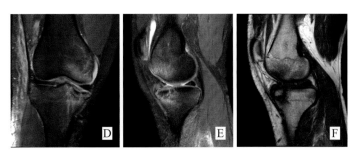

A. 为 DR 正位片，B.、C. 为 CT 平扫冠状与矢状位重建图像，D. 为 PDWI–FS 序列冠状位，E.、F. 为 PDWI–FS 与 T1WI 序列矢状位图像。

图 7–14　骨挫伤 / 骨髓水肿样病变病例左膝关节图像

影像诊断报告

影像所见

左膝关节正位片：胫骨外侧平台密度不均匀，疑似局部塌陷；余左膝关节诸骨形态、密度未见异常；关节间隙无狭窄，周围软组织未见异常。

冠状位与矢状位骨窗 CT 图像：左胫骨外侧平台塌陷性骨折致局部密度不均，累及关节面，关节髌上囊积液积脂并脂液平面形成，未见关节畸形或脱位。

MRI 扫描：左胫骨外侧平台塌陷性骨折并累及关节面，局部软骨肿胀，邻近胫骨平台、股骨外侧髁可见片状 T1WI 稍低、T2WI 稍高信号影，边缘模糊；关节内侧皮下组织及股四头肌内侧头、腘肌肿胀渗出。外侧半月板前角变形伴异常高信号达下关节面缘，内侧半月板、前后交叉韧带及内外侧副韧带等未见异常。

影像诊断

（1）左胫骨外侧平台骨折并软骨损伤、股骨外侧髁骨挫伤 / 骨髓水肿。

（2）外侧半月板前角损伤（Ⅲ级）。

（3）关节内侧皮下组织及股四头肌、腘肌损伤。

（4）关节髌上囊积脂血症。

第十二节　肩关节损伤

一、肩关节损伤

关节影像评价内容：①关节解剖关系、关节囊与滑囊。②骨质、骨髓及其软骨、盂唇结构。③相关肌腱韧带、半月板。④关节周围肌群及邻近血管神经、淋巴结等。

骨折脱位以 X 线评价最为直观，但是细微骨折或复杂结构外伤评估方面，CT 及其多种后处理技术则可以提供更有价值的信息；退行性变、钙化性肌腱炎、痛风关节病结晶沉积等方面 X 线、CT 及 MRI 均有一定价值；但对骨髓、肌腱韧带及软骨、盂唇或半月板等评价以 MRI 最具优势。

肩关节 MRI 评估包括撞击综合征、肩袖损伤、肩关节不稳、肱二头肌腱损伤、骨髓水肿、粘连性关节囊炎、钙化性肌腱炎、类风湿关节炎、肿瘤与肿瘤样病变等，其中前三方面的评价更为常见。撞击综合征评估主要确定喙肩弓结构及其变异、继发性肩袖损伤，该病临床发生率较高，以关节疼痛、活动受限症状多见。肩关节不稳主要与盂唇韧带复合体损伤有关，包括盂唇前下部撕裂及其附着部骨折即骨软骨性 Bankart 病变、上盂唇前后向撕裂即 SLAB 损伤、肱骨头后上部压迫性缺损或凹陷性骨折即 Hill_sachs 损伤；根据损伤范围及程度如是否累及肱二头肌腱、盂肱韧带结构，SLAB 损伤程度可进一步如 Ⅰ—Ⅳ分型、肩袖撕裂 Ⅰ—Ⅲ级等。粘连性关节囊炎以外展与上举至某个位置出现疼痛、活动受限等临床症状为特点，曾称之为肩周炎，MRI 早期表现为关节囊滑膜肿胀伴 / 不伴旋转间隙渗出，当腋囊滑膜厚度超过 4mm 时对诊断具有重要价值，晚期则表现为关节囊粘连、纤维化，此时关节直接法造影可见关节囊狭窄改变。类风湿性肩关节炎为系统性关节病的局部受累，表现为滑膜肿胀并附着部骨侵蚀、骨髓水肿，增强扫描可见滑膜弥漫性增厚、强化。

二、肩关节损伤的影像规范描述和诊断

（一）书写诊断报告前准备

（1）严格核对患者的基本信息和影像检查技术，避免检查图像与患者信息不一致，确保医疗质量和医疗安全。

（2）认真查阅患者相关资料，包括患者现病史、既往史及相关各项辅助检查资料等。

（二）肩关节损伤影像表现的描述

影像表现是影像诊断报告的重要组成部分，影像描述需与影像检查方法一致，要求内容完整但简明扼要，格式规范且重点突出，主要包括以下几方面内容。

1.肩关节与肩锁关节评价

有无退变、骨折脱位、骨质破坏、骨髓水肿、骨质疏松等。

2.喙肩弓评价

描述肩峰形态（Ⅰ—Ⅲ型），有无肩峰前下骨赘或肩峰小骨（副骨），喙肩与喙锁韧带有无肥厚，肩峰 – 肱骨头是否狭窄（＜8mm 诊断确立），有无肩峰 – 三角肌下滑囊异常。

3. 肩袖损伤评价

（1）病变定位。冈上冈下肌腱、肩胛下肌腱、小圆肌腱描述。（2）损伤分级诊断。 I 级肌腱信号增高、无变薄或增厚，亦称变性。Ⅱ级信号增高伴形态改变 – 肌腱变薄或增厚，提示肌腱炎。Ⅲ级为撕裂，包括①关节囊侧与滑囊侧肌腱表面部分撕裂，表现为肌腱下或上表面部分连续中断、信号增高，常伴肩峰 – 三角肌下滑囊炎；②完全性撕裂为严重肌腱损伤类型，表现为肌腱异常信号累及全层，可以中断回缩，常伴关节及滑囊积液、骨髓水肿等。

4. 肩关节稳定性评价

描述有无前下盂唇骨软骨性 Bankart 病变、上盂唇前后向撕裂即 SLAB 损伤、肱骨头后上部压迫性缺损即 Hill-sachs 损伤，是否累及肱二头肌腱、盂肱韧带结构，SLAB 损伤 Ⅰ—Ⅳ 型诊断。

5. 关节囊评价

重点观察有无肩关节腋窝滑膜增厚，旋转间隙有无渗出或纤维化。

6. 关节其他结构评价

包括肩袖肌腹、肩三角肌等有无异常。

（三）肩关节损伤的影像诊断

影像诊断需要与影像表现相对应。影像诊断首先必须做到定位诊断，尽量作出定性诊断。如果有多个疾病诊断，按疾病的重要程度先后排列，而且诊断结论的顺序应与影像描述的顺序一致。

三、肩关节损伤的影像诊断报告示例

病例　患者男性，24 岁，左肩关节外伤 2 小时。

检查部位及方法：左肩关节 MRI 平扫。影像图如图 7–15。

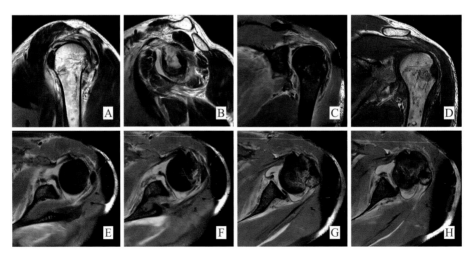

A.、B. 为 T2WI 斜矢位图像，C.、D. 为 T2WI–FS、T1WI 斜冠位图像，E—H. 分别轴位 T2WI–FS 图像。

图 7–15　肩关节损伤病例 MRI 平扫图像

影像诊断报告

影像所见

左肩关节与肩锁关节对位尚可、关节面软骨未见异常，肱骨头后上部可见压迫性骨折/缺损并骨髓水肿异常，余关节骨质结构未见异常。

前下盂唇变形、中断，累及肩胛盂并骨髓水肿，上盂唇前后向"桶柄状"撕裂，上盂唇分离结构向关节方向移位，邻近关节内外大量积液提示骨膜袖损伤，肱二头肌锚点未见异常，肱二头肌长头腱鞘未见积液。

左肩冈上下肌腱肿胀、信号增高，连续未见中断，肩峰－三角肌下滑囊少量积液；肩胛下肌腱、小圆肌腱未见异常。平直型（Ⅰ型）肩峰，未见肩峰前下骨赘或变异肩峰小骨，喙肩、喙锁韧带未见增厚或中断，旋转间隙未见肿胀渗出；肩峰－肱骨头（A—H）间隙未见狭窄（约10mm）。

左肩关节囊未见增厚，关节肌群广泛肿胀并肌间隙渗出，同侧腋窝未见增大淋巴结。

影像诊断

（1）左肱骨头后上部骨折并骨髓水肿，符合 Hill-sachs 损伤。

（2）前下盂唇撕裂累及肩胛盂，符合骨软骨性 Bankart 损伤，提示关节不稳。

（3）上盂唇"桶柄状"撕裂，符合 SLAB Ⅲ 型损伤并骨膜袖撕裂。

（4）冈上下肌腱损伤，盂肱韧带评估不全。

（5）关节囊、肩峰－三角肌下滑囊积液。

建议随诊或行关节镜进一步检查。

第十三节　退行性骨关节病

一、退行性骨关节病概述

退行性骨关节病亦称骨关节炎，是最常见的一种慢性、进展性的关节疾病。病理特点为关节部分软骨营养障碍，继而绒毛样变、毛糙、软化、破坏，软骨下骨硬化、邻近软骨反应性增生、软骨下硬化和（或）囊变、关节边缘增生甚至形成骨赘。根据病因可分为原发性与继发性两种类型：原发性退行性骨关节病的病因不明，中老年常见，男性发病率高于女性，45岁以上人群的发病率为14%—30%；继发性病例多为关节严重外伤、反复慢性损伤、感染或局部缺血等导致软骨损伤所致。临床发病缓慢，症状以关节疼痛、僵硬和运动障碍为主要表现。常可伴肌腱韧带变性、关节滑膜及滑囊反应性增生或渗出积液。

对于退行性骨关节病，DR、CT、MRI技术各具优缺点，DR是常规的影像检查方法，但早期以MRI为首选并提倡多模态、多技术影像综合评估。

二、退行性骨关节病的影像规范描述和诊断

（一）书写诊断报告前准备

（1）严格核对患者的基本信息和影像检查技术，避免检查图像与患者信息不一致，确保医疗质量和医疗安全。

（2）认真查阅患者相关资料，包括患者现病史、既往史及相关各项辅助检查资料等。

（二）退行性骨关节病影像表现的描述

影像表现是影像诊断报告的重要组成部分，影像描述需与影像检查方法一致，要求内容完整但简明扼要，格式规范且重点突出，主要包括以下几方面内容。

1.关节背景

描述关节有无畸形、强直、骨质疏松等。

2.重点描述退行性骨关节病的相关内容

（1）描述关节边缘有无骨质增生、硬化。（2）描述关节构成骨有无骨质疏松，有无骨髓水肿，有无关节软骨面磨损。（3）观察关节周围韧带有无变性/损伤/断裂。（4）对于膝关节，需观察半月板有无变性/损伤。（5）描述关节腔积液情况，观察关节周围软组织有无肿胀。

三、退行性骨关节病的影像诊断报告示例

病例　患者女性，86岁，右膝关节疼痛10年、关节肿大2月余。

检查部位及方法：右膝关节DR正侧位片+MRI平扫。影像图如图7-16。

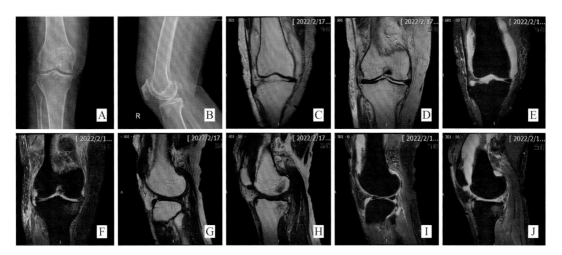

A.、B. 为 DR 正侧位片，C.、D. 为 T2WI 序列冠状位，E.、F. 为 PDWI-FS 冠状位，G.、H. 为 T1WI 矢状位，I.、J. 为 PDWI-FS 矢状位。

图 7-16 退行性骨关节病病例 DR 正侧位片 +MRI 平扫图像

影像诊断报告

影像所见

DR 正侧位示右膝关节对位良好，关节间隙尚可，关节面增大并部分增厚硬化。关节边缘及髌骨后上缘可见唇样骨质增生。构成关节诸骨密度减低并皮质变薄，未见骨质破坏或坏死，未见骨膜反应。髌上囊肿胀、关节肿大。半月板可见条片状异常钙化。关节周围软组织未见异常骨化 / 钙化或结晶沉积。

MRI 平扫示右膝股、胫、髌关节面软骨广泛变薄并局部缺失，关节边缘骨质增生，伴胫骨平台内后部软骨下斑片状 T1WI 稍低、PDWI 高信号影，边缘模糊，未见骨膜增生。内侧半月板后角变形并斑片状高信号达关节面缘，内外侧半月板余部未见异常。前后交叉韧带、内外侧副韧带及髌腱等走行、形态、信号未见异常。关节囊及腘窝滑膜囊扩张积液，未见滑膜明显增厚或占位病变。皮下与肌间隙见广泛网状渗出，右膝关节肌肉体积减小并 PDWI 不均匀稍高信号异常。腘窝未见增大淋巴结，其余未见异常征象。

影像诊断

（1）右膝关节退行性骨关节病、软骨广泛损伤（Ⅰ—Ⅳ级）伴胫骨平台内后部骨髓水肿。

（2）右膝关节内侧半月板后角损伤（Ⅲ级）。

（3）右膝关节及滑膜囊积液，关节周围软组织肿胀。

（4）右膝关节骨质疏松。

建议治疗复查。

<h2 style="text-align:center">第十四节　脊柱退行性病变</h2>

一、脊柱退行性变概述

脊柱退变性疾病为脊柱随年龄增长而发生的一系列异常改变，病因可能与先天遗传、自体免疫、急慢性损伤等因素有关。主要包括椎间盘（纤维环、终板、髓核）退变、椎小关节退变、韧带退行性变，其中椎间盘纤维环变性最早20岁即可发生。椎间盘变性常引起邻近椎体骨髓水肿、脂肪异常沉积及骨质增生硬化和或囊变、许莫氏（Schmorl）结节等继发性异常。脊椎退行性变以腰椎居多，颈胸椎次之，椎间盘变性膨出、突出、脱出／髓核游离均可能继发椎间隙、椎间孔和椎管狭窄，严重者造成脊髓、神经血管或邻近组织结构压迫；腰椎间盘突出约占全部椎间盘突出的90%，好发年龄段为30—50岁。临床主要表现为颈、腰椎骨质增生、椎间盘膨出压迫脊髓、神经根和血管引起的相应颈胸腰背部僵硬、疼痛症状和体征。

对于脊柱退行性变的评估，DR、CT与MRI技术各具优缺点，临床应用可根据目的选择，早期以MRI为首选并提倡多模态、多技术影像综合评估。

二、脊柱退行性变的影像规范描述和诊断

（一）书写诊断报告前准备

（1）严格核对患者的基本信息和影像检查技术，避免检查图像与患者信息不一致，确保医疗质量和医疗安全。

（2）认真查阅患者相关资料，包括患者现病史、既往史及相关各项辅助检查资料等。

（二）脊柱退行性变影像表现的描述

影像表现是影像诊断报告的重要组成部分，影像描述需与影像检查方法一致，要求内容完整但简明扼要，格式规范且重点突出，主要包括以下几方面内容。

1. 脊柱背景

描述脊柱曲度正常与否，有无变直／反弓、侧弯及旋转畸形，椎体序列是否连续，有无滑脱或失稳。

2. 重点描述脊柱退行性变的主要内容

（1）椎间盘的退行性变：椎间盘有无变性，有无膨出、突出、脱出／髓核游离。（2）椎小关节的退行性变：椎小关节有无对位不良，关节间隙有无变窄或积液，关节面有无增生硬化，关节突有无肥大。（3）韧带的退行性变：韧带有无肥厚、钙化或骨化。（4）继发性改变：椎体有无骨质增生、骨赘、骨桥形成，有无椎管、椎间孔狭窄，有无椎弓峡部裂，有无继发相应脊髓、神经根及血管受压等改变；脊椎排列是否整齐、曲度有无改变，椎体密度／信号有无异常；椎体有无受压楔形变、双凹变形；有无合并骨质疏松、破坏及椎旁软组织异常等。

3. 扫描所及其他情况

主要观察椎旁肌肉等组织结构有无异常，也不能遗漏对扫描所及腹腔的观察。

（三）脊柱退行性变的影像诊断

影像诊断需要与影像表现相对应，影像诊断首先必须准确定位（脊柱分为颈 / 胸 / 腰 / 骶椎），尽量作出定性诊断。如果有多个疾病诊断，按疾病的重要程度先后排列，而且诊断结论的顺序应与影像描述的顺序一致。

三、脊柱退行性变的影像诊断报告示例

病例　患者男性，44岁，腰痛3个月查因。

检查部位及方法：腰椎 DR 正侧位 +MRI 平扫。影像图如图7-17。

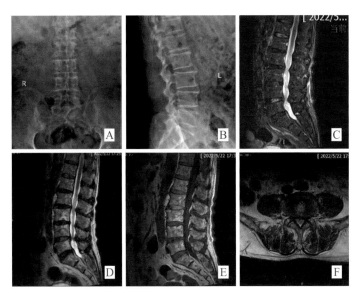

A. 为腰椎正位片，B. 为腰椎侧位片，C. 为 T2WI 压脂序列矢状位，D. 为 T2WI 序列矢状位，E. 为 T1WI 序列矢状位，F. 为 T2WI 序列腰 4/5 椎间盘横轴位像。

图 7-17　脊柱退行性变病例腰椎 DR 正侧位 +MRI 平扫图像

影像诊断报告

影像所见

DR 正侧位示腰椎序列正常，生理曲度变直。腰椎边缘不同程度唇样骨质增生，部分可见骨赘形成，未见骨质破坏、骨折及滑脱或不稳征象，腰椎附件大小、形态及密度未见异常。腰 4/5 椎间隙稍狭窄伴"真空征"，骨性椎管与椎间孔未见狭窄。腰大肌及椎旁软组织影未见肿胀。视野内骶髂骨、骶髂关节等结构未见异常。

MRI 平扫：腰椎排列整齐、生理曲度稍变直。腰椎各椎间盘 T2WI 信号减低（变性），腰 2—骶 1 椎间盘膨出伴腰 2—3、腰 4—5 层面黄韧带增厚致椎管狭窄、硬膜囊受压变形，腰 4/5 水平马尾神经受压聚拢；脊髓圆锥形态、信号未见异常。腰椎边缘（以前缘为著）唇样骨质增生伴终板下散在脂肪沉积，腰 3、4 椎体相对终板毛糙并局部凹陷切迹；腰椎及其附件未见骨折、破坏、椎体滑脱或不稳征象。腰 1—骶 1 棘间韧带可见 T1WI 等、T2WI 不均匀高信号改变，前后纵韧带、椎旁肌肉未见异常。腰背部皮下可见网条状 T1WI 低、

T2WI 及压脂序列高信号渗出，其余未见异常征象。

影像诊断

（1）腰椎骨质增生，腰3、4椎体终板变性并许莫氏结节形成。

（2）腰2—骶1椎间盘膨出并腰2—3、腰4—5层面黄韧带增厚致椎管狭窄、马尾神经受压。

（3）腰1—骶1棘间韧带炎或变性。

（4）腰背部筋膜炎。

第十五节　椎管狭窄

一、椎管狭窄概述

椎管狭窄是指椎管构成组织包括脊椎、软骨和韧带异常而导致的椎管容积减少，常造成硬膜囊、脊髓、神经血管受压并引起一系列临床症状和体征。椎管狭窄既可为先天性，也可为获得性或混合性，其中以获得性椎管狭窄最为多见，病因包括退行性变、创伤、感染、肿瘤或瘤样病变、手术等。按部位可将椎管狭窄分为中心型、侧隐窝型、神经孔型。椎管狭窄常临床发病隐匿、病程较长且进行性发展，可出现疼痛、麻木、感觉异常、运动障碍、眩晕等，临床症状、体征与狭窄位置及其严重程度具有显著相关性。

关于椎管狭窄的影像评估，DR 可以显示脊椎与神经孔骨性椎管，如钩椎关节肥大导致颈椎间孔变形狭窄、后纵韧带钙化致椎管前后径缩小等；CT 对椎间孔狭窄显示更佳，可同时观察椎间盘膨出、突出及继发硬膜囊、椎管脂肪组织受压情况；MRI 评估椎管狭窄相对全面，对椎管狭窄原因（如椎间盘变性、膨 / 突出或肿瘤及韧带异常等）、继发脊髓和神经血管异常、椎旁软组织改变等的评估优势明显，但其缺点是对骨皮质、钙化不敏感。

因此，椎管狭窄的评价需要根据病例实际情况综合考虑和科学选择检查手段。

二、椎管狭窄的影像规范描述和诊断

（一）书写诊断报告前准备

（1）严格核对患者的基本信息和影像检查技术，避免检查图像与患者信息不一致，确保医疗质量和医疗安全。

（2）认真查阅患者相关资料，包括患者现病史、既往史及相关各项辅助检查资料等。

（二）影像表现的描述

影像表现是影像诊断报告的重要组成部分，影像描述需与影像检查方法一致，要求做到内容完整但简明扼要，格式规范且重点突出，主要包括以下几方面内容。

1. 背景

脊椎排列、曲度评价，有无脊柱侧弯和椎轴旋转，有无脊椎与椎小关节增生和或骨赘骨桥，有无骨破坏及骨质疏松，椎间盘形态、密度或信号有无异常。

2. 部位 / 类型

椎管 / 侧隐窝 / 椎间孔，中心型 / 侧隐窝型 / 神经孔型，原发性 / 继发性。

3. 狭窄因素

椎间盘膨出 / 突出，椎体 / 椎小关节增生或骨赘，黄韧带 / 后纵韧带肥厚或钙化，椎体滑脱 / 不稳，椎小关节脱位，等等。

4. 神经根 / 脊髓 / 马尾神经受累情况

有无脊髓、马尾神经、神经根受压及形态、密度 / 信号异常，是否继发马尾冗余及椎旁软组织失神经营养等。

（三）椎管狭窄的影像诊断

影像诊断是影像检查的结论，需要与影像表现相对应。首先必须准确定位，尽量作出定性诊断，且诊断结论的顺序应该与影像描述的顺序一致。

三、椎管狭窄的影像诊断报告示例

病例1　患者男性，40岁，腰部疼痛伴左下肢麻木。

检查部位及方法：腰椎 MRI 平扫。影像图如图7-18。

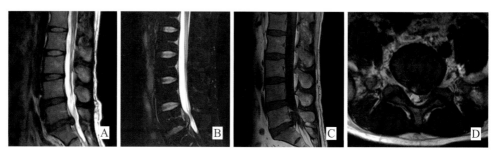

A—C. 分别为 T2WI、T2WI-FS、T1WI 矢状位，D. 为 T2WI 横断位。

图 7-18　椎管狭窄病例 1 影像图

影像诊断报告

影像所见

腰椎序列如常，生理曲度变直，未见侧弯畸形、椎轴旋转、椎体失稳或滑脱。腰5、骶1椎缘骨质增生伴椎体终板下条带状 T1WI 高信号、T2WI-FS 低信号区（脂肪沉积增加）。腰 5/ 骶 1椎间盘 T2WI 信号减低且形态失常，相应椎间盘局限性向后脱出并游离于腰 5椎体后缘致椎管中心性狭窄，硬膜囊前后径约0.6cm，两侧神经根及马尾神经受压，马尾神经未见冗余；黄韧带、前后纵韧带未见增厚。余腰椎间盘、椎体、附件及腰背部软组织未见异常。

影像诊断

（1）腰 5/ 骶1椎间盘变性并向后脱出（中央型）致椎管中心型狭窄、马尾神经及神经根受压。

（2）腰 5、骶1椎体骨质增生及终板变性。

病例2　患者女性，46岁，腰部不适要求检查。

检查部位及方法：腰椎 MRI 平扫。影像图如图7-19。

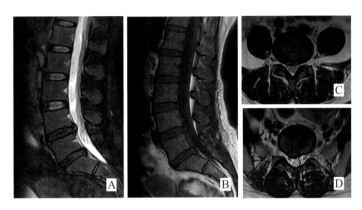

A.、B. 为 T2WI–FS、T1WI 矢状位，C.、D. 为腰 4/5 和腰 5/ 骶 1 间盘 T2WI 横断位像。

图 7–19 椎管狭窄病例 2 影像图

影像诊断报告

影像所见

腰椎序列如常，生理曲度存在，未见侧弯畸形、椎轴旋转、椎体失稳或滑脱；腰椎及小关节未见骨质增生或破坏。腰 4/5、腰 5/ 骶 1 椎间盘 T2WI 信号减低并向四周膨隆，腰 4/5 椎间盘后缘见 T2WI 高信号灶（HIZ）；腰 5/ 骶 1 椎间盘右侧后突出，相应硬膜囊右前部脂肪间隙减少，同侧神经根稍受压；余腰椎间盘未见异常，马尾神经未见受压或冗余。黄韧带、前后纵韧带未见增厚。腰背部软组织未见异常。

影像诊断

（1）腰 4/5 椎间盘变性、膨出、纤维环撕裂并继发性椎管狭窄。

（2）腰 5/ 骶 1 椎间盘变性并右侧后突出致椎管狭窄、右侧神经根受压。

参考文献

［1］《肾细胞癌诊断治疗指南》编写组.肾细胞癌诊断治疗指南（2008年第一版)［J］.中华泌尿外科杂志，2009，30（1）：63-69.

［2］2014 ESC Guidelines on the diagnosis and treatment of aortic diseases［J］.Eur Heart J，2014，35（41）：2873-926.

［3］AKAMATSU N，SUGAWARA Y，OSADA H，et al.Diagnostic accuracy of multidetector-row computed tomography for hilar cholangiocarcinoma［J］.J Gastroenterol Hepatol，2010，25（4）：731-737.

［4］ALHAWARY M M.Pancreatic Ductal Adenocarcinoma Radiology Reporting Template：Consensus Statement of the Society of Abdominal Radiology and the American Pancreatic Association［J］.Gastroenterology，2014，146（1）：291-304.

［5］AMANT F，MIRZA M R，KOSKAS M，et al.Cancer of the corpus uteri［J］.Int J Gynaecol Obstet，2018，143（2）：37-50

［6］AMIN M B，GREENE F L，EDGE S B，et al.The eighth edition AJCC cancer staging manual：continuing to build a bridge from a population-based to a more "personalized" approach to cancer staging［J］.CA Cancer J Clin，2017，67（2）：93-99.

［7］AMIN M B，EDGE S B，GREENE F L，et al.AJCC Cancer Staging Manual［M］.New York：Springer，2017.

［8］BANKS P A，BOLLEN T L，DERVENIS C，et al.Classification of acute pancreatitis—2012：revision of the Atlanta classification and definitions by international consensus［J］.Gut，2013，62（1）：102-111.

［9］BECKER C D，MENTHA G，TERRIER F.Blunt abdominal trauma in adults：role of CT in the diagnosis and management of visceral injuries.Part 1：liver and spleen［J］.Eur Radiol，1998，8（4）：553-562.

［10］BLECHACZ B，KOMUTA M，ROSKAMS T，et al.Clinical diagnosis and staging of cholangiocarcinoma［J］.Nature Reviews Gas-troenterology & Hepatology，2011，8（9）：512-522.

［11］BOKS S S，VROEGINDEWEIJ D，KOES B W，et al.Follow-up of occult bone lesions detected at MR imaging：systematic review［J］.Radiology，2006，238（3）：853-862.

〔12〕CHRISTOPH A.NIENABER，JANET T.POWELL.Management of acute aortic syndromes〔J〕.European Heart Journal，2012，33（1）：26–35.

〔13〕CHUN Y S，PAWLIK T M，VAUTHEY J N.8th edition of the AJCC cancer staging manual：pancreas and hepatobiliary cancers〔J〕.Ann Surg Oncol，2018，25（4）：845–847.

〔14〕COHEN AR.Brain tumors in children〔J〕.N Engl J Med，2022（386）：1922–1931.

〔15〕CROCE M A，FABIAN T C，KUDSK K A，et al.AAST organ injury scale：correlation of CT–graded liver injuries and operativefindings〔J〕.J Trauma，1991，31（6）：806–812.

〔16〕DOBRANOWSKI J，SOMMER W.Structured Radiology Reporting：Addressing the Communication Quality Gap〔J〕.SN Comprehensive Clinical Medicine，2019，1（6）：397–407.

〔17〕DOHERTY B，NAMBUDIRI V E，PALMER W C.Update on the Diagnosis and Treatment of Cholangiocarcinoma〔J〕.Curr Gastroenterol Rep，2017，19（2）.

〔18〕Endometrial Cancer MRI staging：Updated Guidelines of the European Society of Urogenital Radiology〔J〕.European Radiology，2019，29（2）：792–805.

〔19〕GANESHAN D，DUONG P T，PROBYN L，et al.Francis IR.Structured Reporting in Radiology〔J〕.Acad Radiol，2018，25（1）：66–73.

〔20〕HALATEK T，STANISLAWSKA M，SWIERCZ R，et al.Clara cells protein，prolactin and transcription factors of protein NF–B and c–Jun/AP–1 levels in rats inhaled to stainless steel welding dust and its soluble form〔J〕.Int J Occup Med Environ Health，2018，31（5）：613–632.

〔21〕KO YOUNG JUN，YI SOO YEONG.Panoramic Imaging System for Vehicle AVM Using a New Hyperbolic Reflector〔J〕.Journal of Institute of Control，Robotics and Systems，2017，23（6）.

〔22〕KOCH B L，HAMILTOM B E.ExpertDDX: Head and Neck–E–Book〔M〕.Elsevier Health Sciences, 2019.

〔23〕KOZAR R A，CRANDALL M，SHANMUGANATHAN K，et al.Organ injury scaling 2018 update：spleen，liver，and kidney〔J〕.J Trauma Acute Care Surg，2018，85（6）：1119–1122.

〔24〕LEE E H，SHAFI M，HUI J H.Osteoid osteoma：a current review〔J〕.J Pediatr Orthop，2006，26（5）：695–700.

〔25〕LOUIS D N，PERRY A，WESSELING P，et al.The 2021 WHO Classification of Tumors of the Central Nervous System：a summary〔J〕.Neuro Oncol，2021，23（8）：1231–1251.

〔26〕MIRANDA–FILHO A，PINEROS M，FERRECCIO C，et al.Gallbladder and extrahepatic bile duct cancers in the Americs：incidence and mortality patterns and trends〔J〕.int J Cancer，2020，147（4）：978–989.

〔27〕PANER GLADELL P，STADLER WALTER M，HANSEL DONNA E，et al.Updates in the Eighth Edition of the Tumor–Node–Metastasis Staging Classification for Urologic cancer〔J〕.Eur.Urol.，2018，73（4）：560–569.

〔28〕PERRY ELLIOTT，BERT ANDERSSON，ELOISA ARBUSTINI，et al.Classification of the cardiomyopathies：a position statement from the european society of cardiology working group on myocardial and pericardial diseases［J］.European Heart Journal，2007，29（2）.

［29］PUNWAR S，HALL-CRAGGS M，HADDAD F S.Bone bruises：definition，classification and significance［J］.Br J Hosp Med（Lond），2007，68（3）：148-151.

［30］RAMI-PORTA R，BOLEJACK V，CROWLEY，et al.The IASLC Lung Cancer Staging Project：Proposals for the Revisions of the T Descriptors in the Forthcoming Eighth Edition of the TNM Classification for Lung Cancer［J］.J Thorac Oncol，2015，10（7）：990-1003.

［31］ROBIN S，SHALENDRA K，MISSER，et al.PI-RADS v2.1：What has changed and how to report［J］.South African Journal of Radiology，2021，25（1）：e1-e13.

［32］SNYDER S J，KARZEL R P，DEL PIZZO W，et al.SLAP lesions of the shoulder［J］.Arthroscopy，1990，6（4）：274-279.

［33］STEINBACH L S，SUH K J.Bone marrow edema pattern around the knee on magnetic resonance imaging excluding acute traumatic lesions［J］.Semin Musculoskelet Radiol，2011，15（3）：208-220.

［34］SUSAN E.GUTSCHOW，CHRISTOPHER M.WALKER，SANTIAGO MARTíNEZJIMÉNEZ，et al.Emerging Concepts in Intramural Hematoma Imaging［J］，Radio Graphics，2016，36（3）：660-674

［35］TAHIR I，ANDREI V，POLLOCK R，et al.Malignant giant cell tumour of bone：a review of clinical，pathological and imaging features［J］.Skeletal Radiol，2022，51（5）：957-970.

［36］THIRYAYI W A，THIRYAYI S A，FREEMONT A J.Histopathological perspective on bone marrow oedema，reactive bone change and haemorrhage［J］.Eur J Radiol，2008，67（1）：62-67.

［37］TSCHOPP JEAN-MARIE，BINTCLIFFE OLIVER，ASTOUL PHILIPPE，et al.ERS task force statement：diagnosis and treatment of primary spontaneous pneumothorax［J］.The European respiratory journal，2015，46（2）：321-35.

［38］WANG N，QU J M，XU J F.Bronchiectasis Management in China，What We Can Learn from European Respiratory Society Guidelines［J］.Chin Med J（Engl），2018，131（16）：1891-1893.

［39］WHO CLASSIFICATION OF TUMOURS EDITORIAL BOARD.WHO Classification of Tumours［M］.Lyon：IARC Press，2019.

［40］WILLIAMSON S R，GILL A J，ARGANI P，et al.Report From the International Society of Urological Pathology（ISUP）Consultation Conference on Molecular Pathology of Urogenital Cancers：III：Molecular Pathology of Kidney Cancer［J］.Am J Surg Pathol，2020，44（7）：e47-e65.

［41］YOSHIMITSU K.Differentiation of two subtypes of intrahepatic cholangiocarcinoma：Imaging approach［J］.Eur Radiol，2019，29（6）：3108-3110.

［42］白洁，程敬亮，高安康，等.2016年WHO中枢神经系统肿瘤分类解读［J］.中华放射学杂志，2016，50（12）：1000-1005.

［43］白人驹，韩萍，于春水，等．医学影像诊断学［M］．4版．北京：人民卫生出版社，2018：122-126.

［44］白石．CT、MRI 影像诊断急性颅脑损伤中的诊断价值比较［J］．中国医药指南，2020，18（33）：62-63.

［45］白雪莉，马涛，梁廷波．美国癌症联合委员会第8版胰腺癌分期系统更新简介及解读［J］．中国实用外科杂志，2017，37（2）：146-148.

［46］边云，陆建平．胰腺癌增强 CT 检查及报告的规范化［J］．中华胰腺病杂志，2018，18（5）：305-309.

［47］邴雨，周宇婧，刘样颖秋，等．影像学预测自发性脑出血血肿扩大的研究进展［J］．放射学实践．2021，36（12）：1596-1601.

［48］曹来宾．实用骨关节影像诊断学［M］．济南：山东科学技术出版社，1998.

［49］曾建国，周婵．CT 肺动脉成像对不同类型急性肺栓塞患者胸部继发性改变的评估［J］．生物医学工程与临床，2019，23（4）：456-460.

［50］陈达元，李传俊，吴晓涛，等．CT 尿路造影联合静脉肾盂造影对输尿管结石诊断及定位分析［J］．中国 CT 和 MRI 杂志，2022，20（2）：114-116.

［51］陈广银，陈悦熙．多层螺旋 CT 诊断结节性甲状腺肿合并甲状腺癌［J］．分子影像学杂志，2018，41（2）：45-47.

［52］陈吉，孙月，高亚，等．慢性鼻窦炎指南的评价与内容分析［J］．中国全科医学，2020，23（13）：1583-1591.

［53］陈可夫，卢一玮，钱维，等．圆锥位置正常型脊髓栓系综合征病例分析与诊断的再审视［J］．中华骨与关节外科杂志，2018，11（12）：887-891.

［54］陈明，王艳艳，蒋小莉．肺炎性肌纤维母细胞瘤的 CT 表现［J］．医学影像学杂志，2017，27（12）：5.

［55］陈平，苏秉忠，丛春莉，等．胆囊结石合并胆总管结石不同治疗方案的临床分析［J］．中华消化杂志，2019，39（1）：40-44.

［56］陈仁物，王德云．欧洲鼻窦炎和鼻息肉诊疗意见书2012版：鼻窦炎诊治更新与精要［J］．解放军医学杂志，2013，38（2）：87-93.

［57］陈天武，曹金明．食管和食管－胃交界部癌 AJCC 第八版 TNM 分期指南更新解读［J］．西部医学，2021，33（4）：473-477.

［58］陈希琳，冯六泉，姜国丹，等．肛瘘的诊治专家共识（2020版）［J］．实用临床医药杂志，2020，24（17）：1-7.

［59］陈颖，蔡恩明，申敏，等．MDCT 扫描精确评估气胸压缩比［J］．中国医学影像技术，2018，34（9）：1356-1359.

［60］陈勇，王苏贵，张晓雨，等．多排螺旋 CT 在结肠癌壁外血管侵犯评估中的临床应用［J］．中华临床医师杂志（电子版），2020，14（8）：604-607.

［61］成人支气管扩张症诊治专家共识编写组．成人支气管扩张症诊治专家共识［J］．中华结核和呼吸杂志，2012，35（7）：485-492.

［62］崔云甫，夏浩明．肝门部胆管癌的诊断与手术进展［J］．腹部外科，2021，34（6）：

413-419.

［63］崔志强，修波，萧凯，等.脊髓栓系综合征1224例临床诊疗分析［J］.中国医刊，2010，45（11）：31-33.

［64］戴李华，马慧，黄卫保.先天性食管闭锁和气管食管瘘影像学检查的研究进展［J］.山东医药，2022，62（13）：104-107.

［65］丁可，黄瑞岁，刘满荣.肿瘤 TNM 分期及影像诊断［M］.南宁：广西科学技术出版社，2022.

［66］杜丽云，王金花，冯结映，等.SWI 对弥漫性轴索损伤的诊断价值［J］.中国中西医结合影像学杂志，2016，14（3）：243-245.

［67］段晓峰，何龙海，尚晓滨，等.三切口食管癌切除颈部吻合术后常规食管造影诊断吻合口漏的临床价值［J］.中华外科杂志，2022，60（5）：461-465.

［68］范玉华，陈红兵，余剑，等.中国脑血管病临床管理指南（节选版）——脑静脉系统血栓形成临床管理［J］.中国卒中杂志，2019，14（8）：819-822.

［69］方俊华，胡庆华.探讨 CT 对甲状腺腺瘤及单发性结节性甲状腺肿的诊断［J］.中国医药指南，2014，12（6）：163-164.

［70］方伟军，何玉麟，许传军，等.《肺结核影像诊断标准》解读［J］.新发传染病电子杂志，2021，6（1）：73-78.

［71］方文涛.通过食管癌 TNM 新分期(第八版)解读2017年 NCCN 食管鳞癌诊疗指南［J］.中华胃肠外科杂志，2017（10）.

［72］费新华，周峰.CT 三维重建技术在颌面部骨折中的临床应用分析［J］.医学影像学杂志，2017，27（2）：353-355.

［73］冯晓源.现代医学影像学［M］.上海：复旦大学出版社，2016年11月第1版.

［74］高二击，李扬，郭翔，等.肺挫伤的诊断与治疗进展［J］.中华胸部外科电子杂志，2019，6（1）：28-32.

［75］高亮.美国第四版《重型颅脑损伤救治指南》解读［J］.中华神经创伤外科电子杂志，2017，3（6）：321-324.

［76］高少轩.GRE-T2WI 和 DWI 序列成像在弥漫性轴索损伤中的诊断价值［J］.现代医用影像学，2019，28（5）：1014-1016.

［77］高元安，张松智.肺转移瘤的特殊 CT 表现［J］.中华放射学杂志，2002，36（2）：2.

［78］高子健，苗新中.食管癌术后吻合口瘘临床诊断中应用 CT 检查的价值探讨［J］.影像技术，2022，34（3）：51-56.

［79］龚敏，邱国华.肾损伤严重程度的螺旋 CT 诊断分级方法及其临床指导意义［J］.中国当代医药，2016，23（28）：145-148.

［80］龚树生，熊伟.慢性中耳炎的规范化诊治［J］.临床耳鼻咽喉头颈外科杂志，2017，31（16）：1221-1224.

［81］贡其星，范钦和.2020版 WHO 软组织肿瘤分类解读（二）［J］.中华病理学杂志，2021（4）：314-318.

［82］贡其星，范钦和.2020版 WHO 软组织肿瘤分类解读（一）［J］.中华病理学杂志，

2021（3）：180–184.

［83］顾卫平.MSCT 对消化道异物的诊断价值［J］.影像研究与医学应用，2020，4（23）：149–151.

［84］关婷婷，王小宜，侯磊，等.DCE–MRI 与脑胶质瘤级别及 VEGF 关系的研究［J］.临床放射学杂志，2018，37（12）：1973–1979.

［85］郭建杰，杨林，蒋金泉，等.GCS 评分与脑挫裂伤患者 CT 改变的关系研究［J］.当代医学，2012，18（23）：104–105.

［86］郭启勇.实用放射学［M］.3 版.北京：人民卫生出版社，2007：1.

［87］国际肝胆胰学会中国分会，中华医学会外科学分会肝脏外科学组，等.胆管癌诊断与治疗——外科专家共识［J］.临床肝胆病杂志，2015（1）.

［88］国家卫生健康委员会医政司.甲状腺癌诊疗指南（2022 年版）.

［89］国家卫生健康委员会医政司.中国脑卒中防治指导规范（2021 年版）.

［90］国家心血管病专业质控中心心血管影像质控专家工作组.冠状动脉 CT 血管成像的适用标准及诊断报告书写规范［J］.中华放射学杂志，2020，54（11）：1044–1053.

［91］国家心血管病专业质控中心专家委员会.冠状动脉 CT 血管成像扫描与报告书写专家共识［J］.协和医学杂志，2019，10（1）：23–30.

［92］韩萍，于春水.医学影像诊断学 本科影像［M］.4 版.北京：人民卫生出版社，2017.

［93］蒿崑，孙珊珊，赵斌.规范化应用影像学检查对乳腺疾病诊断价值的研究进展［J］.国际放射医学核医学杂志，2016，40（1）：70–76.

［94］郝爱华，曾庆娟，江洁.心源性肺水肿的影像表现及其鉴别诊断［J］.中国中西医结合影像学杂志，2014，12（5）：518–520.

［95］郝志勇.CT 在诊断肝损伤中的价值［J］.广东医学，2013，34（23）：3649–3650.

［96］何金超，夏成雨，傅先明.脑脓肿的影像学诊断和治疗进展［J］.山东医药，2015，55（13）：104–106.

［97］贺文.胸部影像学［M］.2 版.北京：北京大学医学出版社，2012：80–121.

［98］胡贵华，刘毅.脑挫裂伤不同时段 CT 复查的影像对比分析与临床价值［J］.现代医用影像学，2016，25（1）：46–49.

［99］胡坚，陈秋强，李晨蔚，等.肋骨胸骨创伤诊治：浙江省胸外科专家共识（2021 版）［J］.中华危重症医学杂志（电子版），2021，14（2）：89–99.

［100］黄河澄，徐志渊，林连兴，等.非小细胞肺癌脑转移瘤放疗的疗效及预后影响因素分析［J］.肿瘤药学，2015，2（2）：127–129.

［101］黄璐，蔡永聪，周雨秋，等.最新头颈部肿瘤分期变革的分析与探讨［J］.中国肿瘤临床，2017，44（23）：1208–1211.

［102］黄社磊，马捷，王娟娟，等.螺旋 CT 平扫对单发结节性甲状腺肿与甲状腺腺瘤的诊断价值研究［J］.中国医药科学，2016，6（17）：165–167.

［103］黄远军，曹笃，段莉，等.脑脓肿的临床表现及 MRI 特征分析［J］.医药前沿，2019，9（15）：21–22.

［104］黄远军，韩永良，周泽芳，等.包膜期脑脓肿的高场强 MRI 影像特点［J］.临床放

射学杂志，2021，40（8）：1460–1464.

［105］黄泽锋，王为岗.MRI 与 CT 在蛛网膜下腔出血诊断中的应用价值分析［J］.影像研究与医学应用，2021，5（23）：167–168.

［106］黄智，刘璋，林成业，等.MRI 与 CT 在超急性期脑挫裂伤中的应用对比研究［J］.实用心脑肺血管病杂志，2011，19（2）：216–217.

［107］吉喆，耿介文，翟晓东，等.颅内动脉瘤影像学判读专家共识［J］.中国脑血管病杂志，2021，18（7）：492–504.

［108］冀庆军，丁伟，柴伟，等.上颌窦恶性肿瘤侵及骨壁的 CT 影像与组织病理对比观察分析［J］.中国耳鼻咽喉头颈外科，2017，24（2）：90–94.

［109］建胜，高运英，傅晖.垂体脓肿的 MRI 诊新及鉴别诊断［J］.当代医学，2010，16（203）：16–18.

［110］江雪，冯丽春，代保强.CT 及 MRI 在鼻腔鼻窦内翻性乳头状瘤的临床诊断中的应用价值［J］.中国 CT 和 MRI 杂志，2017，15（10）：33–36.

［111］姜安谧，赵新湘.PSAD 与 PI–RADS V2.1 评分在多灶性临床显著前列腺癌中的研究［J］.临床放射学杂志，2021，40（6）：1166–1171.

［112］蒋志琼，张小明，肖波.急性胰腺炎国际结构化 CT 报告模板解读［J］.中华放射学杂志，2021，55（10）：1004–1007.

［113］蒋智铭，张惠箴，陈洁晴，等.骨肉瘤的组织学类型［J］.临床与实验病理学杂志，2004，20（2）：127–130.

［114］金巍，尹豆，李彬寅，等.侧支循环及其在缺血性脑卒中诊疗中的研究和应用现状［J/OL］.中华脑血管病杂志（电子版），2021，15（3）：185–190.

［115］科技部传染病防治重大专项课题"病毒性肝炎相关肝癌外科综合治疗的个体化和新策略研究"专家组.肝内胆管癌外科治疗中国专家共识（2020 版）［J］.中华消化外科杂志，2021，20（1）：1–15.

［116］孔令文，黄光斌，易云峰，等.创伤性肋骨骨折手术治疗中国专家共识(2021 版)［J］.中华创伤杂志，2021，37（10）：865–875.

［117］雷磊.颅脑弥漫性轴索损伤的 CT 及 MRI 检查分析［J］.世界最新医学信息文摘，2015，15（28）：149.

［118］李博.不同类型市癌脑转移瘤的多层螺旋 CT 表现［J］.临床和实验医学杂志，2013，12（11）：865–867.

［119］李呈锐，赖宇林，文海洋，等.多模态 MRI 影像特征与腮腺良恶性判定的关系及病理结果对比［J］.中国临床医学影像杂志.2021，32（11）：777–780.

［120］李国梁，吕明闯，张印，等.多层螺旋 CT 对纵隔肿瘤病变患者诊断价值［J］.中国 CT 和 MRI 杂志，2021，19（7）：77–79.

［121］李岚，罗天友.肺栓塞诊断的影像学研究进展［J］.重庆医学，2014，43（27）：3662–3665.

［122］李陇超，常鸿志，杨艳蓉，等.膀胱影像报告和数据系统对初发和复发膀胱癌肌层浸润预测价值的对比研究［J］.影像诊断与介入放射学，2021，30（1）：44–48.

［123］李芊颖，陈合新.鼻内翻性乳头状瘤发生发展机制的研究进展［J］.中国耳鼻咽喉颅底外科杂志，2021，27（02）：237-242.

［124］李森.CT尿路成像和静脉肾盂造影在泌尿系统疾病诊断中的比较分析［J］.辽宁医学杂志，2021，35（2）：77-79.

［125］李胜，曾宪涛，李晓东，等.良性前列腺增生临床实践指南的质量评价［J］.中国循证医学杂志，2018（1）.

［126］李世豪，刘宏伟，柳建军，等.基于2019版Bosniak分级系统的肾脏囊性病变的诊疗进展［J］.现代泌尿外科杂志，2021，26（11）：985-988，990.

［127］李世宽.急性阑尾炎诊治策略［J］.中国实用外科杂志，2020，40（11）：1331-1335.

［128］李天宇.肾脏良性肿瘤的诊断与治疗（附76例报告）［D］.南宁：广西医科大学，2009.

［129］李晓明.喉癌外科手术及综合治疗专家共识［J］.中华耳鼻咽喉头颈外科杂志，2014，49（8）：620-626.

［130］李信响，张承志，王青，等.不同MRI序列对各期脑实质型囊虫病检出价值的研究［J］.放射学实践，2017，32（2）：131-134.

［131］李兴睿，徐滔.美国癌症联合委员会第8版分化型甲状腺癌TNM分期更新解读［J］.临床外科杂志.2019，27（1）：33-35.

［132］梁碧玲.骨与关节疾病影像诊断学［M］.北京：人民卫生出版社，2016.

［133］梁树生，莫永灿，朱玉莉，等.急性阑尾炎的临床及影像学特征分析［J］.中国临床新医学，2019，12（2）：207-210.

［134］梁长虹，胡道予.中华影像医学·消化道卷［M］.3版.北京：人民卫生出版社，2019.

［135］辽宁省医学会放射学分会心胸学组，辽宁省医学会分子影像学分会专家组.乳腺影像学检查与诊断规范专家共识［J］.辽宁医学杂志，2021，35（3）：1-7.

［136］林峰，闫志豪，张伟予，等.静脉肾盂造影在小儿肾、输尿管重复畸形伴输尿管囊肿的应用［J］.影像技术，2020，32（6）：22-23.

［137］林鸿坡，程锐，陈燕凌，等.胆囊结石并胆总管结石患者行微创手术和开腹手术的疗效比较［J］.中华实用诊断与治疗杂志，2019，33（1）：37-39.

［138］林吉征，李绍科，曹伯峰，等.肺错构瘤的CT表现及其相关病理研究［J］.实用放射学杂志，2004（6）：24-26.

［139］凌达秋，黄泽和，陈立坚，等.22例单发性脑脓肿的多层螺旋CT诊断与鉴别诊断探究实践［J］.影像研究与医学应用，2020，4（5）：19-20.

［140］刘佳，王霄英.基于IASLC第8版肺癌TNM分期的结构式报告的构建［J］.放射学实践，2019，34（8）：920-924.

［141］刘婧，王可，秦乃姗，等.胃癌增强CT术前分期结构式报告可行性研究［J］.实用放射学杂志，2021（5）.

［142］刘静，臧丽，谷伟军，等.493例肾上腺大占位构成特点分析［J/OL］.解放军医学

杂志：1-8［2022-06-19］.

［143］刘久敏，王行环，陈浩阳，等.肾脏良性肿瘤的术前诊断［J］.广东医学，2007（5）：750-751.

［144］刘新凯，王帅，马苗苗.三维 CT 影像技术在颌面部骨折中的应用分析［J］.影像研究与医学应用，2021，5（22）：137-138.

［145］刘彦超，崔连旭，赵庆顺，等.巨大脊髓脊膜膨出型脊髓栓系综合征一例报道并文献复习［J］.中华神经医学杂志，2018，17（2）：189-190.

［146］刘永志，何国华，廖俊杰.高分辨磁共振血管壁成像对颅内动脉瘤的评估诊断价值［J］.临床医学工程，2020，27（6）：701-702.

［147］龙昉，胡茂清，罗学毛，等.64排螺旋 CT 脑血管成像对急性动脉瘤性蛛网膜下腔出血的诊断价值［J］.中国 CT 和 MRI 杂志，2009，7（3）：19-21.

［148］龙升智.脑囊虫病不同分期的影像表现［J］.当代医药从论，2014（5）：179-180.

［149］卢泰祥，潘建基，郎锦义，等.中国鼻咽癌分期2017版（2008鼻咽癌分期修订专家共识）［J］.中华放射肿瘤学杂志，2017，26（10）：1119-1125.

［150］陆录，钦伦秀.美国癌症联合委员会肝癌分期系统（第8版）更新解读［J］.中国实用外科杂志，2017，37（2）：141-145.

［151］罗纯，胡瑞婷.单纯疱疹病毒性脑炎30例的 MRI 分析［J］.微创医学，2012，7（4）：431-432.

［152］马芙蓉，柯嘉.慢性化脓性中耳炎的分型与诊断治疗进展［J］.临床耳鼻咽喉头颈外科杂志，2017，31（16）：1225-1227.

［153］冒韵东.输卵管阻塞性病变的诊断选择［J］.中国实用妇科与产科杂志，2019，35（1）：68-72.

［154］莫云海，陈馨，袁蓉，等.垂体瘤与甲状腺功能减退致垂体增生的 MRI 鉴别诊断［J］.现代临床医学.2012，38（1）：38-40.

［155］那彦群，叶章群，孙颖浩，等.2014版中国泌尿外科疾病诊断治疗指南［M］.北京：人民卫生出版社，2014：134-138.

［156］欧阳永，陈焕群，崔冰，等.脑静脉、脑静脉窦血栓的 MR、CT 影像学分析［J］.现代医学影像学.2018，27（2）：409-411.

［157］戚婉，李德丽，石荣，等.高分辨率磁共振联合质子密度成像对肛瘘分类及分级的价值研究［J］.中国 CT 和 MRI 杂志，2020，18（3）：55-58.

［158］祁吉.放射学高级教程［M］.北京：人民军医出版社，2014.

［159］乔贵宾，陈刚.自发性气胸的处理：广东胸外科行业共识（2016年版）［J］.中国胸心血管外科临床杂志，2017，24（1）：6-14.

［160］秦丹，乔敏霞，王萍，等.脊髓栓系综合征 MRI 表现［J］.中华实用诊断与治疗杂志，2014，28（3）：286-287.

［161］秦转丽，黄聪，韩凝，等.脑囊虫病的磁共振成像特点［J］.新发传染病电子杂志，2018，3（3）：164-166.

［162］邱麟，沈思，胡锦波，等.MR 序列对脑实质型脑囊虫病不同时期病灶的显示［J］.

中国医学影像技术，2012，28（9）：1637-1641.

［163］陕飞，李子禹，张连海，等.国际抗癌联盟及美国肿瘤联合会胃癌 TNM 分期系统（第8版）简介及解读［J］.中国实用外科杂志，2017（1）.

［164］邵书珍，钱骏.食管癌术后吻合口瘘的影像学诊断进展［J］.局解手术学杂志，2021，30（2）：181-184.

［165］申楠茜，张佳璇，甘桐嘉，等.2021年 WHO 中枢神经系统肿瘤分类概述［J］.放射学实践，2021，36（7）：818-831.

［166］沈江，邵恒，伍东升，等.腮腺腺淋巴瘤的增强 MSCT 表现及临床病理分析［J］.临床耳鼻咽喉头颈外科杂志.2015（24）：2129-2132

［167］施杰毅，彭远飞，王晓颖，等.肝细胞癌 AJCC 第8版 TNM 分期中 T 分期的验证与修改建议［J］.中国实用外科杂志，2018，38（3）：293-300.

［168］史立信，王清涛，臧颖卓，等.弥漫性轴索损伤影像学分析［J］.创伤外科杂志，2017，19（1）：39-42.

［169］输卵管通畅性检查专家共识编写组.输卵管通畅性检查专家共识［J］.中华生殖与避孕杂志，2021，41（8）：669-674.

［170］宋同均，魏建功，王士强，等.创伤性和动脉瘤性蛛网膜下腔出血的 CT 鉴别诊断［J］.中国医药导刊，2014，16（5）：767-768，770.

［171］苏国华.脑囊虫病在 CT 平扫及 MRI 检查中的影像表现特点分析［J］.中国 CT 和 MRI 杂志，2021，19（7）：27-29.

［172］孙红梅，陈文彰，燕丽香，等.60例肺癌脑转移瘤患者生存与预后分析［J］.临床肺科杂志，2012，17（7）：1273-1275.

［173］孙明霞，刘中林.鼻腔鼻窦内翻性乳头状瘤的影像学分析［J］.临床放射学杂志，2017，36（1）：34-38.

［174］孙自学，宋春生，邢俊平，等.良性前列腺增生中西医结合诊疗指南（试行版）［J］.中华男科学杂志，2017（3）.

［175］檀双秀，张跃跃，王姗，等.第2版和第2.1版前列腺影像报告与数据系统对临床显著性前列腺癌诊断效能的比较分析［J］.中华放射学杂志，2021，55（2）：160-165.

［176］唐翠，王培军，徐津磊，等.MRI 结构式报告在直肠癌术前评估中的应用［J］.实用放射学杂志，2021（6）：949-953.

［177］唐光健，秦乃姗.现代全身 CT 诊断学：上卷［M］.3版.北京：中国医药科技出版社，2017.

［178］唐思，高喜容，吴运芹.早产儿颅内出血的危险因素及预防进展［J］.中华新生儿科杂志，2020，35（01）：65-68.

［179］唐小林，张伟国.多排螺旋 CT 评价钝性脾脏损伤临床价值的研究进展［J］.中华创伤杂志，2020，36（10）：938-943.

［180］王成伟，吴尚锋，陈松平，等.急性 I 型单纯疱疹病毒感染性脑炎影像表现［J］.中华医院感染学杂志，2015（23）：5424-5426.

［181］王存强，李振强，薛南.鼻骨及上颌骨额突骨折的 CT 扫描与诊断［J］.中国 CT 和

MRI 杂志，2004（1）：60-61.

［182］王浩，谷云飞．肛瘘诊断治疗最新进展［J］．中华结直肠疾病电子杂志，2020，9（3）：231-235.

［183］王家鑫，杨凯，赵世华．2020 SCMR 心血管磁共振临床指征专家共识解读［J］．磁共振成像，2021，12（5）：85-89.

［184］王娟，朱止萍，李振玉，等．腮腺多形性腺瘤与沃辛瘤的 CT 特征［J］．肿瘤影像学．2022，31（1）：69-73.

［185］王良．膀胱影像报告和数据系统解读［J］．中华放射学志，2019（3）：164-169.

［186］王睿．DKI 联合 IVIM 对前列腺癌的诊断价值及其与第八版 AJCC 分期分级的相关性研究［D］．西安：中国人民解放军空军军医大学，2019.

［187］王睿，任静，杨如武，等．IVIM 在前列腺癌诊断中的价值及其与第八版 AJCC 临床病理分级的相关性研究［J］．临床放射学杂志，2020，39（1）：86-90.

［188］王小鹏，朱才松．MSCT 三维重建诊断消化道异物的价值［J］．医学影像学杂志，2018，28（12）：2059-2063.

［189］王鑫，支修益．国际肺癌研究协会（IASLC）第八版肺癌 TNM 分期解读［J］．中华胸部外科电子杂志，2016，3（2）：70-76.

［190］王垚青，丛林，顾立军，等．CT 后处理在消化道异物及并发症诊断中的价值［J］．医学影像学杂志，2018，28（11）：1890-1893，1897.

［191］王宇军，白玉贞，徐守军．神经影像征象解析［M］．北京：科学技术文献出版社，2022.

［192］王云钊，梁碧玲．中华影像医学：骨肌系统卷［M］．北京：人民卫生出版社，2012.

［193］王增状，姜领，鞠衍松，等．心源性肺水肿的 CT 征象分析［J］．中国 CT 和 MRI 杂志，2014，12（6）：36-39.

［194］王振常，龚启勇．放射影像学［M］．2 版．北京：人民卫生出版社，2020：11-13.

［195］王忠诚，只石达．中国颅脑创伤外科手术指南［J］．中华神经创伤外科电子杂志，2015，1（1）：59-60.

［196］王宗勇，肖建明，蒲冰洁，等．前列腺影像报告和数据系统 v2 及 v2.1 检测移行区前列腺癌的对比分析［J］．临床放射学杂志，2021，40（7）：1345-1349.

［197］吴红宇，郑波．脑动静脉畸形 CTA、DSA 的影像表现及诊断的对照性研究［J］．中国 CT 和 MRI 杂志，2021，19（1）：36-37，52.

［198］吴梦苇，魏培英，邵畅，等．MRI 多参数联合对腮腺淋巴结与多形性腺瘤的鉴别诊断价值［J］．中国临床医学影像杂志．2022，33（3）：162-165.

［199］吴秀文，任建安．中国腹腔感染诊治指南（2019版）［J］．中国实用外科杂志，2020，40（1）：1-16.

［200］夏建洪．垂体腺瘤 MRI 诊断价值的研究［J］．中国 CT 和 MR1 杂志，2012，10（47）：17-18.

［201］夏同礼．成人肾肿瘤 // 夏同礼．现代泌尿病理学［M］．北京：人民卫生出版社，

2022：95-101，118-119.

［202］先志，吴海英.32例垂体瘤MRI诊断分析及影像学特点回顾［J］.医学信息，2011，24（8）：5347-5348.

［203］肖波，张小明，黄小华，等.急性胰腺炎：影像结构化报告的构建［J］.磁共振成像，2020，11（2）：149-154.

［204］肖波.急性胰腺炎严重程度的CT、MRI定量研究及相关解剖学基础［D］.武汉：武汉大学，2020.

［205］肖艳，吕发金.脑动静脉畸形影像诊断新技术进展［J］.放射学实践，2016，31（5）：456-459.

［206］谢家伦，刘文旭，刘钧澄，等.小儿脊髓栓系综合征［J］.中华小儿外科杂志，2000，21（3）：172-174.

［207］谢金珂，李拔森，王良，等.前列腺癌转移报告和数据系统解读［J］.中华放射学杂志，2020，54（9）：821-826.

［208］谢玲玲，林荣春，林仲秋.《2022 NCCN子宫肿瘤临床实践指南（第1版）》解读［J］.中国实用妇科与产科杂志，2021，37（12）：1227-1233.

［209］徐春华.CT对创伤性和动脉瘤性蛛网膜下腔出血的鉴别诊断价值［J］.中外医学研究，2016，14（35）：68-69.

［210］徐佳佳，闵朋，陈晓荣.CT在胸腺上皮肿瘤WHO新分类的诊断及鉴别诊断中的应用［J］.实用放射学杂志，2021，37（6）：918-922.

［211］徐文坚，袁慧书.中华影像医学：骨肌系统卷［M］.3版.北京：人民卫生出版社，2019.

［212］许鹏权，周正高，黄超，等.甲泼尼龙在颅内转移瘤周围水肿中的使用观察［J］.中国当代医药，2011，18（1）：60-61.

［213］闫成功，马诗国，隋海晶.急性阑尾炎及其伴相关并发症的CT影像表现及诊断价值分析［J］.中国CT和MRI杂志，2017，15（3）：106-108.

［214］闫莉，白岩.磁共振多模态影像在脑胶质瘤诊断分级中的应用价值研究［J］.实用医学影像杂志，2022，23（2）：121-124.

［215］严琳，吴征平.儿童支原体肺炎CT诊断分析［J］.中国实用医药，2018，13（10）：48-49.

［216］杨昌义，陈兵，任燕山，等.CT与MRI检查对弥漫性轴索损伤诊断价值分析［J］.影像研究与医学应用，2019，3（9）：151-152.

［217］杨得安.肾脏肿瘤的诊断和鉴别诊断//葛宏发，李慎勤，朱士俊，等.泌尿外科疾病诊断与鉴别诊断［M］.北京：人民卫生出版社，2001：207-213.

［218］杨帆，汪俐杉，李文波，等.肛瘘的磁共振诊断［J］.放射学实践，2019，34（11）：1265-1270.

［219］杨桂林，罗仕珍，梁敏群.改良静脉肾盂造影在泌尿系疾病诊断过程中的应用价值［J］.黑龙江医药，2021，34（6）：1414-1416.

［220］杨林，裴邦辉，陈晓燕.肺转移瘤CT影像表现及其诊断价值研究［J］.中国CT和

MRI 杂志，2021，19（12）：3.

［221］杨旗.心血管磁共振成像技术检查规范中国专家共识［J］.中国医学影像技术，2019，35（2）：161-169.

［222］杨松，卿仁强，唐亚琴，等.急性颅脑损伤患者 CT 表现及诊断价值研究［J］.中国 CT 和 MRI 杂志，2022，20（5）：35-37.

［223］杨献峰，朱斌，蒋青.膝关节周围骨挫伤的临床与影像学研究进展［J］.中华放射学杂志，2013（2）：190-192.

［224］杨小庆，唐晨虎，陈新，等.腮腺 Warthin 瘤的 CT、MRI 表现及鉴别诊断［J］.影像研究与医学应用，2021，5（21）：105-106.

［225］杨晓生，许家亮，何汝远.外伤性脾损伤的 CT 分级及临床意义［J］.罕少疾病杂志，2013，20（1）：39-42.

［226］杨尹默.AJCC 第八版及日本胰腺学会第七版胰腺癌 TNM 分期的更新要点及内容评介［J］.中华外科杂志，2017，55（1）：20-23.

［227］叶任高.内科学［M］.6 版.北京：人民卫生出版社，2004：15-34.

［228］叶宇，王珍，曹长健，等.人工智能辅助分析 CTA 影像诊断颅内动脉瘤的临床研究［J］.局解手术学杂志，2022，31（2）：128-131.

［229］依日扎提·艾力，王增亮.隐匿性脊髓拴系综合征的研究进展［J］.中国临床神经外科杂志，2021，26（12）：967-969.

［230］尹宏宇，张继.膀胱影像报告和数据系统在膀胱癌中的应用进展［J］.国际医学放射学杂志，2021，44（6）：698-705.

［231］于春水，马林，张伟国.颅脑影像诊断学［M］.3 版.北京：人民卫生出版社，2019.

［232］鱼博浪.中枢神经系统 CT 和 MR 和鉴别诊断［M］.3 版.西安：陕西科学技术出版社，2014.

［233］原发性肝癌诊疗指南（2022 年版）［J/OL］.临床肝胆病杂志：1-16［2022-02-12］.

［234］张程程，鲁宏.脑挫裂伤的影像诊断研究进展［J］.海南医学，2015，26（3）：400-403.

［235］张刚，任衢军，成泽民.CT 检查评估泌尿系统结石成分的临床价值分析［J］.泌尿外科杂志（电子版），2021，13（4）：70-73.

［236］张海亮.64 排增强 CT 在闭合性肾外伤 AAST 分级中的应用价值［J］.河北北方学院学报（自然科学版），2022，38（6）：37-39，42.

［237］张瑾.单发性脑转移瘤的诊断及鉴别诊断［J］.中国实用神经疾病杂志，2010，13（18）.

［238］张晶.原发性蛛网膜下腔出血放射影像诊断价值探析［J］.临床医药文献电子杂志，2020，7（5）：148.

［239］张立江.56 例脑脓肿的 CT 诊断与临床分析关键探索［J］.临床医药文献电子杂志，2020，7（14）：60.

［240］张卫.不同影像学检查在骨样骨瘤诊断中的价值［J］.肿瘤基础与临床，2018，31

（3）：252–253.

［241］张祥华，王行环，王刚，魏强，等.良性前列腺增生临床诊治指南［J］.中华外科杂志，2007，45（24）.

［242］张小马，梁朝朝.良性前列腺增生的形态组织学及影像学研究进展［J］.中华男科学杂志，2006（3）.

［243］张亚梅，张天宇.实用小儿耳鼻咽喉科学［M］.北京：人民卫生出版社，2011.

［244］张岩岩，李云芳，王杏，等.单纯疱疹病毒性脑炎的CT及MRI表现［J］.放射学实践，2014，29（3）：276–278.

［245］张燕，唐猛，徐祖良，等.单发性结节性甲状腺肿和甲状腺腺瘤的CT诊断［J］.放射学实践，2009，24（8）：835–837.

［246］张一帆，张国来.弥漫性轴索损伤影像学诊断的研究进展［J］.中国临床神经外科杂志，2016，21（7）：442–444.

［247］张镇滔，郑晓林，张旭升，等.腮腺腺淋巴瘤的CT、MRI表现特征［J］.放射学实践，2014（5）：529–532.

［248］张正峰，李祥彤，刘林祥.自发性气胸定量诊断的研究进展［J］.医学影像学杂志，2022，32（1）：160–163.

［249］赵锦敬，施明，宋媛，等.应用螺旋CT三维重建手术治疗面中部骨折的临床意义［J］.中国冶金工业医学杂志，2011，28（03）：289–290.

［250］赵龙，朱茜，杨彬彬，等.临床及影像表现不典型的颅内动脉瘤的诊治分析［C］.第十四届中国医师协会神经外科医师年会摘要集，2019：1266.

［251］赵勤余，韩志江，陈克敏.肾上腺皮质癌的CT诊断及鉴别诊断［J］.放射学实践，2012，27（9）.

［252］赵晓飞，栗光明.肝内胆管细胞癌的诊治［J］.中华肝脏外科手术学电子杂志，2021，10（1）：6–9.

［253］赵晓薇，潘自来.术前CT诊断在胸腺上皮性肿瘤外科分期中的应用价值［J］.中国医学计算机成像杂志，2021，27（2）：113–116.

［254］郑少燕，曾向廷，吴先衡，等.腮腺肿瘤的MR诊断［J］.中国医学影像技术2012，28：647–651.

［255］郑兴邦，关菁.子宫输卵管造影的图像解读［J］.中国实用妇科与产科杂志，2019，35（1）：77–80.

［256］郑亚民，刘东斌，王悦华，等.胆囊结石继发胆总管结石腹腔镜外科手术治疗方法的选择策略［J］.中华外科杂志，2019，57（4）：282–287.

［257］郑卓肇，田春艳，尚瑶.肩关节常见病变：MRI诊断［J］.磁共振成像，2011，2（6）：456–464.

［258］支气管扩张症专家共识撰写协作组，中华医学会呼吸病学分会感染学组.中国成人支气管扩张症诊断与治疗专家共识［J］.中华结核和呼吸杂志，2021，44（4）：311–321.

［259］中国妇幼保健协会放射介入专业委员会.输卵管造影技术规范中国专家共识（2022年版)［J］.中国实用妇科与产科杂志，2019，38（2）：165–169.

［260］中国结直肠癌诊疗规范（2020年版）［J］.中华外科杂志，2020，58（8）：561-585.

［261］中国抗癌协会妇科肿瘤专业委员会.子宫内膜癌诊断与治疗指南（2021年版）［J］.中国癌症杂志，2021，31（6）：501-512.

［262］中国抗癌协会乳腺癌专业委员会.中国抗癌协会乳腺癌诊治指南与规范（2021年版）［J］.中国癌症杂志，2021，31（10）：954-1040.

［263］中国临床肿瘤学会指南工作委员会.头颈部肿瘤诊疗指南［M］.北京：人民卫生出版社，2020.

［264］中国临床肿瘤学会指南工作委员会.中国临床肿瘤学会（CSCO）软组织肉瘤诊疗指南［M］.北京：人民卫生出版社，2019.

［265］中国企业管理研究会公共卫生与医疗健康管理研究院，浙江长三角健康科技研究院老年病急救技术研究部，浙江省增龄与理化损伤性疾病诊治研究重点实验室，等.成人食管异物急诊处置专家共识（2020版）［J］.中华急诊医学杂志，2021，30（01）：25-30.

［266］中国研究型医院学会感染与炎症放射学专业委员会，中国性病艾滋病防治协会感染（传染病）影像工作委员会，中华医学会放射学分会传染病学组，等.新型冠状病毒肺炎影像学辅助诊断指南［J］.中国医学影像技术，2020，36（3）：321-331.

［267］中国研究型医院学会脑小血管病专业委员会《中国脑小血管病诊治专家共识2021》编写组.中国脑小血管病诊治专家共识2021［J］.中国卒中杂志，2021，16（7）：716-726.

［268］中国医师协会放射肿瘤治疗医师分会，中华医学会放射肿瘤治疗学分会.中国鼻咽癌放射治疗指南（2022版）［J］.中华肿瘤防治杂志，2022，29（9）：611-622.

［269］中国医师协会放射肿瘤治疗医师分会，中华医学会放射肿瘤治疗学分会，中国抗癌协会肿瘤放射治疗专业委员会.中国头颈部肿瘤放射治疗指南(2021年版)［J］.国际肿瘤学杂志，2022，49（2）：65-72.

［270］中国医师协会泌尿外科分会.肾上腺皮质癌诊治专家共识［J］.现代泌尿外科杂志，2021，26（11）：902-908.

［271］中国医师协会神经内科医师分会脑血管学组.急性脑梗死缺血半暗带临床评估和治疗中国专家共识［J］.中国神经精神疾病杂志，2021，47（6）：324-335.

［272］中国医师协会心血管外科分会大血管外科专业委员会.急性主动脉综合征诊断与治疗规范中国专家共识（2021版）［J］.中华胸心血管外科杂志，2021，37（5）：257-269.

［273］中国医师协会心血管外科分会大血管外科专业委员会.主动脉夹层诊断与治疗规范中国专家共识［J］.中华胸心血管外科杂志，2017，33（11）：641-654.

［274］中华医学会，中华医学会杂志社，中华医学会全科医学分会，等.缺血性卒中基层诊疗指南（2021年）［J］.中华全科医师杂志，2021，20（9）：927-946.

［275］中华医学会病理学分会泌尿与男性生殖系统疾病病理专家组.肾细胞癌分子病理研究进展及检测专家共识（2020版）［J］.中华病理学杂志，2020，49（12）：1232-1241.

［276］中华医学会创伤学分会创伤危重症与感染学组，创伤急救与多发伤学组.胸部创伤院前急救专家共识［J］.中华创伤杂志，2014，30（9）：861-864.

［277］中华医学会耳鼻咽喉头颈外科学分会小儿学组.中国儿童气管支气管异物诊断与治疗专家共识［J］.中华耳鼻咽喉头颈外科杂志，2018，53（5）：325-337.

［278］中华医学会放射学分会 MR 学组.颅内 MR 血管壁成像技术与应用中国专家共识 ［J］.中华放射学杂志.2019，53（12）：1045-1059.

［279］中华医学会放射学分会传染病放射学组，中国医师协会放射医师分会感染影像专业委员会，中国研究型医院学会感染与炎症放射专业委员会，等.肺结核影像诊断标准［J］.新发传染病电子杂志，2021，6（1）：1-6.

［280］中华医学会放射学分会介入专委会妇儿介入学组.子宫输卵管造影中国专家共识 ［J］.中华介入放射学电子杂志，2018，6（3）：185-187.

［281］中华医学会放射学分会乳腺专业委员会专家组.乳腺磁共振检查及诊断规范专家共识［J］.肿瘤影像学，2017，26（4）：241-249.

［282］中华医学会放射学分会心胸学组.急性肺血栓栓塞放射学检查技术方案与诊断共识 ［J］.中华放射学杂志，2012（12）：1066-1070.

［283］中华医学会结核病学分会，《中华结核和呼吸杂志》编辑委员会.气管支气管结核诊断和治疗指南（试行)[J].中华结核和呼吸杂志，2012，35（8）：581-587.

［284］中华医学会泌尿外科分会（CUA），中国医师协会泌尿外科医师分会（CUDA），中国抗癌协会泌尿男生殖系肿瘤专业委员会（CACA-GU）.中国膀胱癌诊断治疗指南（2021版）.

［285］中华医学会外科学分会，中国研究型医院学会感染性疾病循证与转化专业委员会，中华外科杂志编辑部.外科常见腹腔感染多学科诊治专家共识［J］.中华外科杂志，2021，59（3）：161-178.

［286］中华医学会消化内镜学分会儿科协作组，中国医师协会内镜医师分会儿科消化内镜专业委员会.中国儿童消化道异物管理指南(2021)[J].中国循证医学杂志，2022，22(1)：2-18.

［287］中华医学会心血管病学分会.心肌病磁共振成像临床应用中国专家共识［J］.中华心血管病杂志，2015，43（8）：673-681.

［288］钟俊远，彭吉东，肖道雄，等.磁敏感成像对脑挫裂伤的诊断及预后价值分析［J］.赣南医学院学报，2013，33（2）：188-190.

［289］周航，胡杉，李树荣，等.基于2019版 Bosniak 分级系统对肾囊性病变的 MSCT 与病理对照研究［J］.放射学实践，2022，37（5）：556-559.

［290］周礼平，陈馨，蒋晓兰.肝门部胆管癌患者的 MRI 及 CT 影像表现及诊断价值［J］.中国 CT 和 MRI 杂志，2017，15（3）：78-81.

［291］周理乾，马少君，樊国峰，等.第二版前列腺影像报告和数据系统联合应用表观扩散系数在前列腺癌诊断中的价值研究［J］.陕西医学杂志，2021，50（7）：802-806，810.

［292］周振宇，李晨蔚，吴志刚.胸部肿瘤（一）：纵隔及胸壁（胸膜）肿瘤诊治——浙江省胸外科专家共识［J］.浙江医学，2022，44（8）：787-800，811.

［293］朱以诚.脑小血管病的影像诊断［J］.中国神经科杂志，2021，54（6）：601-606.

［294］朱以诚，潘子昂.规范脑小血管病的影像诊断［J］.中国神经科杂志，2022，55（2）：91-95.

［295］宗井凤，许元基，潘建基.鼻咽癌分期研究进展［J］.中国癌症防治杂志，2017，9（4）：247-250.